Indra Devi
Yoga für Sie

Sich völlig entspannen, richtig atmen, frische Kräfte schöpfen, sich wieder konzentrieren können, Gesundheit, Spannkraft und jugendliche Frische gewinnen – das ist Yoga. Ein neues Leben durch Yoga verspricht diese Paperback-Ausgabe des klassischen Werkes von Indra Devi – und die mit 65 Fotos illustrierten Übungen und Yoga-Stellungen helfen diese Erwartung verwirklichen. Dieses Yoga-Handbuch wird Anfängern und Fortgeschrittenen gerecht.

.

Indra Devi ist in Rußland geboren, studierte Yoga seit ihrer Kindheit und unterrichtete ihre Methode in Indien und China. Sie gilt als beste Yoga-Lehrerin in den Vereinigten Staaten von Amerika und hat viele Menschen in dieser Kunst unterrichtet, darunter unzählige Persönlichkeiten des öffentlichen Lebens und Berühmtheiten, die ihr Yoga-Studio in Hollywood besuchten. Sie verfaßte mehrere Bestseller. Auch in Deutschland hielt sie stark besuchte Veranstaltungen ab.

Indra Devi

Yoga für Sie

Neue Energie für Körper und Geist
durch Entspannung
und rhythmisches Atmen

Ariston Verlag · Genf/München

CIP-Titelaufnahme der Deutschen Bibliothek

DEVI, INDRA:
Yoga für Sie: neue Energie für Körper und
Geist durch Entspannung und rhythmi-
sches Atmen / Indra Devi
[Aus dem Amerikan. übertr. von Wolfgang
Maier]. – 9. Aufl. – Genf ; München :
Ariston Verlag, 1991.
Einheitssacht.: Renew your life through
yoga ‹dt.›
ISBN 3-7205-1646-6

Die amerikanische Originalausgabe erschien unter dem
Titel »Renew your life through yoga«
1963 bei Prentice Hall, Englewood Cliffs, N. Y., USA
© 1963 by Indra Devi

© Copyright der deutschen Ausgabe by
Ariston Verlag, Genf 1987, 1991

Die 1. bis 8. Auflage ist als Hardcover-Ausgabe unter
dem Titel *Ein neues Leben durch Yoga«* im Ariston
Verlag erschienen.

Gestaltung des Einbandes:
Atelier Höpfner-Thoma, GraphicDesign BDG, München
Umschlagphoto: The Image Bank, München
Gesamtherstellung: Ueberreuter Buchproduktion,
Korneuburg bei Wien
Neunte Auflage März 1991
Printed in Austria 1991

ISBN 3-7205-1646-6

Für meine liebe Mutter –
eine meiner
begabtesten Yoga-Schülerinnen –
in ewiger Liebe,
Bewunderung und Dankbarkeit

*Ich möchte hier meinen
aufrichtigen Dank aussprechen*

DR. MED. SIGFRIED KNAUER
*für seine Ermutigung,
seine Ideen und Vorschläge*

JANICE ANN KNAUER
*für ihre freudige Bereitschaft,
dieses Manuskript zu schreiben
und immer wieder umzuschreiben*

ELBERT WALKER
*für seine begeisterte Mithilfe an
diesem Buch und seine
hervorragenden Fotografien*

Inhaltsverzeichnis

Einführung

Die Angst - das Problem unseres Zeitalters

Angst ist das Fieber des Lebens

»Warum, glauben Sie, soll es kein Mittel für Sie geben, sich zu entspannen? Sie sagen, Sie haben alles versucht? Wollen Sie mir einmal genau schildern, *was* Sie bis jetzt versucht haben?«

Der müde aussehende Mann, der mir gegenüber im Sessel saß, seufzte hoffnungslos. »Was habe ich in den letzten Jahren nicht versucht! Ich suchte Ärzte, Psychoanalytiker und Therapeuten auf, ich machte Spaziergänge, trank Alkohol und schluckte unsagbare Mengen Tabletten. Zur Zeit nehme ich vierzig Pillen am Tag, und selbst das hilft nichts. Ich kann nicht schlafen, und ich kann mich nicht entspannen, obwohl ich von morgens bis abends keinen Streich arbeite. Sie müssen wissen, daß ich mich vor einem halben Jahr gezwungen sah, meine Tätigkeit aufzugeben, weil meine Nerven nicht mehr mitmachten!«

»Er ist Schauspieler, Komiker«, warf seine Frau ein. »Früher hatte er seine Zuhörer völlig in der Hand. Die Leute haben gelacht, bis ihnen die Tränen kamen.«

»Und heute könnte ich nicht einmal ein Kind von drei Jahren zum Lächeln bringen«, fügte der Mann düster hinzu.

Nach einigen Minuten hatte ich ihn dazu überredet, mir seine Geschichte zu erzählen. Er begann langsam und etwas widerstrebend. Bald erwies es sich, daß es eine Geschichte war, wie ich sie schon oft gehört hatte. Ich ließ ihn sich aussprechen. Nachdem er geendet hatte, warf er mir einen fragenden Blick zu, in dem Hoffnung, doch zugleich auch Mißtrauen war. »Glauben Sie, daß mir noch zu helfen ist?« fragte er zweifelnd. »Ich bin am Ende meiner Kraft . . .«

Es war mir bewußt, daß Hunderttausende von Menschen in den Vereinigten Staaten dasselbe Leiden hatten wie er. In diesem Lande, das seinen Bewohnern mehr Annehmlichkeiten des Lebens, einen größeren

Spielraum für die Unternehmungslust des einzelnen, einen umfassenderen Schutz gegen Armut und Krankheit als wohl irgendein anderes Land der Welt bietet, lebte dieser unglückliche Mensch in einem Zustand von Spannung und Furcht, der zahllose Männer und Frauen daran hindert, ein erfolgreiches, schöpferisches und erfülltes Leben zu führen. Von Angst gequält und unfähig, sich zu entspannen, sind diese Menschen die Opfer einer unnatürlichen Beziehung zu ihrer Umwelt und ihren Mitmenschen.

»Haben Sie es jemals mit Yoga-Entspannungsübungen auf der Grundlage rhythmischer Tiefatmung versucht?« fragte ich meinen Besucher.

Nein, das hatte er nicht. Er hatte nicht einmal davon gehört, obwohl einige seiner Freunde im Filmstudio begeisterte Yoga-Anhänger waren und ihm geraten hatten, er solle doch einmal den Kopfstand versuchen.

»Ich mit meinem Herzleiden! Ich bin doch nicht verrückt!« rief er aus.

»Oh, aber Yoga bedeutet wesentlich mehr als nur auf dem Kopf zu stehen!« versicherte ich ihm. »Es ist zwar richtig, daß der Kopfstand als eine der grundlegenden und wichtigsten aller Stellungen gilt, aber die Yoga-Stellungen sind nur die ersten Schritte auf einem langen Ausbildungsweg. Im allgemeinen bewirkt diese Ausbildung zunächst die Verbesserung des körperlichen Zustandes, wendet sich dann der Beherrschung der Verstandeskräfte zu und erstrebt schließlich die volle Entfaltung aller geistig-seelischen Anlagen.«

Weil er sein Herzleiden erwähnt hatte, erzählte ich ihm meine eigene Geschichte. Während meines Aufenthalts in Indien hatte ich vier Jahre lang ein nervöses Herzleiden, das sich in häufigen Anfällen von starkem Herzklopfen äußerte. Nichts schien mir zu helfen, bis ich es mit Yoga versuchte. Ich beschrieb, wie mir die Yoga-Methoden geholfen hatten, meine Krankheit in genau sieben Tagen zu heilen.*

Die deutlich zur Schau getragene Skepsis meines Besuchers verringerte sich zusehends, während er mir zuhörte. Er war ganz meiner Meinung, daß so allgemeine Ratschläge wie »Sei ein Mann!«, »Beherrsche dich!«, »Denke an all das Schöne, das dir das Leben gibt!« nicht immer nützen. In seinem Fall waren sie ohne jeden Erfolg geblieben. Auch hatten ihm die mechanischen Entspannungsgeräte oder die auf bloßem Körpertraining basierenden Methoden, die er versucht hatte, nichts genützt. Eben-

---

* Die Geschichte meiner Krankheit und Heilung wird in der Einleitung zu meinem Buch *»For ever young, for ever healthy«* (*»Immer jung, immer gesund«*), erschienen bei Prentice-Hall, Inc., Englewood Cliffs, N. J., 1953, erzählt.

so hatten Arzneimittel und Drogen versagt. Dies überraschte mich keineswegs, denn es handelt sich hierbei immer nur um eine kurzfristige Abschwächung der Symptome. Symptome sind rein physische Reaktionen auf nervöse Spannungen, die durch Furcht, Angst und verschiedene tiefsitzende, hartnäckige Gefühlskonflikte hervorgerufen werden. Als nächstes fragte er mich, wie ich es fertigbrächte, so gelassen und ruhig zu sein.

»Der Friede, der von Ihnen ausstrahlt, ist direkt ansteckend«, sagte er. »Seit ich diesen Raum betreten habe, hat meine nervöse Anspannung bereits etwas nachgelassen. Sagen Sie mir doch, wie Sie das fertigbringen!«

Ich lächelte. »Durch die Anwendung von Yoga natürlich«, sagte ich. »Diesen Yoga-Übungen verdanke ich nicht nur geistigen Frieden und körperliche Gesundheit, sondern auch ein wundervolles Gefühl innerer Beglückung. Ehe ich mich dem Yoga zuwandte, war ich immer unruhig, nervös, voller Angst und Furcht vor eingebildeten Gefahren.«

Ich erzählte ihm, daß ich mir früher über jede Kleinigkeit Sorgen gemacht und immer das Schlimmste befürchtet hatte. Einmal wurde ich tatsächlich krank, weil sich ein Brief verzögerte, den mir meine Mutter aus Europa geschrieben hatte. Wenn ich in irgendeinem Stück auftreten oder öffentlich vorlesen mußte, wurde ich von Lampenfieber und panischer Angst befallen. Oft war diese nervöse Anspannung so groß, daß ich mich am Rande eines Nervenzusammenbruchs befand. Ich fügte hinzu, daß es meines Wissens keine bessere Methode zur Überwindung der Angst und aller nervösen Spannungen gebe als die regelmäßige Anwendung von Yoga. Ich erwähnte auch, wie bedauerlich es sei, daß die Yoga-Atem- und Entspannungsübungen in der westlichen Welt verhältnismäßig noch so wenig bekannt sind.

»Daß wir uns nicht mehr entspannen können, ja daß wir nicht einmal wissen, was Entspannung ist, kann niemand bestreiten«, bemerkte mein Besucher mit einem zustimmenden Kopfnicken.

Er hatte mir aus der Seele gesprochen. Zu viele Menschen glauben sich zu entspannen, wenn sie nichtssagende oder furchterregende Fernsehfilme anschauen, ins Kino gehen, Leistungssport treiben, steife Empfänge geben oder große Gesellschaften besuchen, wo meistens nur geklatscht, geraucht, getrunken und zuviel gegessen wird. Kann man von all dem sagen, es sei erholsam oder gar entspannend? Schließlich stellen alle diese Beschäftigungen nur eine Flucht vor der Langeweile und der inneren

Leere dar. Wirkliche Entspannung muß von innen kommen, und die rhythmischen Atemübungen des Yoga können eine Atmosphäre schaffen, in der Geist und Wille ungestört arbeiten können.

»Sie brauchen mir das nicht zu glauben«, sagte ich zu meinem neuen Bekannten, »aber machen Sie doch einen ernsthaften Versuch und überzeugen Sie sich selbst.«

»Abgemacht!« rief er aus. »Könnten Sie mir gleich jetzt die Grundlagen der Tiefatmung beibringen? Ich möchte sofort mit den Übungen beginnen.«

An Ort und Stelle gab ich dem Mann eine erste Unterweisung in Tiefatmungs- und Entspannungstechniken.

In der darauffolgenden Woche teilte er mir mit, er habe alle seine Pillen und Tabletten weggeworfen. »Ich fühle mich wie ein neuer Mensch! Ich kann schlafen, ich bin ausgeruht, ja mir ist sogar wieder zum Lächeln zumute!«

Natürlich war dieser erstaunlich rasche Erfolg, wenn auch derart prompte Reaktionen keineswegs selten sind, eine angenehme Überraschung für mich.

Ungefähr einen Monat später sah ich meinen Schüler in einem Fernsehprogramm. Er machte Späße, lief herum und tanzte. Fort war sein »Herzleiden«, fort sein »Nervenzusammenbruch«. Bei seinen Beschwerden hatte es sich nur um Auswirkungen seines gehetzten und gequälten Innenlebens gehandelt. Als ich ihm so am Fernsehschirm zusah, erfüllte mich ein Gefühl tiefer Befriedigung. Es war eine große Belohnung für mich, wieder einmal zu sehen, wie Yoga einem Menschen zu überraschend schneller Heilung verhelfen kann. Aus dieser tiefen innerlichen Freude, die ich an jenem Tag empfand, entstand dieses Buch. Möge es auch Ihnen, meine lieben Leser, helfen, sich von nervösen Spannungen, Ermüdungszuständen, Schlaflosigkeit und den schleichenden Wirkungen des Alterns zu befreien. Möge es auch Ihnen den Weg zeigen, auf dem Sie die schwere Last Ihrer körperlichen oder geistigen Beschwerden abwerfen können.

Um sich vor der Gefahr des Ertrinkens zu schützen, lernen Sie schwimmen; Sie schließen Versicherungen ab, um sich vor einer Vielfalt von Gefahren und Risiken zu bewahren; Sie lassen sich gegen ansteckende Krankheiten impfen. Hier werden Sie lernen, wie Sie sich vor nervöser Spannung, Angst und Furcht schützen können. Yoga hat bereits Millionen von Menschen geholfen, jungen und alten, reichen und armen, berühmten und unbekannten. Möge dieses Buch auch Ihnen Erfolg bringen! Möge es Ihnen helfen zu lernen, wie man gelassen, entspannt und in unerschütterlichem Selbstvertrauen der Unrast und Verwirrung unserer Welt begegnet!

Nehmen Sie deshalb an, was ich Ihnen aus vollem Herzen und mit meinen aufrichtigen Wünschen zu bieten habe.

Indra Devi

TEIL I

KAPITEL I

Die vielen Gesichter der Spannung

> *Im Reich der Säugetiere, zu dem – biologisch gesehen –*
> *auch der Mensch gehört, ist dieser das einzige Geschöpf,*
> *das längere Zeit hindurch seinen Körper in Spannung hält.*
> *Nervöse Belastung ist schließlich nichts anderes als die Ge-*
> *samtsumme aller vom Leben verursachten Abnützungser-*
> *scheinungen.*
>
> Dr. med. Hans Selye

Wie ein häßlicher Raubvogel breitet die Spannung ihre Schwingen über Millionen von Menschen, immer und überall bereit, über ihre Opfer herzufallen. Immer mehr Männer, Frauen und sogar Kinder fühlen ihre kalten Krallen und können sich jahrelang, manchmal sogar ihr ganzes Leben hindurch nicht mehr befreien. Diese nervöse Spannung ist sehr wahrscheinlich eine der größten Gefahren, die heute die zivilisierte Welt bedrohen.

Dies scheint insbesondere für die Vereinigten Staaten und Europa zu gelten, wo so viele Menschen die Last dieser andauernden Anspannung fühlen. Die unzähligen körperlichen, emotionellen und moralischen Zusammenbrüche, die wir ringsum beobachten, und der dadurch verursachte unschätzbare Verlust an produktiver Arbeitszeit (der nur scheinbar auf einen allgemeinen schlechten Gesundheitszustand zurückzuführen ist) sind unmittelbare Auswirkungen dieser nervösen Anspannung und Überbelastung. Diese nervöse Anspannung ist natürlich nichts anderes als ein *fehlgeleiteter* Einsatz der menschlichen Kräfte. In die richtigen Bahnen gelenkt, stellt diese Anspannung konzentrierte Energie dar, also einen ungeheuer wichtigen Faktor bei der Verwirklichung einer Reihe von Zielen.

Kein Künstler, Wissenschaftler oder Sportler könnte je sein Ziel erreichen oder eine ihm übertragene Aufgabe erfüllen, wenn er einer solchen

Anspannung nicht fähig wäre. Auf eine »produktive« Anspannung jedoch muß eine Entladung der aufgestauten Energien folgen, sonst führt
der gehemmte Energiestrom zu nervöser Spannung.

Wie unerbittlich diese angestaute Energie nach Entladung drängt, wird
durch einen Vorfall bewiesen, den ich als Kind beobachtete. Ich sah unseren Kutscher ohnmächtig zu Boden stürzen, nachdem er mit einem
Zug ein Glas Wasser geleert hatte – in der Annahme, es handle sich um
Wodka. Die Köchin und das Dienstmädchen hatten die Gläser ver-
tauscht, um ihm einen Streich zu spielen, und waren verständlicherweise
auf das äußerste erschrocken über die Heftigkeit seiner Reaktion. Der
Kutscher hatte einen Schock erlitten, weil seine Körperenergien, die sich
auf den scharfen Geschmack und die starke Wirkung des Alkohols ein-
gestellt hatten, mit derart explosiver Kraft zur Entladung kamen, daß
sie sich, mangels eines anderen Ventils, nach innen wandten und ihm
das Bewußtsein raubten.

Spannung – eine wachsende Bedrohung

Vor einigen Jahren stand ich bestürzt vor einem Plakat, das verkün-
dete, daß es in den Vereinigten Staaten 16 Millionen Menschen gab, die
gefühlskrank waren oder an irgendwelchen geistigen Störungen litten.
Weiter stand nichts auf diesem Plakat. Ich fragte mich verwundert,
welchen Sinn es haben könnte, der Öffentlichkeit eine solch entsetzliche
Statistik vor Augen zu führen, ohne gleichzeitig Hinweise zu geben,
was man dagegen unternehmen konnte.

»Wohin soll das alles führen?« fragte ich mich an jenem Tag. Was für
eine Zukunft können wir unseren Kindern verheißen? Sollten wir nicht
alles tun, was in unseren Kräften steht, um einer solchen Entwicklung
Einhalt zu gebieten, ehe es zu spät ist? Falls wir nämlich kein Mittel
finden, mit den bestehenden Spannungen aufzuräumen, werden sie mit
uns aufräumen. *Mit anderen Worten: Es muß irgendeine Möglichkeit
gefunden werden, um dieser wachsenden Bedrohung entgegenzutreten.
Die Menschen müssen lernen, Rhythmus in ihr Leben zu bringen. Sie
dürfen sich nicht länger hetzen und treiben lassen.*
In Indien zum Beispiel hat die Regierung bereits erste Maßnahmen ergriffen. In Fabriken und an anderen Orten, wo sich eine große Zahl
von Werktätigen zusammenfindet, wurden im ganzen Lande Yoga-
Übungen eingeführt, um den körperlichen und geistigen Gesundheits-

zustand der Arbeitnehmer zu verbessern. In Amerika wie auch in der ganzen westlichen Welt würden ähnliche Maßnahmen von großem Nutzen sein. Die Anwendung der Entspannungs- und Atemtechniken des Yoga würden viel dazu beitragen, nicht nur die nervösen Spannungszustände, sondern auch andere Schädigungen infolge zu langer und zu starker Belastungen zu vermindern oder völlig auszuschalten. Alles in diesem unserem 20. Jahrhundert scheint in einem Zustand der Spannung vor sich zu gehen: Wir arbeiten angespannt, und wir sind selbst dann angespannt, wenn wir Ruhe suchen. Unglücklicherweise handelt es sich hier nicht nur um ein Paradox.

Die meisten zivilisierten Menschen scheinen die Fähigkeit verloren zu haben, sich zu entspannen. Sie suchen unzureichenden Ersatz für natürliche und erfrischende Entspannung und zahlen dafür einen hohen Preis an Geld und Gesundheit. Sie nehmen Zuflucht zu Beruhigungsmitteln, Schlafmitteln, Zigaretten, Alkohol und Narkotika. Sie erhoffen sich Hilfe von der Psychoanalyse und der Hypnose – sie versuchen alles, um sich aus dem Würgegriff der Spannung zu befreien.

Kürzlich erzählte mir ein Schweizer Arzt, daß er die modernen Beruhigungsmittel als das gefährlichste »Heilmittel« gegen nervöse Spannung erachte, das je erfunden wurde. Diese Mittel beseitigen nämlich keineswegs die Spannung; sie vertuschen vielmehr die wahren Ursachen, die zu nervösen Spannungen führen, indem sie die normale Reizempfindlichkeit des Nervensystems vermindern.

Beruhigungsmittel verändern weder unsere Umwelt noch unsere Persönlichkeit. Sie vermindern nur unsere Reaktionsfähigkeit auf äußere Reize. Sie stumpfen den Ärger, die Furcht und die Angst ab, mit denen wir sonst auf die Probleme des Lebens reagieren. Sobald aber unser Reaktionsvermögen abgestumpft und der aufregende Lärm, der die meisten Lebensäußerungen begleitet, gedämpft oder ausgeschaltet wird, geht auch der funkelnde Glanz des Lebens verloren. Hieraus ergibt sich, daß der dauernde Gebrauch von Beruhigungsmitteln zur Flucht vor den Problemen des Lebens führt und den Betreffenden nur lähmt und abstumpft. Obwohl ich selbst noch nie ein Beruhigungsmittel genommen habe und deshalb auch nicht aus persönlicher Erfahrung sprechen kann, teile ich die Meinung dieses Arztes vollkommen. Denn ich kenne zu viele Menschen, die diesen Drogen verfallen sind, und die meisten von ihnen sind in einem bedenklichen Zustand.

Das Geistige gegen das Körperliche

Jegliche Spannung stellt eine äußere Reaktion auf eine innere Einstellung dar, die sich durch das zentrale Nervensystem äußert. Es gibt verschiedene Arten der Spannung: eine körperliche, geistige und neuromuskuläre. Eine rein physische Spannung wird im allgemeinen durch eine anhaltende Anspannung der Muskeln bei der Arbeit oder beim Sport verursacht. Wenn man eine solche Anspannung der Muskeln zu lange währen läßt, führt dies schließlich zu einer neuro-muskulären Spannung. Und hier beginnt ein wahrer Teufelskreis: Die Nerven können sich nicht entspannen, weil die Muskeln angespannt sind, und die Muskeln können sich nicht entspannen, weil sich wiederum die Nerven in einem Spannungszustand befinden.

Psychologische Experimente haben bewiesen, daß sich ein körperlicher Spannungszustand auf den Geist auswirkt, so daß der Betroffene Anzeichen von Unruhe und Nervosität zeigt. Natürlich gilt auch umgekehrt, daß sich Angst in körperlicher Spannung ausdrückt. Wenn Sie dies bezweifeln, brauchen Sie nur einmal jemanden beim Lesen eines Briefes oder während eines Telefongespräches zu beobachten. Wenn sich bei dem Betreffenden die Gesichtsmuskeln straffen, wenn die Lippen schmal werden, die Stirne Falten wirft und sich der ganze Körper starr aufrichtet, so können Sie aus dieser Verteidigungshaltung darauf schließen, daß er schlechte Nachrichten erhalten hat. Es handelt sich hier um eine ähnliche Reaktion, wie wenn eine Katze beim Anblick eines Hundes einen Buckel macht. Ärger zeigt sich, ganz abgesehen von aufgeregten Gesten, auch in einer Rötung des Gesichtes oder im Blitzen der Augen. Weitere charakteristische Merkmale eines Erregungszustandes sind, wenn jemand mit dem Fuß tappt, mit den Fingern trommelt, sich auf die Lippen beißt, an den Fingernägeln kaut oder unruhig auf und ab geht. Ein rein geistiger Spannungszustand entsteht aus einer bestimmten Geistes- oder Gemütsverfassung und führt zu einem Zustand, der allgemein als nervöse Spannung oder Neurose bezeichnet wird. Nach heute vorherrschender Auffassung handelt es sich dabei um die Folge eines Gefühlskonfliktes. Lassen Sie mich zur näheren Erläuterung den Fall einer jungen Frau namens Anita erzählen, die jahrelang unter einer ausgeprägten Allergie gegen Katzen litt. Sobald sie in die Nähe eines solchen Tieres kam, begann sie sofort zu husten und zu niesen. »Wahrscheinlich kann ich Katzenhaare nicht vertragen«, pflegte sie dann zu erklären.

Eines Tages besuchte Anita eine neue Nachbarin. Als sie eine Katze auf dem Sofa schlafen sah, begann sie sofort heftig zu husten und zu niesen und verließ fluchtartig den Raum. Nachdem ihr Hustenanfall vorüber war, entschuldigte sie sich bei ihrer Gastgeberin und erklärte, was geschehen war.

»Aber diese Katze ist ja nur ein Spielzeug!« rief die Dame aus. »Nicht einmal das Fell ist echt!«

Die arme Anita wäre vor Scham am liebsten in den Erdboden versunken. Sie machte sich solche Sorgen, welchen Eindruck sie wohl auf ihre neue Nachbarin gemacht haben mochte und was diese nun über sie erzählen würde, daß sie zu mir kam und mich um Rat fragte. »Was soll ich nur tun?« klagte sie. »Glauben Sie, daß mich vielleicht Yoga von diesem lächerlichen Leiden befreien kann?«

Im Verlaufe einer langen Unterhaltung stellte es sich heraus, daß ihre Allergie auf ein Jugenderlebnis zurückging. Mit siebzehn Jahren hatte sie sich Hals über Kopf in einen Mann verliebt, der ein großer Katzenliebhaber war. Zu seinem Geburtstag schenkte sie ihm ein wunderschönes weißes Kätzchen; doch bald danach verliebte sich der Mann in ein anderes Mädchen, das seiner Aussage nach eine große Ähnlichkeit mit jenem Kätzchen hatte. Als Anita einige Monate später von seiner Verlobung hörte, erlitt sie einen großen Schock – es war der erste tiefe Kummer, den sie erlebte. Hier lag die Wurzel ihrer Allergie gegen Katzen: Obwohl sie nun glücklich verheiratet war und die ganze Episode weit zurücklag, war die Erinnerung an diese große Enttäuschung im Unterbewußtsein durchaus lebendig geblieben. Nach mehreren Aussprachen und einigen Wochen Yoga-Entspannungs- und Atemübungen war sie von ihrer Allergie befreit. Von da an reagierte sie nie wieder negativ auf Katzen.

Da die meisten von uns mit ihren Sorgen nicht fertig werden können, beginnen sich diese auf den Körper auszuwirken. Sie verursachen eine sogenannte neuro-muskuläre Spannung, einen Spannungszustand, der sowohl die Nerven als auch die Muskeln, den Geist und den Körper ergreift. Dies vermehrt natürlich unsere Angst und Sorge, und so finden wir uns in einer wahren Falle gefangen. Wir verlieren den Mut, und es endet dann meistens mit einem Nervenzusammenbruch, einem Herzanfall oder sogar mit vorzeitigem Tod.

Als vor einigen Jahren der ehemalige Präsident Eisenhower einen Herzanfall erlitt, nahmen plötzlich im ganzen Land die Herzleiden schlag-
artig zu. In einem Zeitungsartikel, der im Los Angeles *Herald and Ex-
press* vom 9. Dezember 1955 veröffentlicht wurde,* äußerste Dr. My-
ron Prinzmetal, außerordentlicher Professor für Medizin an der UCLA,
seine Stellungnahme, die sich mit der einer Reihe seiner Kollegen deckte:

>»Ein Mann fühlt einen leichten Schmerz in der Brust. Das ungeheure
>Aufsehen, das die Erkrankung des Präsidenten verursachte, und die Un-
>zahl von Artikeln über Herzerkrankungen machen einen so starken Ein-
>druck auf ihn, daß er fürchtet, tot umzufallen. Er geht zu seinem Arzt,
>der ein Elektrokardiogramm machen läßt. Bei der Auswertung des Elek-
>trokardiogramms stößt der Arzt auf gewisse Anzeichen, die die Befürch-
>tungen des Patienten bestätigen. In häufigen Fällen deuten solche An-
>zeichen aber keineswegs auf eine Erkrankung der Herzkranzgefäße hin.
>Manchmal bedeuten zum Beispiel solche Wellenlinien nur, daß gewisse
>Herzmuskeln abgestorben sind. Wenn man aber das Herz unter einem
>Fluoroskop betrachtet, stellt man fest, daß es völlig normal schlägt und
>es sich also nur um einen oberflächlichen Schaden handelt. Andererseits
>ist es aber auch möglich, daß die inneren Schichten der Herzmuskeln
>stark beschädigt sind und das Elektrokardiogramm diesen Zustand nicht
>anzeigt. Eine Fehldiagnose dieser Art kann eine verheerende Wirkung
>auf den Patienten ausüben, der infolge der Erkrankung des Präsidenten
>ohnehin schon das Schlimmste befürchtet. Dies führt dazu, daß er seinem
>»Herzleiden« übertriebene Beachtung schenkt. Bald wird dieser Angst-
>zustand beginnen, sich körperlich auszuwirken, und dies führt zu einer
>tatsächlichen Herzerkrankung, die ausschließlich psychologische Ursachen
>hat.«

Als ich diesen Artikel las, fiel mir die Geschichte jenes Mannes ein, der
eines Morgens so in Eile war, daß er sich nicht mehr rasieren konnte.
Auf dem Weg ins Büro traf er mehrere Bekannte. Da er irgendwie verändert aussah, fragte ihn jeder nach seinem Befinden. An seiner Arbeitsstätte angelangt, begann er nun tatsächlich sich nicht wohlzufinden,
und er kam bald zu der Überzeugung, daß die besorgten Fragen der
Leute, denen er begegnet war, durchaus berechtigt waren. Als nächstes
bestätigten dann seine Kollegen diesen Verdacht, indem auch sie Bemer-
kungen über sein kränkliches Aussehen machten. Ein paar Stunden spä-

---

* Don Ryan: *»People Scare Selves Into Heart Disease«*.

ter wurde er nach Hause geschickt, da er sich zu diesem Zeitpunkt bereits zu krank fühlte, um noch arbeiten zu können. Seine Zimmerwirtin sah ihn nur mit einem Blick und schickte ihn sofort ins Bett. Am Abend fühlte er sich so elend, daß er nichts essen konnte, und am Ende des zweiten Tages beschloß er, einen Arzt aufzusuchen. Sobald er aber aus dem Hause war, fiel ihm ein, daß er sich rasieren lassen müßte. Als der Friseur den Rasierapparat über seine Wange führte, erschien ein rosiger Streifen auf seinem sonst grauen und kranken Gesicht. Nachdem er fertig rasiert und gekämmt war, sagte ihm ein Blick in den Spiegel, daß er eigentlich gar nicht so krank sein konnte. Dadurch bereits wesentlich ermuntert, betrat er ein Café. Die hübsche junge Kellnerin, die seine Bestellung entgegennahm, sagte ihm, wie außerordentlich gut er aussehe. Ein Freund trat zu ihm an den Tisch und sagte dasselbe. Selbstverständlich verzichtete der Mann darauf, den Arzt aufzusuchen. Er fühlte sich pudelwohl und fragte sich verwundert, warum er je angenommen habe, es ginge ihm schlecht. »Wahrscheinlich haben mir das meine Bekannten eingeredet, als ich damals unrasiert ins Büro ging . . .« So machte er seine Bekannten für seine Selbstbeeinflussung verantwortlich.

Psychosomatische Erkrankungen: Bedingte Reflexe

Obwohl die meisten Leiden dieser Art psychologische Ursachen haben, erscheinen sie dem von ihnen Befallenen als durchaus reale und körperliche Erkrankungen. Man spricht hier von psychosomatischen Krankheiten (von den griechischen Wörtern »Psyche« = Seele und »Soma« = Körper). Es handelt sich hier, mit anderen Worten, um Krankheiten, die durch seelische Vorgänge ausgelöst werden und die die Form von körperlichen Erkrankungen annehmen. Diese Leiden werden meist durch Angst- und Furchtzustände ausgelöst. Magengeschwüre, nervöse Herzleiden, Migräneschmerzen, Asthma, Störungen des Verdauungssystems (Verstopfung, Magenkatarrh, Durchfall), weiterhin gewisse Hautleiden, Beeinträchtigungen des Geschlechtslebens und die meisten Allergien gehören zu den häufigsten psychosomatischen Krankheiten. Man kann einem Menschen, der an einer gefühlsbedingten Krankheit leidet, keinen schlechteren Rat geben, als ihm etwa zu sagen: »Schlag dir dein sogenanntes Leiden aus dem Kopf; denn was immer es auch sein mag, du bildest es dir ja nur ein!« Die Klagen des Kranken werden

oft mit einem Schulterzucken abgetan, selbst wenn die Symptome deutlich sichtbar und chronisch sind.

»Hör auf, dir solche Sachen einzubilden und mach dich an die Arbeit!«
sagt oft eine Mutter voll Ungeduld zu ihrem Kind. »Glaubst du, du
kannst dich hier zu Hause herumdrücken und Trübsal blasen, nachdem
doch der Arzt *gesagt* hat, daß er bei dir nichts feststellen kann?« Sie
hält das »Herumsitzen« einfach für Faulheit und vergißt oder übersieht dabei, daß der Arzt in Wirklichkeit nur gesagt hat, daß der Patient kein *organisches* Leiden hat. Dies bedeutet jedoch keineswegs, daß
jemand gesund ist. Der Arzt stellte nur fest, daß das Leiden nicht durch
Bakterien, eine Infektion oder ein erkranktes Organ ausgelöst wird.
Die Wurzel des Übels liegt in solchen Fällen viel tiefer, da es sich um
die Auswirkungen unterdrückter Gefühlsregungen handelt.

Eine bewußte Beeinflussung psychosomatischer Symptome ist völlig
ausgeschlossen. Genauso wenig wie Sie das Blut daran hindern können,
ins Gesicht zu steigen, selbst wenn Sie mit allen Mitteln ein Erröten zu
vermeiden suchen, kann ein von einem psychosomatischen Leiden Be-
fallener seinen Ausschlag, seinen Asthma-Anfall oder irgendeine andere allergische Reaktion verhindern, da sein Leiden durch Gefühlskonflikte ausgelöst wird, deren er sich vielleicht nicht einmal bewußt
ist. Man könnte Nervosität durchaus als körperliche Krankheit bezeichnen, über die – obwohl sie geistigen Ursprungs ist – der Geist, vom
Augenblick ihres Entstehens an, keinerlei Macht mehr hat.

In seinem Buch »Befreiung von nervöser Spannung«* sagt Dr. D. H.
Fink, daß »es sich im Grunde genommen bei jeder Neurose um einen
Aufeinanderprall gegensätzlicher Gefühle handelt«. Er führt in diesem
Buch weiterhin aus, daß viele Menschen an Gefühlskonflikten leiden,
die sich jeglicher Beeinflussung weitgehend entziehen. Er legt auch dar,
daß der körperliche Zustand von den Nerven beeinflußt wird, die ihrerseits alle unsere Organe steuern.

Zur näheren Erklärung verweist er auf das berühmte Hundeexperi-
ment, das der russische Wissenschaftler Dr. Iwan P. Pawlow durchführ-
te. Pawlow bewies, daß gegensätzliche bedingte Reflexe selbst bei Tie-
ren zu schweren neurotischen Erkrankungen führen. Im Rahmen seines
Versuchs ließ er jedesmal, wenn die Hunde zu fressen bekamen, eine
Glocke läuten. Bald fingen die Hunde an, schon bei dem bloßen Klang

---

* Dr. David Harold Fink: »*Release from Nervous Tension*«, Simon & Schuster, New
  York, 1943.

der Glocke zu geifern, noch ehe sie also ihr Fressen zu Gesicht bekamen. Andererseits ließ er in gewissen Abständen einen schrillen Pfiff ertönen, worauf den Hunden ein leichter elektrischer Schock versetzt wurde – eine unangenehme Erfahrung, die sie bald fürchten lernten. Es dauerte nicht lange, bis die Hunde Zeichen von Angst und Unbehagen zeigten, sobald sie den Ton der Pfeife hörten, selbst wenn diesem kein elektrischer Schock nachfolgte. Der nächste Schritt des Experiments bestand darin, daß Dr.Pawlow gleichzeitig das Fressen bringen und pfeifen ließ, oder aber er läutete die Glocke und versetzte dann den Hunden einen elektrischen Schlag. Dann wieder ließ er gleichzeitig Glocke und Pfeife ertönen, ohne daß irgend etwas darauf folgte – weder Fressen noch Schock. In kurzer Zeit entwickelten sich bei den Hunden schwerste Neurosen, weil ihre automatischen Verhaltensweisen – also ihre bedingten Reflexe – in völlige Verwirrung geraten waren.

Das Magengeschwür

Nach Dr. Hans Selye[*] sind Überbelastungen – durchwegs als »Stress« bezeichnet – für eine ganze Anzahl weitverbreiteter Nerven- und Gefühlskrankheiten verantwortlich. Diese Leiden werden nicht durch irgendwelche äußeren Einwirkungen wie z. B. Bakterien, Viren, berauschende Mittel oder Giftstoffe verursacht, sondern schlagen Wurzeln ganz einfach, weil der Körper durch diese Spannungen zu sehr beansprucht wird. Derartige Krankheiten fassen, mit anderen Worten, also deshalb Fuß, weil die Widerstandsfähigkeit gegen den Stress nachgelassen hat. Um Dr.Selye wörtlich zu zitieren: »Biologischer Stress ist nicht etwa dasselbe wie nervöse Spannungen, sondern stellt einen Zustand dar, der zusammen mit der Krankheit auftritt und sie charakterisiert.« Es ist eine altbekannte Tatsache, daß zwischen nervösen Spannungen und Magengeschwüren ein bestimmter Zusammenhang besteht. Medizinische Statistiken zeigen, daß geistige Überanstrengung, Sorgen und emotionelle Spannungen die hauptsächlichen Ursachen für diese Magengeschwüre sind. Es handelt sich hier um einen ganz einfachen Zusammenhang von Ursache und Wirkung: Die Nahrung wird mit Hilfe der Magensäfte verdaut. Sorgen, Angst und nervöse Spannungen wirken sich auf das sympathische Nervensystem aus, und dies führt zu einer Überreizung der Magendrüsen. Bald beginnen diese dauernd eine

[*] Hans Selye, M. D.: *»Stress«*, Acta, Montreal.

zu große Menge von äußerst scharfer Magensäure abzusondern. Diese
Säure wird dann zur unmittelbaren Ursache der Magengeschwüre.
Schätzungsweise sind zur Zeit mindestens zehn Millionen Menschen in
den Vereinigten Staaten von dieser die Kräfte verzehrenden Krankheit
befallen. Es handelt sich meistens um Männer und Frauen in der Ge-
schäftswelt und in freien Berufen – leitende Angestellte, Journalisten,
Werbefachleute und Politiker, die dem Druck der Zeit und der Last
der Verantwortung ausgesetzt sind. Das Magengeschwür ist sogar zum
gefeierten Symbol dieses Zeitalters der Angst geworden, und viele
Menschen betrachten ihr Leiden als eine ehrenvolle Wunde, die sie in
ihrem Kampf gegen die Konflikte und Spannungen mit ihrer Umwelt
davongetragen haben.
Ich frage mich oft, welche große Rolle hier wohl heimliche Furcht spielen mag – die Furcht, in einer Wettbewerbsgesellschaft zu versagen
oder, um ein Modewort zu gebrauchen, das Gefühl der »Unsicherheit«. Denn das Gefühl der Angst führt zu einer Anspannung und Versteifung der Körpermuskulatur. Furcht kann wortwörtlich »haarsträu-
bend« sein. In extremen Fällen kann sich das Kopfhaar tatsächlich aufrichten wie das Rückenhaar eines Hundes oder die Stacheln eines Sta-
chelschweines. Es ist eine weithin bekannte Tatsache, daß bei Luftan-
griffen, Erdbeben und Epidemien viele Menschen aus Angst gestorben
sind, und nicht etwa an tatsächlichen Verletzungen oder Erkrankungen.
Auch der Biß von harmlosen, ungiftigen Schlangen hat schon tödlich
gewirkt – für Menschen, die eine panische Angst vor Schlangen hatten.
Um noch einmal Dr. Selye zu zitieren:

> »Das Leben stellt großenteils einen Prozeß der Anpassung an unsere
> Umweltbedingungen dar. Zwischen lebenden Organismen und ihrer
> leblosen Umwelt besteht ein ewiger Wechsel von Geben und Empfangen,
> schon seit den Uranfängen des Lebens in den prähistorischen Ozeanen.
> Das Geheimnis von Gesundheit und Glück liegt in der erfolgreichen An-
> passung an die stetig wechselnden Lebensbedingungen auf diesem Pla-
> neten. Ein Mensch, der in diesem großen Prozeß der Anpassung versagt,
> wird mit Krankheit und Unglück bestraft.«

Unsere kollektive Krankheit

Wie ernst dieses Problem der Anpassung an die Erfordernisse und Ge-
setze des Lebens ist, geht aus den Statistiken hervor, die in den Ver-

einigten Staaten über den geistigen Gesundheitszustand der Bevölkerung geführt werden. Diese Zahlen sind grauenerregend in ihrer nüchternen Darstellung menschlichen Versagens. Mehr als neun Millionen Menschen sind im Augenblick wegen der einen oder anderen Form von Geisteskrankheit in psychiatrischer Behandlung. Nahezu eine Million befindet sich in einem vorgerückten Stadium der Trunksucht. Mehr als 1¹/₂ Millionen Kapitalverbrechen werden jedes Jahr begangen. Die Scheidungsziffern sind bereits so angestiegen, daß auf drei Eheschließungen eine Scheidung kommt. Nahezu 20 000 Menschen begehen jährlich Selbstmord, und diese Zahl ist noch klein, verglichen mit der Zahl der fehlgeschlagenen Selbstmordversuche. Die Jugendkriminalität hat bereits so zugenommen, daß bald jeder fünfte Achtzehnjährige vorbestraft ist.

Ein Blick in die Zeitung genügt, um uns zu zeigen, daß die Anzahl der Geistesgestörten bereits so groß ist, daß aus ihrem unberechenbaren Verhalten der menschlichen Gesellschaft eine nicht zu übersehende und überall lauernde Gefahr droht. Wir lesen von einem jungen Mann, der nach einem Streit mit seiner Frau messerschwingend aus dem Hause stürzt und drei Passantinnen schwer verletzt, weil er »auf alle Frauen wütend ist«. Ein anderer schießt einen ihm völlig fremden Menschen nieder, weil er »einen unwiderstehlichen Drang dazu« verspürt. Ein Junge schießt auf seine Eltern, »um sie loszuwerden«. Die Liste ist endlos. Dazu kommen noch die Unfälle, die durch nervöse, überlastete, angstgejagte und geistig oder emotionell gestörte Menschen verursacht werden. Man denke nur an den Fall der unfallflüchtigen Frau, deren Wagen zwei Fußgänger verletzte, einen Zaun niederriß und ein geparktes Auto schwer beschädigte und die dann behauptete, von all dem nichts bemerkt zu haben, da sie unter der Wirkung von Beruhigungsmitteln gestanden hatte.

Beruhigungsmittel, Alkohol und Narkotika

Solche Folgen hat also die Unfähigkeit, mit dem Leben und der Umwelt fertigzuwerden, dahin also führt die vergebliche Suche nach materieller Sicherheit. Sicherheit kann nicht allein auf äußerlichen Dingen begründet werden. Daher wäre ein derartiger Versuch von vornherein zum Scheitern verurteilt. Die Todesanzeigen in den Zeitungen liefern uns den deutlichen Beweis für diese Tatsache. Immer wieder lesen wir da von Menschen, die in der Blüte der Jahre dahingerafft wurden; viele hätten ohne die verderbliche Auswirkung von Angst und nervöser Spannung weiterhin ein reiches und erfülltes Leben führen können. Wenn sich das Wesen unserer Gesellschaft noch weiter in dieser Richtung entwickelt, werden wir unsere jetzige Verhaltensweise bald umstellen müssen: Der reife und geistig-emotionell gesunde Mensch wird dann gezwungen sein, sein Leben an das von seelisch verkümmerten, unreifen und kranken Menschen anpassen zu müssen.

Die Grundlage unserer Gesellschaft ist der Wettbewerb, der für sich allein genommen noch keine verderbliche Wirkung ausübt. Unglücklicherweise jedoch wurde der gesunde Wettbewerb, dem wir früher so viel zu verdanken hatten, durch ein häßliches und ungesundes Streben nach falschen Werten verdrängt. Die Menschen legen zu viel Wert darauf, »das Rennen zu gewinnen«, und übersehen dabei, welche Freude ihnen schon allein die Teilnahme am Wettbewerb machen könnte. Es kann nicht jeder immer gewinnen – und doch scheint das Gewinnen das einzige zu sein, was uns interessiert. Unsere Selbstachtung und unsere innere Sicherheit hängen ausschließlich davon ab, ob wir die ersten sind. Und wenn wir den »Lorbeer« nicht erringen, sind wir meistens enttäuscht und unglücklich.

Bei diesem Rennen nach Erfolg gerät der Wert der Einzelpersönlichkeit völlig in Vergessenheit. Unserem Denken und Fühlen erscheint nur die Zahl der errungenen Preise wichtig. Und somit verlieren wir die Fähigkeit, zwischen »Sein« und »Haben« zu unterscheiden. Wir vergessen, daß die materiellen Besitztümer eines Menschen nicht das Geringste über die Qualität seines Charakters, seiner Begabungen, den Grad seiner inneren Reife und die Gesundheit seiner Entwicklung aussagen. Für zu viele Menschen besteht das Leben heute in einem dauernden Hetzen, Schieben und Stoßen, und eben diese Menschen begrüßen freudig alles, was ihren überlasteten und verbrauchten Nerven Hilfe und Erleichterung verspricht. Sie sollten aber äußerst kritisch und sorgfältig sein in der Wahl der Mittel und Wege, die ihnen Erleichterung und Entspannung verschaffen sollen. Sonst kann es geschehen, daß die Betreffenden nicht nur ihre Gesundheit gefährden, sondern darüber hinaus auch noch teures Geld für wertlose Mittel zahlen.

Erst neulich reichte mir ein Freund geheimnisvoll lächelnd eine hübsche, mehrfarbig gedruckte Karte. Darauf stand:

»Fühlen Sie sich als wichtige Persönlichkeit«
»Verscheuchen Sie Ihre Sorgen«
»Steigern Sie Ihr Selbstvertrauen«
»Vertreiben Sie Ihre Schmerzen«
»Werden Sie zum Mittelpunkt«
»Schütteln Sie Ihre Enttäuschungen ab«
»Überwinden Sie Ihre Scheu«
»Werden Sie ein geistvoller Unterhalter«
»Beflügeln Sie Ihre Phantasie«

»Das alles klingt mir sehr vertraut. Ist das eine Ankündigung für mein neues Buch?« fragte ich, in der Vermutung, daß die mit mir befreundete Künstlerin die Karte als Scherz für mich gedruckt hatte. Es erwies sich jedoch, daß ich mich geirrt hatte. Auf der Innenseite der zusammengefalteten Karte befand sich die Zeichnung einer großen Whisky-Flasche – das war alles. Darin lag also angeblich die Antwort auf all die geheimen Wünsche und Absichten, von denen auf der Vorderseite die Rede war. Wie geschickt, wie zynisch, wie entmutigend doch diese Art von Werbung ist – nur um mit vermehrtem Absatz von Alkohol noch ein bißchen mehr Geld zu verdienen!

Nicht etwa daß ein gelegentliches Glas Alkohol irgend jemandem schaden würde! Es kann sogar vorübergehend die nervöse Anspannung vermindern. Aber warum noch eigens dazu auffordern? Erst wenn das Trinken zur Gewohnheit, zur Sucht wird, führt es zur Katastrophe. Dasselbe gilt für Narkotika, Tabak, Drogen – alles, was einem Menschen die Willenskraft raubt und ihn in ein rückhaltloses und trauriges *Ding* verwandelt.

Jedem Leser, der sich von Alkohol oder Drogen ernstlich Hilfe gegen nervöse Spannungen, Furcht, Angst oder Langeweile erhofft, möchte ich dringend raten, sich sofort mit der »Synanon Foundation« in Santa Monica, Californien, oder irgendeiner Nervenheilstätte seiner näheren Umgebung in Verbindung zu setzen, um sich persönlich davon zu überzeugen, was aus Menschen wird, die irgendwelchen Drogen oder Rauschgiften verfallen sind. Die Qualen, die den Süchtigen erwarten, sind unbeschreiblich – und foltern ihn in den meisten Fällen bis an sein Lebensende. Alle Patienten, die sich in Synanon befinden, waren von ihren Ärzten bereits als unheilbar süchtig aufgegeben worden. Sie bilden jedoch die wenigen Ausnahmen, die sich weigern, dieses Urteil als endgültig hinzunehmen. Sie schlossen sich zusammen und kämpfen nun, ohne jede Hilfe von außen, weiter gegen ihr leidvolles Schicksal an. Die Erfolge, die sie dabei erzielen, sind wahrhaft erstaunlich.

Durch bittere Erfahrung haben sie gelernt, daß sie dem Rauschgift verfielen, ohne daß dies ihre Probleme gelöst oder ihnen Erleichterung verschafft hätte. »Ich bin erst 24«, sagte die bildhübsche junge Frau, die mich durch das Gebäude der Synanon Foundation führte. »Ich will einfach nicht glauben, daß es keine Hoffnung mehr für mich gibt. Ich bin genauso fest entschlossen, gegen meine Sucht anzukämpfen, wie alle die anderen hier.« Sie hätte hinzufügen können, daß »Alcoholics Anonymous« ähnliches unternimmt, um denen zu helfen, die der Trunksucht verfallen sind.

Der Kampf gegen eine bestehende Sucht ist zweifellos viel schwerer als der Kampf gegen die Spannung, die mittelbar zu der Sucht führte. In diesem Zusammenhang ist allerdings der Ausdruck des ›Kampfes‹ völlig unzutreffend und unangebracht, soweit von der Bemühung die Rede ist, sich von Spannungen zu befreien. Denn im Kampf ballt man die Fäuste, beißt die Zähne zusammen, spannt den ganzen Körper an – selbst der Geist ist in einem Zustand höchster Erregung und Spannung. Der erste Schritt zur *Verminderung* der Spannung besteht jedoch gerade darin, daß man sich gehen läßt, daß man die Muskeln lockert und auch den Geist möglichst entspannt.

Oft wird die Spannung nur noch verschlimmert, wenn wir über sie klagen, uns gegen sie auflehnen oder diese gar mit einem gewaltsamen Versuch überwinden wollen. In manchen Fällen läßt die Spannung bereits nach, wenn wir uns rein passiv verhalten, wenn wir uns angewöhnen, die Dinge zu nehmen, wie sie kommen. Wie oft verschlimmern wir nur die schädlichen Auswirkungen der nervösen Spannung, wenn wir unsere guten Kräfte darauf verschwenden, uns gegen sie aufzubäumen, oder wenn wir uns Sorgen über den Zustand unserer Nerven machen! Wie wenn sich jemand von Fesseln befreien will und sie nur immer noch stärker anzieht. Erfolgversprechender wäre für uns der Versuch, mit unserer Umwelt in Harmonie zu leben. Wir sollten den Aufgaben und Forderungen unseres täglichen Lebens mit Ruhe und Gelassenheit gegenübertreten und uns dabei immer vor Augen führen, daß jeder Versuch, Angstzustände und Spannungen mit Gewalt zu vertreiben, nur dazu führen kann, ihre zerstörende Wirkung auf Körper und Geist zu vermehren.

Die Macht der Suggestion

Selbstverständlich hat jede Suggestion, die von einem anderen ausgeht, einen gewissen hypnotischen Charakter, besonders wenn sie oft wiederholt wird. Wörter, Bilder, ja selbst Gedanken können unser Bewußtsein und Unterbewußtsein beeinflussen. Man denke nur einmal an die von der Mode stark beeinflußten Strömungen in der Musik, der Literatur, der Malerei und an das Modediktat bei Kleidern, Frisuren, Autos oder etwa der Inneneinrichtung. Millionen von Menschen folgen blind der gerade herrschenden Mode, ohne sich zu fragen, ob die Dinge, die zur Mode erklärt wurden, vernünftig, wünschenswert oder gar schön sind. Die Männer – und noch mehr die Frauen – tragen stolz jene Kleidung, die allzu oft unbequem, ungesund, unkleidsam und sogar lächerlich ist, wenn sie nur modisch ist. Dabei ist dieser blinde Gehorsam durchaus nicht nur auf typische Modesachen beschränkt. Riesige Plakate sowie die Fernseh- und Rundfunkreklame fordern uns täglich auf, dies zu trinken, jenes zu rauchen, irgend etwas zu versuchen, zu kaufen, zu fahren, zu fliegen. Die Werbung ist aufgrund ihrer hypnotischen Wirkung ein machtvoller Faktor unseres Wirtschaftslebens geworden.

Hierher gehören auch die häufigen Darstellungen von Mord, Diebstahl, Brutalität und Verbrechen in Film und Fernsehen. Diese Szenen sind von einer ungeheuren Wirkung auf die Massen, insbesondere bei leicht beeinflußbaren jungen Menschen, die in einem gewissen Grad willenlos den ihnen gegebenen Suggestionen folgen. Die Geschichte hat uns oft den klaren Beweis geliefert für die hypnotische Wirkung, die Zeichen und Symbole, wie z. B. das Kreuz, eine Nationalflagge oder eine Regimentsfahne, auf die Gefühle des einzelnen und der Massen ausüben.

Die Macht der Suggestion ist größer, als viele von uns annehmen. Sie ist so stark, daß sie uns glücklich oder unglücklich, gesund oder krank, froh oder traurig machen kann. Sie kann dazu führen, daß wir aufhören selbständig zu denken oder uns auf unser eigenes Urteil zu verlassen. Um dem dauernden Trommelfeuer meist negativer Suggestionen widerstehen zu können, muß man in der Tat ein großes Maß an innerer Stärke und Ausgeglichenheit besitzen. Nur dann wird es uns gelingen, unsere eigenen Schlüsse zu ziehen, unsere eigenen Meinungen und Überzeugungen zu bilden, unsere eigenen Entscheidungen zu treffen und den Unterschied zwischen wahr und falsch, edel und niederträchtig, tief und oberflächlich zu sehen.

Es gab einmal eine Zeit, in der die Menschen Erleichterung und Trost fanden, indem sie dem Hausarzt ihr Herz ausschütteten. Heute ist es für jene, die es sich leisten können, Mode geworden, auf der Couch des Psychoanalytikers Hilfe gegen nervöse Spannung und Überlastung zu suchen – obwohl eine derartige Behandlung durchaus nicht immer erfolgreich sein kann. Manche Patienten gehen jahraus, jahrein zum Psychoanalytiker, ohne daß sich die geringste Veränderung in ihrer Lebenseinstellung zeigt, während andere deutlichen Nutzen aus dieser Behandlung ziehen.

Die harmonische Vereinigung eines gesunden Körpers mit einem ausgeglichenen Geist sollte der Normalfall und nicht die Ausnahme sein. Unglücklicherweise haben wir uns bereits so weit von allem Natürlichen entfernt, daß innere Ausgeglichenheit schon längst nicht mehr der Normalzustand ist. Wer sich wenigstens einmal am Tag völlig zu entspannen versteht, wird bald auch die segensreiche Wirkung spüren. Die Spannungen werden allmählich nachlassen und schließlich spurlos verschwinden, und an ihre Stelle wird eine ruhige, ausgeglichene und entspannte Haltung treten.

Die Wechselbeziehungen im menschlichen Wesen, d.h. zwischen Körper, Geist und Seele, sollten in ein harmonisches Gleichgewicht gebracht werden. Solange diese Tatsache nicht erkannt und anerkannt wird, kann es uns nicht gelingen, einen Ausweg aus unserem gegenwärtigen Elend und unseren Sorgen zu finden. Niemandem wird es gelingen, Furchtzustände und Spannungen ganz vermeiden zu können; aber es steht in unserer Macht, ihre Wirkungen auf ein Mindestmaß zu beschränken. Yoga nun wurde erdacht, um den Menschen Gesundheit, Harmonie und Glück zu bringen, und vermag uns zu helfen und alles Schädliche aus unserem Geist zu verbannen.

Dazu ist aber nötig, daß wir lernen, uns durch die Ereignisse nicht zu sehr aus dem Gleichgewicht bringen zu lassen. Nichts geschieht ohne Grund, und oft erweist sich, was uns zunächst als der schlimmste Schicksalsschlag erschien, nachher als Segen. Nehmen wir ein sehr einfaches Beispiel: Sie versäumen ein Flugzeug. Die nächste Maschine fliegt erst am folgenden Tag. Sie gehen also mißgestimmt in ihr Hotel zurück – und finden dort eine wichtige Nachricht vor, eine Nachricht von ausschlaggebender Bedeutung, die Sie sonst nicht mehr erreicht hätte. Oder Sie besteigen vielleicht den falschen Zug und – treffen so Ihren zukünftigen Ehepartner.

Lassen Sie mich hier ein eigenes Erlebnis schildern. Ich befand mich in Indien und schrieb gerade an meinem ersten Buch, als ich eine Einladung erhielt, den Maharadscha von Tehri Gerhwal in Narendranagar in seinem Palast hoch im Himalaja zu besuchen. Eines Morgens suchte ich vor Sonnenaufgang die Stelle auf, an der ich regelmäßig zu meditieren pflegte; ich stellte aber bald fest, daß mich der Rauch, der aus der Küche kam, bei den Pranayama-Übungen störte. Nachdem ich es noch an drei anderen Orten vergeblich versucht hatte, ging ich zu einem kleinen Gartenhaus, wo ich jedoch auf einen Pfau stieß, der mich nicht in Ruhe lassen wollte. Völlig verärgert gab ich mein Vorhaben auf. Plötzlich bemerkte ich einige Blätter weißen Papiers, die über den Abhang des Hügels – wo jetzt der Pfau stolzierte – verstreut lagen. Als ich die Blätter auflas, stieß ich einen Ruf der Überraschung aus. Es waren Seiten aus meinem Manuskript, das jemand am Abend vorher auf einem Stuhl vergessen hatte. Während ich die verstreuten Seiten zusammensuchte, segnete ich den Rauch aus der Küche, meine verunglückte Meditation und natürlich auch den Pfau. Denn wenn ich nicht in diesem Augenblick in das Gartenhaus gekommen wäre, hätten die Gärtner eine Stunde später die Papiere zusammengekehrt und verbrannt, und es wäre mir nie mehr gelungen, das Manuskript wieder herzustellen. Auf diese Weise wäre mein Buch weder in Indien noch in den Vereinigten Staaten erschienen, da erst das vorher in Indien erschienene Buch meinen amerikanischen Verlag veranlaßte, das Buch auch in Amerika zu veröffentlichen.*

Der Weg der Vernunft

Große, dramatische Ereignisse sind selten; kleine und dennoch bedeutungsvolle Dinge geschehen die ganze Zeit. Dieses Buch, das nicht als Autobiographie gedacht ist, bietet nicht den Raum, daß ich alle meine Erinnerungen festhalten könnte; deshalb möchte ich Sie bitten, sich auf segensreiche Ereignisse in Ihrem eigenen Leben zu besinnen, deren Anlaß ein unangenehmes Erlebnis war. Man sieht daraus, wie sinnlos es ist, sich insbesondere durch Kleinigkeiten in einen Zustand überflüssiger Spannung und Erregung versetzen zu lassen. Dies gilt auch für Meinungsverschiedenheiten und Auseinandersetzungen.

---

* Das erwähnte Manuskript wurde später von Kitabistan, Allahabad, Indien, unter dem Titel »*Yoga – the Technique of Health and Happiness*« veröffentlicht.

Machen Sie es sich deshalb fortan zur Gewohnheit, daß Sie sich, wenn Sie mit jemandem Streit haben, noch am selben Tage wieder aussöhnen. So werden Feindschaften und die dadurch verursachten Spannungen von vornherein unterbunden. Eine sehr stilvolle Art, einem Mißverständnis ein Ende zu setzen, ist es, Blumen mit einem Brief oder einem Telegramm zu schicken. Wenn sich dann der andere weigert, die zur Versöhnung angebotene Hand zu ergreifen, so denken Sie trotzdem an den Betreffenden voll Nachsicht und Verzeihung. Machen Sie sich frei von allem Zorn und jeglichem Wunsch nach Vergeltung. Sie können es sich leisten, sich zu beruhigen, sobald Sie alles getan haben, was in Ihren Kräften stand.

Eine der bezauberndsten, einfachsten und gleichzeitig vernünftigsten Methoden, einen Streit zu beenden, ist ein orientalischer Brauch, von dem mir eine russische Bekannte erzählte. Sie zeigte mir eine kleine Messingschale mit zwei Kerzenleuchtern, ein Geschenk, das ihr Mann aus dem Fernen Osten mitgebracht hatte. Der Zweck des Leuchters, so erklärte sie mir, bestand darin, einem Paar die Versöhnung zu erleichtern, wenn keiner der Partner den ersten Schritt tun will. In diesem Fall braucht der eine Teil nur eine Kerze anzuzünden, zum Zeichen dafür, daß der den »kalten Krieg« beenden möchte. Wenn dann der andere Partner die zweite Kerze anzündet, wissen beide, daß der Sturm vorüber ist. In dem Land, in dem dieser Brauch herrscht, ist es übrigens üblich, daß das betreffende Paar vor dem Familienaltar niederkniet und seinen Dank dafür abstattet, daß die Herzen wieder rein sind und der Geist von Zorn und Verwirrung befreit wurde.

Manchmal kann aber auch ein geklärtes Mißverständnis zu einer Quelle der Heiterkeit werden. Ich kenne einen sehr liebevollen Ehemann, der eines Morgens, ehe er zur Arbeit ging, an das Bett seiner Frau trat und ihr einen Abschiedskuß gab. Als er schon an der Tür war, sagte sie, noch halb im Schlaf: »Je t'adore« (»Ich bete dich an«), worauf er plötzlich die Tür zuschlug und wütend aus dem Hause ging. Natürlich verletzte sie diese unverständliche Reaktion, die jedoch eine sehr einfache Erklärung hatte. Er hatte verstanden: »Shut the door!« (»Mach die Tür zu«) und war daher völlig vor den Kopf gestoßen, denn seine Frau schien seine Zärtlichkeit kalt übergangen zu haben. Glücklicherweise gehörten die beiden zu jenen Menschen, die sich aussprechen können, und das Mißgeschick wurde noch am selben Abend zur beidseitigen Erheiterung geklärt. Erklärungen sind jedoch nicht immer so einfach wie hier, und gerade darum sind sie so wichtig. Wenn man sich rechtzeitig ausspricht, kann man viele verletzte Gefühle, Auseinandersetzungen, Zornausbrüche und sogar Herzenskummer vermeiden.

Hierzu noch eine andere Geschichte, die am entgegengesetzten Ende der Gefühlsskala – in Leid – endete: mit einer Tragödie, die sich leicht hätte vermeiden lassen. Die Geschichte wurde mir von einer Frau erzählt, die eine unserer Yoga-Klassen in Shanghai besuchte. Sie war mit ihrem Mann in einen heftigen Streit geraten; als Ursache stellte sich später ein bloßes Mißverständnis heraus. Mitten in der Nacht zog sie sich an und verließ, ohne ein Wort zu sagen, das Haus. Nachdem sie ein paarmal um den Block gegangen war und sich beruhigt hatte, kehrte sie wieder heim – und fand dort ihren Mann tot vor. Er hatte sich erschossen, offensichtlich in der irrigen Meinung, sie hätte ihn für immer verlassen. Schuldbewußtsein und Selbstvorwürfe führten diese Frau zu einem Nervenzusammenbruch. Sie konnte nicht mehr schlafen, und als sie mich aufsuchte, hielt sie sich nur noch mit Tabletten und Injektionen am Leben. Mehrere Jahre später schrieb sie mir, daß sie sich auf dem Weg nach England befinde und dort wieder heiraten werde. »Was Sie (aber sie meinte natürlich Yoga) für mich getan haben, grenzt an ein Wunder. Ich war ein nervöses Wrack, doch nun bin ich wieder ein normaler Mensch. Ich habe nicht nur meine Gesundheit, sondern auch mein Vertrauen zu Gott und den Menschen wiedergefunden. Mein Leben steht an einem neuen Anfang.«

Man kann wirklich nichts Besseres tun, als ein Mißverständnis so bald wie möglich aufzuklären, zumal die meisten Störungen zwischenmenschlicher Beziehungen von unaufgeklärten Mißverständnissen herrühren. Unzutreffende Feststellungen, Sätze, die nur halb verstanden oder halb ausgesprochen wurden, zorniges Murren – das alles muß bei ruhiger Überlegung nochmals überprüft werden.

Hier noch ein anderer Ratschlag, wie Sie Spannungen auf ein Mindestmaß verringern können und wie zu verhindern ist, daß Sie sich Ihren Tag verderben. Legen Sie dieses Buch beiseite, nehmen Sie Papier und Bleistift zur Hand und lassen Sie den vergangenen Tag noch einmal an Ihrem geistigen Auge vorbeiziehen. Beginnen Sie mit dem Augenblick, als Sie letzte Nacht zu Bett gingen. Versuchen Sie, sich jeden Vorfall, der zu einer nervösen Spannung geführt haben könnte, ins Gedächtnis zurückzurufen und notieren Sie ihn. Schreiben Sie auch auf, ob Sie etwas gegen diese nervöse Spannung unternommen haben oder nicht und,

falls ja, welchen Erfolg Sie dabei erzielt haben. Solche Notizen können
sehr trocken und nüchtern klingen. Zum Beispiel: »Ging gestern abend
um 10.30 Uhr zu Bett, las bis ungefähr Mitternacht einen Kriminalroman, schlief nicht besonders gut. Stand auf und holte mir einen Happen aus dem Kühlschrank, konnte immer noch nicht einschlafen, nahm
deshalb zum Schluß eine Schlaftablette.« Sie können Ihr Tagebuch auch
damit beginnen, daß Sie einen Tag rekonstruieren, an dem irgend etwas
Unangenehmes geschah, das vielleicht zur Ursache Ihres augenblicklichen Spannungs- und Angstzustandes wurde.

Nachdem Sie in dieser Art alle Ihnen bekannten Ursachen und Umstände Ihrer nervösen Spannung notiert haben, unterstreichen Sie alle
diejenigen, die Sie ohne weiteres hätten vermeiden können. In unserem
Fall müßten Sie zum Beispiel die Lektüre des Kriminalromans unterstreichen, da Sie genau wissen, daß dies Ihre Schlaflosigkeit nur noch
verschlimmert hatte. Der Happen, den Sie zu so später Stunde noch
aßen, lag Ihnen wahrscheinlich schwer im Magen. Unterstreichen Sie
deshalb auch diesen Punkt. Und weil darüber hinaus noch mit Sicherheit anzunehmen ist, daß Sie in einer unbequemen Stellung im Bett lagen, die keineswegs Ihre Muskelspannung verminderte und außerdem
dazu führte, daß Sie Ihre Augen anstrengten, sollten Sie auch noch diesen Punkt unterstreichen.

Sie sind sich nun mehrerer Gründe bewußt geworden, die zumindest
teilweise verantwortlich waren für den unbefriedigenden Tag im Büro,
die Auseinandersetzung mit Ihrem besten Freund, die Kopfschmerzen
oder die Verdauungsstörung. Wenden Sie diese einfache Methode etwa
eine Woche lang an, und Sie werden sehen, wie sehr sich Ihr allgemeiner
Spannungs- und Angstzustand bessert. Seien Sie sich selbst gegenüber
vollkommen ehrlich, wenn Sie solche »Spannungsquellen« aufspüren,
denn so können Sie ihre Zahl und Wirkung einschränken. Darüber hinaus werden Sie zur Einsicht gelangen, daß ein Großteil Ihrer Befürchtungen, Sorgen und unbehaglichen Stimmungen keinerlei tatsächliche
oder ernste Gründe hat.

Tun Sie bitte die Ratschläge, die ich Ihnen hier gegeben habe, nicht mit
einem Achselzucken ab, weil sie so einfach erscheinen. Die wichtigsten
Dinge sind tatsächlich sehr einfach. Lassen Sie mich jedoch noch einmal
betonen, daß Sie sich selbst und anderen gegenüber unbedingt ehrlich
sein müssen, wenn Sie irgendeines dieser Hilfsmittel anwenden. Es
führt zu nichts Gutem, wenn Sie Ihre Mitmenschen und Gott, der in

Ihnen wohnt, belügen. Die Führung eines Tagebuches ist sehr nützlich
zur Selbsterkenntnis und Selbstvervollkommnung.

Entspannung durch Yoga

Es gibt ein Sprichwort in Sanskrit: »Angst ist das Fieber des Lebens!«
Diese wenigen Worte umreißen scharf die gegenwärtige Situation des
Menschen. Wir *befinden uns* praktisch in einem Fieberzustand. Wir
können aber etwas dagegen unternehmen, ehe es zu spät ist. Wäre es
nicht besser, anstatt so zu tun, als ob es dieses Problem gar nicht gäbe,
unseren falschen Stolz abzulegen und bei denen Hilfe zu suchen, die
schon vor Jahrhunderten ein Mittel gegen dieses Übel gefunden haben –
ein Mittel, das im Laufe der Jahre Tausenden von Männern und Frauen
geholfen hat?
Die Entspannung von Körper und Geist hat schon von jeher die erste
Rolle in der Ausbildung der Yogis gespielt. Die geistige Erleuchtung,
die für sie das Endziel darstellt, ist unerreichbar, solange der Körper
starr und der Geist unstet und verworren ist. Aus diesem Grunde beginnen sie damit, ihren Körper schmiegsam, elastisch und gesund zu
machen, bis sie eine völlige Körperbeherrschung erzielt haben. Erst dann
wenden sie sich der Beherrschung ihres Geistes zu und bemühen sich um
Ruhe und Sachlichkeit in allen Lebenslagen.
Ganz wie das Wasser den Himmel und die Bäume nur so lange klar
widerspiegeln kann, als seine Oberfläche ruhig daliegt, so kann auch der
Geist das wahre Bild des eigenen Selbst nur dann reflektieren, wenn er
völlig ruhig und vollkommen entspannt ist. Der leiseste Windhauch –
und schon verzerrt das Gekräusel des Wassers die Spiegelung; ein Sturm
– und das Spiegelbild ist völlig verschwunden. Dasselbe gilt für den
menschlichen Geist: Lassen Sie nervöse Spannungen aufkommen, so
wird Ihr Geist aufhören, klar zu denken; kommen dann noch Angst
und Furcht hinzu, wird er sich völlig trüben.
Daraus erwächst die Notwendigkeit zu lernen, wie man den Geist von
allen solchen Trübungen freihalten kann, wie man ihn von allem nutz-
losen Ballast befreit und die Last einer Beschäftigung ausschließlich mit
materiellen Dingen abwirft. Der Mensch ist nicht nur ein Erdenwesen,
er ist das Endprodukt, der Höhepunkt aller Entwicklungsprozesse und
aller Schöpfung. Diese entscheidende Tatsache müssen wir uns immer
vor Augen halten.

Ein Taxifahrer mit einem Hang zum Philosophieren fuhr mich einmal vom Flugplatz in Los Angeles nach Hause und klagte nicht nur über die ununterbrochene Hetzjagd, die schon jeden Menschen ergriffen habe, sondern auch über das kindische Benehmen vieler Erwachsener. »Sie sollten einmal die Gespräche hören, die in meinem Taxi geführt werden!« rief er aus. »Ich sollte mir eigentlich ein Tonbandgerät einbauen; ein Buch könnte ich schreiben!«

Als ich dazu bemerkte, daß viele Menschen emotionell unreif geblieben seien, stimmte er mir erbittert zu. »Viele?« fragte er. »Was meinen Sie? Viele? *Alle* sind unreif, glauben Sie mir!« Wenn dies auch übertrieben erscheinen mag, so ist die Lage doch ernst genug. Manche bedeutenden Männer, vom Heiligen Franziskus bis Mahatma Ghandi, hatten kindliche Züge an sich. Auf einem ganz anderen Blatt steht ein Erwachsener, der einfach kindisch ist.

»Gerade infolge des Versuches, die Probleme eines Erwachsenen mit kindischen Reaktionen lösen zu wollen, entsteht die Überbelastung des Gefühlslebens«, schreibt Dr. John Schindler in seinem hervorragenden Werk »Wie man die 365 Tage des Jahres lebt«.* Er beklagt sich darin über die Tatsache, daß in Amerika kein Versuch unternommen wird, die Menschen zu emotioneller Reife zu führen, weder in den Schulen und Kirchen noch in den Familien.

Der Weg zu einem reifen Gefühlsleben

Gerade bei jungen Menschen sollte das Augenmerk auf die emotionelle Reife gerichtet werden. Man sollte beginnen, auf dieses Ziel hinzuarbeiten, wenn die Kinder ungefähr zwölf Jahre alt sind und das unabhängige Denkvermögen bereits erwacht ist. Sehr kleine Kinder besitzen diese Fähigkeit einfach noch nicht und müssen deshalb angehalten werden, den Eltern oder Lehrern zu gehorchen und sich auf das überlegene Urteilsvermögen der Erwachsenen zu verlassen. Wenn dies nicht getan wird, verliert ein kleines Kind jenes Gefühl der Sicherheit, das für seine normale Entwicklung von so ausschlaggebender Bedeutung ist. Dies könnte durchaus dazu führen, daß sich der betreffende junge Mensch für den Rest seines Lebens kindisch verhält.

Die Zahl der Erwachsenen, die unfähig sind, unabhängig zu denken

---

* Dr. John A. Schindler: »*How to live 365 days a year*«, Prentice Hall, Inc., Englewood Cliffs, N. J.

und zu urteilen, ist überraschend groß. Solchen Leuten muß man sagen, was sie tun, wohin sie gehen, was sie kaufen, was sie tragen, sogar was sie essen sollen, als ob sie selbst keinen Verstand oder Geschmack hätten. Die Interessen solcher Menschen richten sich hauptsächlich auf die eigene Person und auf belanglose, kindische Dinge. Sie denken nur an das Vergnügen und sprechen von nichts anderem. Als ich mich einmal von einer Abendgesellschaft verabschiedete, weil ich meine Meditation bei Sonnenuntergang nicht versäumen wollte, rief mir jemand nach: »Viel Vergnügen!« Nachher entschuldigte er sich für seine Gedankenlosigkeit.

Die Notwendigkeit, junge Menschen zu emotioneller Reife zu erziehen, wirft zwei Probleme auf, die gelöst werden müssen: Wer lehrt die jungen Menschen und wo werden sie unterwiesen? Viele Eltern und Lehrer sind selbst emotionell unreif. Wie wollen sie da jungen Menschen vermitteln können, was ihnen selbst fehlt?

In buddhistischen Ländern, wie zum Beispiel Kambodscha, Thailand oder Burma, kennt man dieses Problem kaum. Jeder Knabe oder junge Mann geht dort, wie es der Brauch will, mindestens zwei Wochen lang in ein Kloster und führt das Leben eines Mönches. Während des Aufenthalts im Kloster werden diese 13- bis 19jährigen in Meditation und Konzentration unterrichtet und angewiesen, sich geistigen Betrachtungen hinzugeben, sachlich zu denken und eine geistige, moralische und seelische Reife zu erstreben. Bei meinen Reisen durch diese Länder erfuhr ich, daß die meisten Mädchen nicht im entferntesten daran denken würden, einen Mann zu heiraten, der nicht vorher Mönch gewesen war und somit seine »Lehrzeit des Lebens« abgelegt hatte.

In Bangkok, wo ich in der ältesten buddhistischen Ausbildungsstätte für bhikkus (das sind buddhistische Mönche) untergebracht war, konnte ich sehen, wie die Mönche, alt und jung, stundenlang meditierten, den täglichen Vorträgen des Abtes lauschten oder eifrig in den Hörsälen studierten. Wenn dann die jungen Männer so weit waren, daß sie das Kloster verlassen durften und nach Hause, in ihre Büros, Geschäfte oder Schulen (Schulkinder gehen oft während der Ferien in ein Kloster) zurückkehrten, nahmen sie einen wesentlich erweiterten Gesichtskreis und ein vertieftes Verständnis für das Leben mit. Für Stress und nervöse Spannung ist kein Platz in einem ausgeglichenen und ruhigen Geist oder in einem leichten und glücklichen Herzen. Das Leben bringt jedem Menschen Freud und Leid – und deshalb kommt es immer darauf an,

welche Haltung ein Mensch den Geschehnissen gegenüber einnimmt.
Wenn man gelernt hat, im Lichte des Ewigen zu wandeln, erscheinen
die Probleme und Sorgen des Alltags weniger bedeutsam und schmerz-
lich.

Der Unterschied zwischen der östlichen und westlichen Betrachtungs-
weise wurde mir einmal mit größter Deutlichkeit in unserem Haus in
Bombay vor Augen geführt. Eines Tages kam es zu einer hitzigen De-
batte über die Vor- und Nachteile, die Indien von der damals von Mahatma Ghandi für sein Land geforderten Loslösung und Unabhängigkeit von den Engländern zu erwarten hätte. Die Meinung unserer indischen und europäischen Gäste ging weit auseinander.

»Indien ist noch nicht reif für die Unabhängigkeit«, war die eindeutige
Auffassung eines ausländischen Diplomaten. »Wenn die Engländer einmal abziehen, wird dieses Land in eine ungeheure Unordnung und Verwirrung und in eine Vielzahl von Schwierigkeiten gestürzt werden!«

»Nur die ersten hundert Jahre lang«, bemerkte darauf ruhig einer unserer indischen Freunde und beendete damit die Diskussion. Und in der
Tat – was hätte man darauf noch sagen können?

KAPITEL 2

Die Kunst der Entspannung

> *Der Geist allein ist die Wurzel der Sklaverei und der Freiheit des Menschen.*
>
> *Mayatrayana – Prahmana – Upanischade*

Entspannung ist nicht, wie viele fälschlich glauben, das bloße Freisein von nervöser Spannung. Es handelt sich hier auch nicht um einen passiven Vorgang. Ganz im Gegenteil: Entspannung erfordert eine bewußte Anstrengung. Um sich zu entspannen, müssen Sie Ihren Körper dazu *bringen,* sich zu lockern, und sich bemühen, die Ruhe des Geistes zu bewahren. Wir müssen uns also um Entspannung *bemühen.* Entspannung ist deshalb keineswegs gleichbedeutend mit Untätigkeit.

Die Vorstellung, die man allgemein vom Entspannen hat, ist überhaupt etwas verzerrt. Eigentlich heißt »sich entspannen« nichts anderes, als von einem Zustand übersteigerter Tätigkeit zu einem Zustand des seelisch-körperlichen Gleichgewichtes zurückzukehren. Jener überreizte Zustand ist im allgemeinen das Ergebnis einer verstärkten Tätigkeit des Organismus, insbesondere der endokrinen Drüsen. Entspannung bedeutet also Beruhigung und Rückkehr zum Normalzustand.

Im vorhergehenden Kapitel war von den verschiedenen Arten der Spannung die Rede. Wenden wir uns nunmehr den verschiedenen Formen der Entspannung zu.

Die verschiedenen Formen der Entspannung

Wir kennen zunächst einmal die rein physische Form der Entspannung, wobei sich der Körper und alle seine Muskeln in Ruhe befinden. Als zweites wäre die geistige Entspannung zu nennen, bei der sich unser Geist von allen Problemen freimacht, indem die Aufmerksamkeit auf irgendeinen anderen, meist angenehmeren Gegenstand gerichtet wird –

eine geistige Tätigkeit, die eine nur sehr geringe Anstrengung erfordert.
Zum Schluß sei noch die neuro-muskuläre Entspannung erwähnt, die
Körper und Geist umfaßt. Diese erscheint dem Europäer als Inbegriff
der Entspannung. Für den Yogi ist aber Entspannung wesentlich mehr.
Im Sinne des Yoga geht völlige Entspannung weit über den Bereich des
Körperlichen und Verstandesmäßigen hinaus und erstreckt sich auch
auf das Gebiet des Seelischen.
Im Zustand völliger Entspannung sind alle Muskeln gänzlich locker.
Sie geben keinerlei Elektrizität ab. Der Geist ist völlig still und ruhig,
so daß sich die seelischen Kräfte kundtun können, ohne irgendwie durch
die Sinne beeinträchtigt zu werden. Wahre Entspannung setzt daher die
Koordinierung aller unserer Fähigkeiten und Kräfte voraus und stellt
sich – am Ziel unserer Anstrengungen – als das Gleichgewicht aller körperlichen, geistigen und seelischen Wesenszüge dar. Die wahre Entspannung ist deshalb allen üblichen Formen überlegen, weil sich diese meistens entweder ausschließlich auf den Geist oder nur auf den Körper
und fast nie auch auf die Seele erstrecken.
Eine rein muskuläre Entladung der angesammelten Spannungen, insbesondere wenn dazu irgendwelche mechanische Vorrichtungen zu Hilfe genommen werden, ist nicht völlig befriedigend, weil sie den Geist
nicht entspannt, von dem ja schließlich alle Befürchtungen, Sorgen und
Spannungen ausgehen. Ein ärgerlicher Anruf, eine unangenehme Begegnung, ein lästiger Brief – und schon sind Sie wieder da, wo Sie an-
gefangen hatten: in einem Zustand der Nervosität und Spannung. Dies
heißt selbstverständlich nicht, daß Sie nicht versuchen sollen, eine physische Spannung abzureagieren, wenn sich Ihnen eine solche Möglichkeit bietet. Ganz im Gegenteil, Sie sollten sich dies zur festen Gewohnheit machen, um somit eine Ansammlung körperlicher Spannung von
vornherein zu verhindern.

Einige einfache Methoden

Man sollte sich daran gewöhnen, Spannungen abzubauen, noch ehe sie
sich auf die Nerven auswirken und dann nurmehr schwer zu beseitigen
sind. Wenn Sie zum Beispiel zu lange in einer bestimmten Körperhaltung gesessen sind, sollten Sie diese verändern, und sei es auch nur für
kurze Zeit, indem Sie aufstehen, sich recken und hin und her gehen oder
indem Sie sich flach ausstrecken. Wenn andererseits Ihre Füße durch zu
langes Stehen ermüdet sind, sollten Sie sich setzen oder, noch besser, auf

einem Teppich – oder einem nicht zu weichen Sofa oder Bett – ausstrekken. Wer andauernd an einem Schreibtisch oder einer Maschine, dazu noch oft nach vorne gebeugt, arbeitet, sollte nie versäumen, sich so häufig wie nur möglich nach hinten zu strecken. Diese Streckübungen sind äußerst nützlich: sie beugen der Entstehung verschiedener Schmerzen vor und verlangsamen den ganzen Alterungsprozeß.

Nehmen wir einmal das Autofahren als typisches Beispiel für eine Tätigkeit, bei der sich Spannungen bilden. Die meiste Zeit umklammern die Hände das Lenkrad, man sitzt nach vorne gekrümmt, und die Nakken- und Armmuskeln sind in dauernder Anspannung. Überdies starren Sie fast unentwegt auf die Straße und überanstrengen so Ihre Augen. Wenn Sie dann endlich am Ziel – beispielsweise morgens an Ihrem Arbeitsplatz – angelangt sind, so haben Sie bereits beträchtliche Spannungen angesammelt, noch ehe überhaupt Ihre Tagesarbeit begonnen hat.

Wenn Sie sich bewußt wären, was dabei mit Ihrem Körper vorgeht, so würden Sie sicher eher etwas dagegen unternehmen. Wenn zum Beispiel ein angespannter Muskel einen grünblauen Fleck auf Ihrem Arm hinterließe, würden Sie dem – und dem ganzen Problem der Entspannung – sicher mehr Aufmerksamkeit schenken. Gerade weil sich aber eine beginnende Spannung so wenig bemerkbar macht und deshalb leicht übersehen wird, ist dieser Zustand so heimtückisch. Dieses Problem verdient unbedingt mehr Beachtung!

Wie können Sie aber eine solche Spannung beim Autofahren bekämpfen? Darf ich Ihnen erzählen, was ich selbst in solchen Fällen zu tun pflege? Vielleicht werden Sie dann meine Ratschläge anwenden und den großen Nutzen der folgenden Übungen, die mir noch immer geholfen haben, auch für sich selbst entdecken.

1. Zwinkern Sie häufig mit den Augen und schließen Sie sie, wenn es – wie zum Beispiel an einer Ampel – völlig gefahrlos ist, für einen Augenblick.

2. Führen Sie in gewissen Abständen die Nackenübungen aus, die auf den Seiten 114–115 beschrieben sind. Lassen Sie zum Beispiel den Kopf mehrere Male völlig locker nach vorne und hinten fallen, bewegen Sie ihn dann von links nach rechts und schütteln Sie ihn. Bei Rotlicht könnten Sie Ihren Kopf sogar kreisen lassen, zuerst im Uhrzeigersinn und dann in entgegengesetzter Richtung.

3. Bewegen Sie Ihre Schultern locker auf und ab, als ob Sie mit den Achseln zucken wollten. Lassen Sie dann auch Ihre Schultern zuerst im Uhrzeigersinn und dann in entgegengesetzter Richtung kreisen (siehe Seite 117–118).

4. Bewegen Sie abwechselnd die Finger der rechten und der linken Hand, als ob Sie Klavier spielten. Schütteln Sie dann die Hände ganz locker, wie wenn Sie Tropfen abschütteln wollten.

5. Wenn Sie aus dem Wagen steigen – insbesondere nach langen Strecken – schütteln Sie in gleicher Weise ganz locker zuerst den linken dann den rechten Fuß.

Wenn ich mehrere Stunden hintereinander fahren muß, so mache ich es mir zur Regel, wenn irgend möglich für kurze Zeit an einem passenden Ort anzuhalten, um einige der auf Seite 115–116 beschriebenen Handflächenübungen auszuführen. Dabei stütze ich die Ellbogen auf das Steuerrad. Bei besonders langen Autofahrten halte ich manchmal am Straßenrand an, suche mir einen passenden Ort und strecke mich unter einem Baum auf einer Schaumgummimatte aus, die ich immer im Kofferraum mit mir führe. Wenn ich mich einige Minuten entspannt und meine Glieder gedehnt und gereckt habe, fühle ich mich völlig erfrischt und voll neuer Kraft. An dieser Gewohnheit halte ich auch fest, wenn – wie dies meistens der Fall ist – jemand anderer den Wagen steuert, und zwar nicht nur, um mich selbst zu entspannen, sondern auch, um meinem Fahrer Gelegenheit dazu zu geben.

All dies sind sehr einfache Mittel, und doch sind sie äußerst wirksam. Die einzige Schwierigkeit besteht darin, daß man nicht übersehen darf, sie rechtzeitig anzuwenden. Die meisten Anfänger vergessen leider oft, ihre Entspannungsübungen auszuführen, wenn sie diese nicht ebenso fest in ihren Tageslauf einbauen wie das Baden, Rasieren oder Zähneputzen.

Eine meiner Bekannten löste dieses Problem für ihren äußerst reizbaren Gatten, indem sie im ganzen Haus kleine Zettel verteilte, die ihn daran erinnerten, langsam zu essen, seine Augen zu schließen, wenn er Musik hörte, sich in regelmäßigen Abständen in seinem Arbeitszimmer zu entspannen und sich am Telefon nicht aufzuregen. Mit dieser einfachen Methode erzielte sie die gewünschte Wirkung: Ihr Gatte lernte schließlich, sich so zu entspannen, daß er sogar viele seiner eingefleischten

schlechten Gewohnheiten ablegte – beispielsweise sein Essen hinunter-
zuschlingen oder seine Mitmenschen beim geringfügigsten Anlaß anzu-
fahren.

Sie könnten es vielleicht auf diese Art ebenfalls versuchen. Schreiben Sie
einen kleinen Zettel, der Sie ermahnt, sich zu *entspannen,* und bringen
Sie ihn am Armaturenbrett oder am Steuer Ihres Wagens an. Legen Sie
einen solchen Mahnzettel auch auf Ihren Schreibtisch oder auf die Ar-
beitsfläche in der Küche. Schon nach wenigen Tagen werden Sie von
selbst daran denken, daß Sie bei angestrengter Tätigkeit in regelmäßigen Abständen die aufgestauten Spannungen abbauen müssen. Dies
wird Ihnen bald zur Gewohnheit – erfreulicherweise zu einer guten
Gewohnheit – werden.

Dieselben Entspannungsübungen können mit großem Erfolg bei allen
Tätigkeiten angewendet werden, die leicht zu Muskelanspannungen
führen, insbesondere bei sitzender Tätigkeit. Ob Sie nun in einem Büro
arbeiten oder Instrumente herstellen, ob Sie Schneiderin oder Zeichner,
Musiker, Künstler, Architekt, Ingenieur oder Pilot sind – dieselben einfachen Techniken werden Ihrem angespannten und ermüdeten Körper
helfen. Am Ende des Arbeitstages sollten alle, die ihren Beruf im Sitzen ausüben, einige der Übungen durchführen, die die Rückenmuskulatur entspannen. Insbesondere sind hier zu empfehlen: die Übung 27
(Seiten 151–152); die Stellung der Kobra (Seiten 175–176); Übung 29
(Seiten 154–155); Übung 30 (Seiten 155–156); die Verneigung (Seiten
182–184); die Streck-Stellung (Seiten 177–178); die Übung 24 (Seiten
147–148) und die Begrüßung der Sonne (Seiten 167–175).

Alle, deren Tätigkeit langes Stehen erfordert, sollten es sich zur Gewohnheit machen, sich bei jeder Gelegenheit hinzusetzen und die Füße
hochzulagern. Dies betrifft besonders Verkäufer, Köche, Kellner und
Bedienungen, Polizisten, Postboten, Lehrer, Tänzer, Chirurgen, Kran-
kenschwestern – alle jene also, die den größten Teil des Tages stehen
müssen, sei dies nun in einer Fabrik, im Büro, im Geschäft, auf dem
Acker oder zu Hause. Hier wäre – eigentlich an erster Stelle – auch die
Hausfrau zu nennen, die meistens Köchin, Hausgehilfin, Schneiderin,
Wäscherin und oft auch noch Chauffeuse in einem ist und für die alle
Entspannungsübungen, die es überhaupt gibt, dringend nötig wären.

Wer viele Stunden ununterbrochen stehen muß, sollte die Umgekehrte
Stellung einnehmen (Seiten 178–179) oder, noch besser, den Kopfstand
machen (Seiten 188–198). Beide Übungen sind nützlich für ermüdete

Füße. Selbst wenn man sich nur auf den Rücken legt und die erhobenen Füße gegen die Wand stützt, werden die Stauungen in den unteren Gliedmaßen verringert. Wenn Sie keine der oben beschriebenen Übungen an Ihrer Arbeitsstätte ausführen können, sollten Sie sie bei der ersten Gelegenheit daheim oder wo immer sonst nachholen. »Ein steter Wechsel von Ruhe und Tätigkeit«, schreibt John X. Loughron in seinem Buch »Ein gesünderes Herz in 90 Tagen«,* »führt zu vermehrter Leistung bei gleichzeitig stark verringerten Ermüdungserscheinungen!«

Wenn Sie lange stehen müssen, können Sie eine Übermüdung übrigens auch dadurch vermeiden, daß Sie sich daran gewöhnen, Ihr ganzes Gewicht auf einen Fuß zu stützen und somit den anderen zu entlasten. Wird dann dieser Fuß müde, verlagern Sie einfach Ihr Gewicht auf den anderen Fuß. Diese regelmäßige Gewichtsverlagerung und das Hochlegen der Beine werden verhindern, daß Sie am Abend Schmerzen haben oder schwere und angeschwollene Beine bekommen.

Alle diese Ratschläge werden Ihnen bestimmt von großem Nutzen sein, insbesondere wenn Sie die hier genannten Übungen mit Yoga-Stellungen verbinden. Sollten Sie bereits regelmäßig irgendwelche anderen Übungen machen, sich massieren lassen, Kräuter- oder Dampfbäder nehmen, so tun Sie dies auch weiterhin – ergänzen Sie aber diese Maßnahmen mit einigen Yoga-Stellungen, mit rhythmischem Atmen und Entspannungsübungen. Vergessen Sie vor allem keinesfalls, in regelmäßigen Abständen die angestauten Spannungen abzureagieren, um dadurch jede Beeinträchtigung Ihres Wohlbefindens zu vermeiden.

Entspannung gegen Muße

Weit wichtiger als die Entspannung des Körpers ist jedoch die Entspannung des Geistes; diese aber ist viel schwieriger zu erzielen. Jahrhundertelang haben sich die Menschen auf jede erdenkliche Art bemüht, geistigen Frieden zu finden – doch ihre Bemühungen waren bis heute meistens vergeblich. Kaum ein Mensch kann seinen Geist entspannen. Dies ist vielleicht am ehesten noch einigen wenigen orientalischen Weisen gelungen.

In der westlichen Hemisphäre sucht man im allgemeinen Entspannung durch Zerstreuung. Man wendet die Aufmerksamkeit von einem Gegenstand ab und richtet sie auf fröhlichere und angenehmere Dinge –

---

* John X. Loughron: *»90 Days to a Better Heart«.*

in der Hoffnung, durch diese Unterbrechung der geistigen Anspannung geistige Entspannung zu finden. Sie können die Wahrheit dieser Feststellung ganz leicht selbst überprüfen, indem Sie Ihre Freunde fragen, was sie tun, wenn sie das Bedürfnis nach Entspannung empfinden. Es ist äußerst unwahrscheinlich, daß Ihnen irgend jemand antworten wird, er lege sich in einem solchen Fall hin und »lasse sich gehen«.

Der eine wird Ihnen sagen, daß er eine Zigarette rauche oder einen Schluck Alkohol trinke; ein anderer setzt sich vor den Fernsehapparat oder schaut sich Witzzeichnungen an, löst Kreuzworträtsel oder spielt Karten. Andere widmen sich dem Sport und wieder andere einer künstlerischen Tätigkeit; viele gehen zum Tanzen, zum Kegeln oder besuchen irgendwelche Rennveranstaltungen. Eine weitere Gruppe hört Musik, geht ins Kino, sieht bei einem Fußballspiel zu oder widmet sich irgendeinem anderen Hobby. Einer meiner Studienkollegen pflegte mit drei Bällen zu jonglieren, wenn er während seiner Examensvorbereitungen einmal eine Pause machte. Dies schien ihn genug von seinen Büchern abzulenken, so daß er sich ihnen nachher wieder mit neuer Kraft widmen konnte. Ein anderer meiner Bekannten, Schriftsteller von Beruf, spitzt in regelmäßigen Abständen seine Bleistifte – er besitzt übrigens einen ganzen Wald davon –, um seine Arbeit hin und wieder zu unterbrechen. Ein äußerst beanspruchter Geschäftsmann, der ein Weltunternehmen leitet, entspannt sich, wenn – wie er sagt – sein »Kopf anfängt, sich zu drehen«, indem er einige Sonnenblumenkerne, die er immer in seiner Schreibtischschublade aufbewahrt, schält und kaut.

Ein bekannter Schauspieler und Regisseur, den ich als junges Mädchen glühend verehrte, pflegte, wenn er sich gerade nervös oder gereizt fühlte, mit dem Nächstbesten einen Streit vom Zaun zu brechen. Wenn niemand in der Nähe war, rannte er tatsächlich ein paarmal mit dem Kopf gegen die Wand und verfluchte dabei irgendeinen unsichtbaren Feind. Nachdem er auf diese Weise seinen Gefühlen Luft gemacht hatte, ging es ihm wieder blendend. Er sagte mir einmal in vollem Ernst, daß die meisten Männer nur heiraten, um jemanden zu haben, an dem sie ihre Gefühle auslassen und dem sie die Schuld für ihre eigenen Schwächen und Mißerfolge in die Schuhe schieben können. Manchmal frage ich mich, ob dies der Grund ist, warum leicht aufbrausende Menschen – solche also, die auf diese Weise ihre Gefühle abreagieren können – nur selten Magengeschwüre bekommen (allerdings leiden an ihrer Stelle wahrscheinlich die meisten Menschen ihrer Umgebung daran).

Ein Zug an der Zigarette, ein Schluck eines alkoholischen oder auch al-
koholfreien Getränks, ein Bonbon oder ein Streifen Kaugummi – dies
sind die häufigsten und am verbreitesten Mittel, eine geistige Pause einzulegen. Es stimmt zwar, daß diese Art von Zerstreuung oberflächlich
wahrgenommene Spannungen etwas vermindern kann, aber es handelt
sich dabei um bloße Ablenkung und nicht etwa um echte Entspannung.
Darüber hinaus wird der Betreffende um so mehr trinken, rauchen oder
Kaugummi kauen, je gehetzter er ist – so lange, bis gerade dieser Versuch, Entspannung zu finden, zu immer größeren Spannungen führt.

Wirkungsvoller als irgendeines der obengenannten Mittel ist die Methode, die ich immer empfehle. Legen Sie sich auf den Boden, als ob Sie
leblos wären, denken Sie an gar nichts und verweilen Sie so einige Minuten lang. Noch besser ist der Kopfstand – vorausgesetzt natürlich,
daß Sie diese Stellung bereits kennen und sie ohne Schwierigkeiten einnehmen können. Diese Körperhaltung zu erlernen ist bei weitem nicht
so schwierig, wie viele Leute denken. Sie müssen nur Geduld haben, die
Anleitungen genau befolgen und ohne Hast oder nervöse Spannung an
die Ausführung gehen.

In diesem Zusammenhang möchte ich Ihnen die Geschichte eines jungen
Mannes erzählen, der mich nach meinem Eröffnungsvortrag in Mexico
City aufsuchte. Er war äußerst begierig, die Yoga-Atemübungen und
-Stellungen zu erlernen, und bedauerte zutiefst, daß er den Kopfstand
nie würde ausführen können, weil er bei einem Unfall einen Arm verloren hatte. Ich versprach, ihm zu zeigen, wie er diese Übung trotzdem
ausführen könne. Mit der Unterstützung von Flugkapitän Saenz de
Sicilia von der Mexicana de Aviaciòn, der bei meinen Yoga-Vorträgen
die verschiedenen Stellungen vorführte, löste ich noch am folgenden
Abend mein Versprechen ein. Sie können sich vorstellen, wie sich dieser
junge Mann freute, als es ihm in einer Zimmerecke tatsächlich gelang,
auf dem Kopf zu stehen!

Wenn ein so stark Körperbehinderter den Kopfstand fertigbringt –
warum sollten Sie das nicht ebenso können? Versuchen Sie es zuerst in
einer Ecke, so daß Ihr Körper auf beiden Seiten von den Wänden gestützt wird.

Warum ist diese Stellung so entspannend, daß sie wie ein Kräftigungs-
mittel wirkt? Das kommt davon, daß in dieser Stellung der Strom der
Nervenenergien gezwungen wird, in der umgekehrten Richtung zu flie-

ßen, und der gefäßverengende Zug der Schwerkraft vermindert wird, so daß sich der ganze Körper leichter entspannen kann. Gerade mit dem Kopfstand unterbreche ich auch oft meine Arbeit, wenn ich an einem Buch schreibe. Oder ich begegne der Anspannung stundenlangen Sitzens in ein und derselben Stellung, indem ich mich flach auf dem Boden ausstrecke. Nachher mache ich mich erfrischt und entspannt von neuem an meine Arbeit.

Ich habe diese Entspannungsübungen schon an den unwahrscheinlichsten Orten ausgeführt – bei Nachtflügen, wenn die Lichter aus waren, während langweiliger Konferenzen, bei denen ich mich einige Minuten fortstahl, ja sogar in einem Funkhaus in Washington: Ich war damals gerade von Mark Evans, einem der beliebtesten Radio- und Fernsehreporter der Stadt, über eine von mir angekündigte Vortragsreihe interviewt worden. Mr. Evans interessierte sich sehr für meine Idee, in den Vereinigten Staaten regelmäßige kurze Entspannungspausen einzuführen, und zwar nicht nur zu Hause, sondern auch in Fabriken, Büros, Geschäften und öffentlichen Gebäuden. Zu diesem Zweck hatten wir sogar eine besondere Entspannungs-Schallplatte gemacht.*

Mr. Evans beschloß, diese Platte für seine Zuhörer zu spielen. Er forderte diese zunächst auf, sich hinzulegen, so daß sie die Anweisungen befolgen konnten. Er versprach, daß er und alle im Studio Anwesenden, darunter auch ich, dasselbe tun würden. So fand ich mich auf einmal völlig unerwartet neben allen anderen auf dem Boden und entspannte mich beim Ton meiner eigenen Stimme. »Das kann auch nur in Amerika passieren«, dachte ich bei mir, als ich wieder aufstand und mich für das äußerst ungewöhnliche Interview bedankte.

Was nun folgte, war noch überraschender. Mr. Evans faßte den Entschluß, meine Schallplatte während meines zweiwöchigen Aufenthalts in der Stadt täglich in seinen beiden Programmen zu senden. Am nächsten Abend rief er mich an und erzählte mir, daß ein aufgeregter Vater im Funkhaus angerufen habe, um Genaueres über die Sendung zu erfahren, die seinen kleinen Sohn sofort in Schlaf versetzt hatte. Noch nie zuvor hatte sich der Kleine dazu überreden lassen, während des Tages ein Nickerchen zu machen. »Aber mit Ihrer Schallplatte ging es«, erzählte mir Mr. Evans. »Wir spielten Sie am Ende des Nachmittagsprogramms. Der kleine Junge befolgte brav Ihre Anweisungen und

---

* Diese Platte enthält Anleitungen der Verfasserin zur Entspannung.

schlief mitten auf dem Wohnzimmerteppich fest ein. Ich habe mir gedacht, dies werde Sie interessieren!«

Natürlich war ich hocherfreut und dankbar, daß er sich trotz seiner
großen Arbeitslast die Zeit genommen hatte, mir dies mitzuteilen.

Der Fall des kleinen Jungen in Washington ist jedoch keineswegs ein-
malig. Viele Leute hatten mir mündlich oder brieflich von ähnlichen
Erfahrungen berichtet. Vor einigen Tagen besuchte mich eine Freundin,
um mir bei der Niederschrift dieses Buches zu helfen. Nachdem wir beide bis zur völligen Erschöpfung gearbeitet hatten, ging sie ins Wohn-
zimmer und legte meine Platte auf. Mit ernster Miene forderte sie mich
dann auf, meine eigenen Anweisungen zu befolgen. Wir schliefen beide
auf dem Teppich ein, und wenige Minuten später machten wir uns mit
erneuter Kraft an die Arbeit.

Einigen Menschen fällt es schwer, sich zu entspannen – andere tun dies
ganz natürlich und spontan. Bob Hope, der bekannte Filmschauspieler,
besitzt zum Beispiel diese glückliche Gabe. Er bringt es fertig, nahezu
sofort einzuschlafen, und zwar überall und zu jeder Zeit. Bei Filmauf-
nahmen begibt er sich in irgendeine Ecke und schläft, ohne sich von dem
hellen Licht oder dem Geräusch der Kameras, der Stimmen und der
Musik stören zu lassen, fünf oder sechs Minuten lang. Dann steht er,
völlig erfrischt und ausgeruht, wieder auf. Trotz der Vielzahl seiner
weltweiten Verpflichtungen bewältigt Bob Hope eine ungeheure Menge
an Arbeit, weil er es sich zur Gewohnheit gemacht hat, häufige und regelmäßige Entspannungspausen einzulegen, gleichgültig wo er sich gerade befindet.

Auch Napoleon soll die Gabe, sich zu entspannen, besessen haben; angeblich konnte er sogar zu Pferd ein Nickerchen machen. In diesem Zusammenhang ist auch ein bekannter Pariser Maler zu erwähnen, der
seine Schüler vor Beginn seines Unterrichts regelmäßig eine Reihe von
schaukelnden, streckenden und anderen muskellockernden Bewegungen
ausführen und sie dann einige Minuten lang am Boden ausgestreckt
hinlegen läßt. Erst dann gestattet er ihnen, an ihre Staffeleien zu gehen.
Der Schüler, von dem ich dies erfuhr, erklärte mir, sein Lehrer habe
ihnen abgeraten, ja unmöglich gemacht, daß sie sich mit ihren Spannungen und Sorgen und im gehetzten Tempo der Straße an ihre Arbeit
machten. Viele hielten diese Idee für verrückt, seine Schüler aber be-
zeichneten sie einstimmig als wundervoll.

Nach meiner festen Überzeugung würde sich unser körperliches, geistiges und emotionelles Befinden wesentlich bessern, wenn wir unseren Alltag mit regelmäßigen Entspannungspausen unterbrächen. Wir würden bald feststellen, wie sehr unsere Arbeitsleistung dadurch zunimmt und wie viel leichter und schneller wir unsere Ziele erreichen.

Bäder und Duftstoffe

Obwohl viele von uns ein Bad nur als ein Mittel zum Zweck der Reinigung betrachten und eine Dusche, die man schnell zwischen Aufstehen und Ankleiden einschiebt, für diesen Zweck genauso geeignet erscheinen könnte, ist es doch nur das Bad, das schon seit Tausenden von Jahren als Ritual der Entspannung gepflegt wird. Die Griechen, Römer und Türken schwelgten in Bädern, die einen Höhepunkt des Sinnengenusses darstellten. Die Russen haben ihr *Bania*, die Finnen ihre *Sauna*, und in vielen Teilen der Welt gibt es Schlammbäder, Thermal- und Mineralbäder.

Überaus angenehm ist das japanische Bad. Man sitzt dort, bis zum Hals mit Wasser bedeckt, bequem in einer faßartigen Wanne, ohne daß der Oberkörper abkühlt und eine unbequeme, halb sitzende und halb liegende Stellung eingenommen werden muß. Ich habe mir oft gewünscht, es möchte doch irgendein unternehmender Mensch die japanische Wanne in den amerikanischen Badezimmern einführen. Aber es ist kein Wunder, daß nahezu alle Amerikaner die Dusche vorziehen.

»Ich möchte nur wissen, wer diese Marterinstrumente erfunden hat!« beklagte sich einmal ein fast zwei Meter großer Tennisspieler meiner Bekanntschaft über die moderne Badewanne. »Wie soll sich denn unsereiner in einem Bad wohlfühlen, wenn man entweder am Rücken oder an den Knien friert?!«

Dabei fällt mir auf, daß sich unsere Badewanne im Laufe der Zeit gar nicht oder nur wenig verändert hat. Es kam zwar die eine oder andere Luxusausstattung oder Farbe hinzu, aber diese Veränderungen sind leider nur für das Auge angenehm und dienen kaum der größeren Bequemlichkeit des Badenden. Ich habe bis jetzt nur drei Orte kennengelernt, wo ein Bad wirklich ein entspannendes und angenehmes Erlebnis ist. Die Wannen sind dort groß und haben eingebaute Sitze, so daß man tief im Wasser sitzen und sich entspannen kann. Zufälligerweise sind alle drei in Mexico. Das eine Bad befindet sich in dem schönen Ixtapan de la Salle. Das andere ist mein geliebtes Balneario Tzindejeh, wo ich

gerne in dem mosaikgeschmückten Badezimmer sitze und meditiere,
das Tlaloc, dem Gott der Elemente, geweiht ist. Das dritte befindet sich
in unserem Yoga-Zentrum in Tecate, wo ein geräumiges römisches Bad
eingerichtet wurde.

In Malabar, jener südwestlichen indischen Provinz, die berühmt für
ihre speziellen Ölbehandlungen ist, erwartet den Reisenden eine weitere, ungemein entspannende und angenehme Art des Badens – das Ölbad. Man liegt dabei auf einem niedrigen, bequemen, ausgehöhlten
Holztisch, während verschiedene reine Blumen- und Kräuteröle über
den Körper gegossen und so lange einmassiert werden, bis man völlig
davon durchtränkt ist wie eine Ölsardine auf dem Teller. Als ich diese
Art des Bades ausprobierte, machten sich gleichzeitig sechs Frauen an
mir zu schaffen: eine massierte die Öle in meine Kopfhaut und in mein
Gesicht, eine zweite behandelte den Körper, und die anderen beschäftigten sich mit meinen Armen und Beinen. Darauf folgte ein heißes Bad
und dann ein kurzer Schlaf – obwohl es mitten am Morgen war, hätte
ich meine Augen nicht eine Minute länger offenhalten können. Nachher
fühlte ich mich so leicht, daß ich auf Wolken zu schweben glaubte.

Viele Leute aus ganz Indien und sogar aus dem Ausland kommen insbesondere während der Regenzeit nach Malabar, um dort diese Bäder
und Massagen zu genießen. Aus den alten Heiligen Schriften der Veda
wissen wir, daß die aus verschiedenen Blumen und Pflanzen gewonne-
nen reinen Öle und die Dämpfe dieser Öle eine große Heilkraft besitzen und einen normalisierenden Einfluß auf unsere endokrinen Drüsen
ausüben. Die Dämpfe des Zitronengrasöls zum Beispiel sollen auf die
Schilddrüse wirken, Sandelholz- und Patschuliöle wirken auf die Hypophyse usw.

Die meisten von uns können es sich nicht leisten, der Entspannung wegen nach Indien zu reisen; sicher aber wäre es nicht schwierig, diese Öl-
und Dampfbehandlung bei uns einzuführen und zu verbreiten, wenn
nur mehr Leute davon Kenntnis hätten. Es ist wirklich bedauerlich,
daß sie der westlichen Welt praktisch unbekannt sind. Natürlich besitzen nicht nur Öle diese anregende Wirkung auf Drüsen und Organe.
Man glaubt, daß auch Duftstoffe lebender, das heißt nicht abgeschnit-
tener Blumen verschiedene Wirkungen auf unseren Organismus haben
– ihn beruhigen, stärken oder anregen. Der Duft roter Rosen, so sagt
man zum Beispiel, soll physische Stärke und Kraft verleihen; er sollte
deshalb von Kranken, Genesenden und überhaupt von allen jenen in-

haliert werden, deren Kräfte geschwächt sind. Diese Anschauung liegt auch dem indischen Brauch zugrunde, das Brautgemach mit Girlanden von roten Rosen zu schmücken. Von gelben Rosen andererseits nimmt man an, daß sie unsere seelischen Kräfte beeinflussen und den Menschen heiter und friedvoll stimmen.

Noch heute wird ein geehrter Gast in Indien mit einer Girlande duftender Blumen begrüßt und mit Rosenwasser besprengt. Dieser Brauch wird darüber hinaus bei allen festlichen Gelegenheiten geübt, bei Hochzeiten, Geburtstagen und Jahresfeiern, bei Ankunft und Abschied. Selbst ein Redner, der einen Vortrag hält oder auf einer politischen Versammlung spricht, wird als Zeichen der Anerkennung und des Dankes mit Blumen geschmückt.

Der ursprüngliche Sinn dieses Brauches war wohl, dem Betreffenden Gesundheit, Kraft und inneren Frieden zu schenken. Der therapeutische Wert gewisser Blumen ist wahrscheinlich auch der Grund, warum wir einem Kranken Blumen schicken. Rote Rosen sind übrigens nicht die einzigen Blumen, denen eine kraftspendende Wirkung zugeschrieben wird. Angeblich wirken sich auch Nelken, insbesondere weiße Nelken, günstig auf das körperliche und geistige Wohlbefinden aus.

Falls Sie den Duft einer Blume aus Gesundheitsgründen inhalieren wollen, so sollten Sie dabei in kurzen Atemzügen durch die Nase einatmen und durch den weitgeöffneten Mund wieder ausatmen (siehe Übung 14 Seite 138).

Der Schlaf

Die Inder und Japaner haben nicht nur eine ideale Form des Badens entwickelt, sondern pflegen darüber hinaus noch eine zweite sehr gesunde Sitte – nämlich auf dem Boden zu schlafen. Sie liegen nur auf einer dünnen Baumwollmatratze, die am Morgen zusammengerollt und weggeräumt wird. Ich benutze statt dessen eine 6 cm dicke Schaumgummimatte. Dies kann ich auch Ihnen bestens empfehlen!

Ein in Indien sehr beliebtes Mittel zur Entspannung ist eine große Schaukel, die in nahezu jedem Haus zu finden ist. Es handelt sich dabei nicht um eine Hängematte, sondern um eine richtige flache Holzschaukel, auf der man sich bequem ausstrecken kann, um ein kleines Nickerchen zu machen. Allen Eltern ist bekannt, welch beruhigende und einschläfernde Wirkung das Schaukeln auf kleine Kinder hat – wenn man

sie hin und her wiegt, hören sie meistens sofort zu schreien auf und
schlafen ein. Es ist mir völlig unbegreiflich, warum das Schaukeln bei
Erwachsenen – eine Ausnahme machte der verstorbene Präsident Ken-
nedy – so wenig verbreitet ist. Sehr wahrscheinlich verzichten die meisten Leute auf diese so ungemein entspannende Bewegung, weil sie
fürchten, es könnte als kindisch betrachtet werden. Schlagen Sie sich
solche Gedanken aus dem Kopf! Versuchen Sie es doch einmal, sich auf
einer Schaukel auszuruhen: Sie werden feststellen, daß Sie in kurzer
Zeit Ruhe und Entspannung finden.

Der Schlaf ist das wundervolle Mittel der Natur, sowohl dem Körper
als auch dem Geist völlige Ruhe zu schenken. Wenn des Tages Arbeit
und Vergnügen vorüber sind, ziehen sich die meisten Lebewesen in ihre
Schlupfwinkel zurück und finden dort ungestört Ruhe und Entspannung. Nur der Mensch bildet hier eine Ausnahme. Da wir die Nacht
zum Tag gemacht haben, ist unser Schlaf nicht mehr so tief und friedvoll, wie er sein sollte. Auch unsere Umwelt, der Lärm und die Lichter
der Großstadt beeinträchtigen Stille und Dunkelheit, die für einen ech-
ten, erholsamen Schlaf notwendig wären.

Wir können aber nicht alle Schuld auf die störenden Umwelteinflüsse
abwälzen. Wir tun auch das unsrige dazu, um die Lage noch zu verschlimmern. Zur Schlafenszeit lesen wir aufregende Bücher oder schau-
en Filme an, die uns Schauer und Entsetzen über den Rücken jagen. Um
das Maß vollzumachen, nehmen wir anschließend noch einen schwer
verdaulichen Imbiß ein, anstatt uns höchstens mit etwas Obst oder
einem warmen Getränk zu begnügen. Auch im Bett zu lesen ist keine
besonders gute Gewohnheit, da man dabei meistens eine ungesunde
Stellung einnimmt, die jede Entspannung verhindert. Gleichzeitig wird
dadurch die Blutzirkulation gehemmt und ebenso der freie Strom der
vitalen Energie, die im Rückenmark zirkuliert.

Wenn Sie spät am Abend unbedingt noch lesen müssen, so setzen Sie
sich dazu in einen bequemen Stuhl – das Bett ist zum *Schlafen* da! Und
seien Sie zu später Stunde auch sorgfältig in der Wahl Ihres Lesestoffs.
Greifen Sie zu Büchern, deren Inhalt eine beruhigende Wirkung ausübt. Jede aufreizende oder gefühlsbelastende Lektüre sollte vermieden
werden, da sie leicht dazu führen kann, daß Sie sich die ganze Nacht
schlaflos hin und her wälzen.

Viele Menschen nehmen sogar ihre Arbeit noch mit hinüber in den
Schlaf. Die Frau eines genialen und temperamentvollen Dirigenten,

mit der ich eng befreundet war, beklagte sich mir gegenüber einmal, ihr Mann dirigiere auch noch im Traum weiter. Manchmal gestikuliere und stieße er so stark um sich, daß er sie dabei aus dem Bett werfe!

Es gibt aber auch Menschen, die sich an ihre Schlafstörungen bereits so gewöhnt haben, daß sie geraume Zeit benötigen, um wieder zu normalen Schlafgewohnheiten zurückzufinden. Hier fällt mir ein berühmter Regisseur ein, ein überaus sensibler und nervöser Mensch, der uns einmal in unserem Haus besuchte, das mitten in den Bergen steht, eingebettet in die Ruhe der Natur. Als ich ihn am Morgen nach seiner Ankunft fragte: »Haben Sie gut geschlafen?«, antwortete er: »Leider nein. Ich konnte lange nicht einschlafen, weil alles so still war.«

Ich verbarg mein Erstaunen hinter einem Lächeln. Offensichtlich war die Ruhe von Tecate zuviel für seine überreizten Nerven. Er hatte sich so sehr an den Lärm gewöhnt, der ihn in den Filmstudios und in seinem New Yorker Hotel umgab, daß er ihn hier vermißte.

Nur zu oft nimmt man all seine Sorgen, Probleme, Schwierigkeiten und Spannungen mit ins Bett, anstatt sie vorher abzuschütteln. Jedermann sollte es sich zur Gewohnheit machen, sich nicht nur körperlich, sondern auch geistig und seelisch auf die »Reise ins Traumland« vorzubereiten. Wie wir vor dem Zubettgehen einen Schlafanzug oder ein Nachthemd anziehen, uns waschen und brav die Zähne putzen, genauso sollten wir uns auch die Zeit nehmen, uns zu entspannen. Doch wieviele von uns tun das? Wohl nur sehr wenige. Wenn Sie auf meinen Rat hören wollen, so rufen Sie sich am Abend alles ins Gedächtnis zurück, was Sie während des Tages getan und gedacht haben. Am besten ist es, wenn Sie diese »Bilanz« schriftlich machen. Widmen Sie sich anschließend zumindest ein paar Minuten der Betrachtung (oder dem Gebet), ehe Sie »über die Schwelle schreiten« – in den Schlaf, der Ihren Körper erquickt und mit neuer Energie auflädt. Versuchen Sie es doch einmal!

KAPITEL 3

Die Wissenschaft des Atmens

Im Yoga wird Entspannung als eine Kunst und Atmen als eine Wissenschaft gelehrt.

Wir bringen das Atmen selten in Zusammenhang mit Entspannung, und doch spielt es hier eine sehr wichtige, ja vielleicht sogar entscheidende Rolle. Alle Denkvorgänge werden durch das Tempo der Atmung beeinflußt. Wenn wir einmal gelernt haben, unseren Atem zu beherrschen, können wir auch die geistigen Prozesse steuern. Verringern wir also die Geschwindigkeit unserer Atmung, so wird auch unser Geist ruhiger und ausgeglichener. Die Entspannung stellt sich dann ganz einfach und natürlich ein. Zum besseren Verständnis der zwischen Atmung und Entspannung bestehenden Wechselwirkung wollen wir uns mit einigen Grundtatsachen der Atmung im allgemeinen und der rhythmischen Tiefatmung im besonderen beschäftigen.

Die Psychologie der Atmung

Die Atmung ist die wichtigste aller unserer Körperfunktionen, denn ohne zu atmen würden wir in wenigen Minuten sterben. Unser Leben ist untrennbar mit dem Akt des Atmens verbunden; wir atmen, solange wir leben. Wie eine Kette aus zahlreichen Gliedern besteht, so setzt sich unser Leben aus einer endlosen Reihe von Atemzügen zusammen. Wenn ein einziges Glied zerbricht, so ist die Kette zerstört. Und setzt der Atem aus, so ist das Leben zu Ende.

Wollen wir deshalb voll leben, müssen wir auch voll atmen. Eine flache und kurze Atmung ist weder der körperlichen Gesundheit noch der Schärfe des Verstandes oder der Heiterkeit der Seele förderlich; sie verursacht ganz im Gegenteil Niedergeschlagenheit, Unlust und chronische Ermüdung.

Wir wissen, daß der Sauerstoff alle unsere Drüsen und Organe belebt und gesund erhält. Besonders Herz und Gehirn benötigen eine große Menge Sauerstoff, um richtig zu funktionieren. In seinem Buch »Ein gesundes Herz in 90 Tagen« sagt John Loughron: »Viele überanstrengte Geschäftsleute sind nur deshalb nervös und gereizt, weil ihr Gehirn nicht mit hinreichend sauerstoffreichem Blut versorgt wird.«

Auch der Verdauungsprozeß wird durch den Sauerstoff, der dem Körper durch Tiefatmung zugeführt wird, unmittelbar beeinflußt.

Nur die wenigsten Menschen wissen, daß ein Zusammenhang zwischen Atmung und nervöser Spannung besteht, daß nämlich nervöse Spannungszustände die äußere Reaktion auf eine gewisse geistige Einstellung darstellen, die sich durch das zentrale Nervensystem kundtut. Wird unser Geist laufend überanstrengt, so führt dies zu einem Zustand furchtsamer Erwartung. Diese Haltung wird zur Angst, die ihrerseits eine nervöse Spannung auslöst. Um dieser nervösen Spannung entgegenzuwirken, müssen wir unseren Geist so schulen und trainieren, daß er jeder Belastung gewachsen ist. Dieses Ziel erreichen wir am besten, indem wir unsere Atmung völlig beherrschen lernen. Denn der Geist regiert die Sinne, und die Atmung regiert – oder beeinflußt zumindest – den Geist.

Wir alle wollen wissen, wie wir mit unseren Spannungen, Sorgen und Ängsten fertigwerden können; wie wir unsere Gesundheit erhalten und den Körper vor frühzeitigem Altern schützen können; wie wir unsere Fähigkeiten vermehren und eine Reihe in uns schlummernder Talente wecken können; wie wir Scharfsinn und ein gutes Gedächtnis erwerben können; wie wir uns mit dem Rhythmus des Universums und der kosmischen Kräfte in Einklang bringen können. Nur sehr wenige Menschen wissen, daß all diese Wünsche mittels der Beherrschung des Atems verwirklicht werden können. Würden alle dieses einfache Geheimnis kennen, bräuchte ich dieses Buch nicht zu schreiben. Die ganze Welt würde dann längst die nötigen Übungen ausführen.

Glücklicherweise können wir uns mühsame Untersuchungen über das Problem, wie sich verschiedene Atemübungen auf den Organismus auswirken, ersparen, denn diese Frage wurde schon vor vielen hundert Jahren von den indischen Yogis beantwortet. Wir brauchen nur mehr ihre Methoden und die Ergebnisse ihrer sorgfältigen Forschungen zu studieren und für uns zu nutzen. Die vielgerühmten außergewöhnlichen Kräfte, die gewisse Yogis besitzen, sind nur auf ihre Beherrschung der Atmung zurückzuführen. Sie alle, die diese Kunst beherrschen, sind der lebendige Beweis für die ungeheure Wirksamkeit der in uns schlummernden Kräfte, sobald diese einmal freigesetzt und in die richtigen Bahnen gelenkt werden.

Unser Körper ist ein großartig entworfener, lebendiger und atmender Organismus. Doch was steuern wir selbst dazu bei, um seine Möglichkeiten voll auszubilden und auszuschöpfen? Wir begnügen uns mit einer Art völlig flacher *Unteratmung,* die uns kaum gesund erhalten, geschweige denn unsere inneren Anlagen ausbilden kann. Die Beherrschung der richtigen Atemtechnik ermöglicht uns, so starke Kräfte in uns zu entwickeln, daß deren geringste genügen, uns vor jeder Erkältung zu schützen, und deren größte uns Herrschaft über unseren Willen verleihen.

Ehe wir jedoch daran denken können, die verschiedenen in uns schlummernden Kräfte zu erwecken, müssen wir zuerst einmal lernen, richtig zu atmen, um so unseren Körper hinreichend mit Sauerstoff zu versorgen. Wir müssen ganz von vorne beginnen, genau wie ein Gärtner, der im Frühling zuerst einmal den Boden vorbereiten und die ersten zarten Triebe hegen und pflegen muß, wenn er im Sommer schöne Blumen haben will.

Der menschliche Organismus benötigt eine beträchtliche Menge von Baumaterial, um den täglichen Kräfteverschleiß auszugleichen. Diese Wiederaufbauarbeit unseres Körpers wird niemals unterbrochen; sie dauert an, solange wir leben und gleichgültig, wie alt wir sind. So erneuern sich zum Beispiel die roten Zellen in unserem Organismus ungefähr zwölfmal im Jahr, d. h. alle 28 Tage. Und die wichtigste Voraussetzung für die Neuschaffung dieser Zellen ist nicht etwa, wie die meisten Leute denken, die Nahrung, sondern der Sauerstoff. Kein Lebensprozeß, von der Verdauung bis zum schöpferischen Denken, wäre ohne Sauerstoff möglich. Eine unzureichende Versorgung mit Sauerstoff führt in jedem Fall zu einer Ansammlung giftiger Abfallprodukte. Die Zellfunktion wird dadurch beeinträchtigt, und jedes Gewebe, jedes Organ – von Lunge und Herz bis zum Gehirn – wird geschädigt.

Nach Angaben des amerikanischen Bundes-Gesundheitsministeriums hatten 75 Prozent aller Fälle von Herzleiden, die bei der Gruppe der 45 jährigen festgestellt wurden, ihren Ursprung in der Zeit, ehe die Betreffenden zehn Jahre alt waren. Die Ursache für das spätere Herzleiden ist auf die Unterentwicklung der Lungen und die schon in der

Kindheit schlechten Atmungsgewohnheiten – insbesondere auf die flache Brustatmung – zurückzuführen. Übrigens wird gerade diese falsche Atmung im Rahmen der Leibeserziehung an Schulen irrtümlicher-
weise oft als »Tiefatmung« gelehrt.
Ich hörte einmal den Vortrag eines führenden Fachmannes, der die Tiefatmung auf das heftigste angriff. Es war mir völlig unverständlich, wie
ein ernstzunehmender Forscher, dem das Wohl seiner Mitmenschen aufrichtig am Herzen lag, eine solche Meinung vertreten konnte. Mehrere
Jahre später lernte ich ihn persönlich kennen. Ich fragte ihn sofort, welche Gründe ihn zu seiner Anschauung veranlaßt hatten. Seine Antwort
zeigte mir, daß hier ein Mißverständnis vorlag. Was er so völlig ablehnte, war die sogenannte »obere Brustatmung«, die er in Schulen gesehen hatte; während ich die im Yoga gelehrte Tiefatmung meinte.
Selbstverständlich schieden wir im besten Einverständnis.
In seinem Buch »Grundsteine für die geistige und körperliche Gesundheit« nannte Dr. Philipp Rice die obere Brustatmung »eine äußerst ge-
fährliche Methode« und warnte vor ihren schädlichen Auswirkungen.
Seiner Meinung nach müßte sie in Schulen, Ferienlagern und überall
dort verboten werden, wo man die Atmungsgewohnheiten junger Menschen beeinflußt.
Im nächsten Kapitel werden die richtigen Atemtechniken ausführlich
erklärt. Deshalb möchte ich hier nur sagen: Die richtige Atmung beginnt damit, daß man zuerst den unteren Teil der Lunge mit Sauerstoff
füllt. Stellen Sie sich die Lungen als birnenförmige Organe vor, die
unten am breitesten sind und sich nach oben verengen. Wenn Sie sich
dies einmal vor Augen geführt haben, werden Sie leicht verstehen, daß
Übungen, die den oberen Brustkorb weiten und die unteren Lungenflügel vernachlässigen, falsch sind, weil sie gerade dem größten Teil des
Lungengewebes viel zu wenig Sauerstoff zuführen.

Schlechte Atmung – schlechter Intelligenzquotient

Wir haben alle eine ungefähre Ahnung von der lebenswichtigen Rolle,
die die Tiefatmung bei der Entwicklung der Lunge spielt. Jedoch nur
überraschend wenige Menschen wissen, daß die Atmung für die gesunde Entwicklung des Herzens und insbesondere des Gehirns genauso

---

* Philip Rice, M. D.: »*Building for Mental and Physical Health*«, Comet Press
Books, New York.

wichtig ist. Schlechte Atmung wirkt sich am schädlichsten für das Gehirn aus, das dreimal mehr Sauerstoff benötigt als der gesamte übrige Körper mit allen Organen. Wird das Gehirn nicht mit genügend sauerstoffangereichertem Blut versorgt, so kommt es zu ernsten Mangelerscheinungen. In vielen Fällen führt dies zu Gedächtnisschwäche, Blutleere im Kopf, einem niedrigen Intelligenzquotienten usw.

Viele unserer körperlichen und geistigen Beschwerden werden mittelbar oder unmittelbar durch schlechte Atmungsgewohnheiten verursacht. Wenn wir früh genug einige der richtigen Atmungstechniken erlernen würden, unterlägen wir weniger leicht einer so großen Anzahl körperlicher und emotioneller Leiden. Bei vielen Kindern könnte z. B. die richtige Atmung dazu beitragen, die Entwicklung krimineller Neigungen zu verhindern. Dr. Rice stellt sogar die Behauptung auf, daß die Jugendkriminalität, die sich allmählich zu einer ernstlichen Bedrohung unserer Gesellschaft auswächst, durch entsprechende und rechtzeitige Gesundheitsmaßnahmen wesentlich eingeschränkt, ja vielleicht sogar völlig eingedämmt werden könne.

Dr. Rice hat diese Theorie in jeder Hinsicht bewiesen, denn dank seiner Behandlung jugendlicher Krimineller konnten tatsächlich viele Hunderte scheinbar hoffnungslos verlorener junger Menschen in ein normales Leben zurückgeführt werden. Nachdem ich die unter Aufsicht des Jugendgerichtes von Mexico City stehenden Jugendlichen die Yoga-Atmung und einige Yoga-Stellungen gelehrt hatte, hielt der Direktor des Jugendamtes, Dr. Bolanos-Cacho, in einem Bericht an die Regierung die erstaunlichen Fortschritte fest, die sich nicht nur im körperlichen Zustand, sondern auch im Verhalten der Kinder gezeigt hatten. Die dabei angewandten Methoden waren denkbar einfach. Sie bestanden in der Hauptsache aus denselben rhythmischen Übungen und Atmungstechniken, von denen später noch die Rede sein wird, verbunden mit einer gesunden Ernährung und einer liebevollen und verständnisinnigen Behandlung der Kinder, die besonders darauf angelegt war, anstatt der zerstörerischen die schöpferischen Instinkte der Kinder zu wecken. In seinem Buch, das meines Erachtens in die Hand aller Eltern und Lehrer gehört, zitiert er Fall um Fall, bei denen systematische Tiefatmungsübungen zu den erstaunlichsten Veränderungen bei seinen jungen Schutzbefohlenen führten.

»Ungenügende Sauerstoffzufuhr bedeutet immer eine Ansammlung von Abfallprodukten, und Abfallprodukte bedeuten Vergiftung, verminderte Zellfunktion und eine abnormale Wirkungsweise und Reaktion jedes Organs und jedes Gewebes im Körper«, sagte Dr. Rice. Auch er war der Meinung, daß gerade das Gehirn am schwersten an den Folgen mangelhafter Atmung zu leiden hat. Er zitierte klinische Berichte, die beweisen, daß bei 96 Prozent aller geistig zurückgebliebenen und schwachsinnigen Kindern – von denen es heute in Amerika mehr als sechs Millionen gibt – die Brust, die Lunge und die Arterien unterentwickelt waren. In jedem Fall ergab die Untersuchung, daß die venöse Blutmenge übernormal war. Wie konnte man unter solchen Umständen erwarten, daß der Verstand dieser Kinder scharf und wach sein sollte, wenn das Gehirn auf venöses Blut angewiesen war, also nicht mit genügend sauerstoffreichem Blut versorgt wurde?

Sobald Dr. Rice eines jener Kinder die Tiefatmungstechnik gelehrt und damit die Sauerstoffversorgung verbessert hatte, begann ein stetiger Anstieg des Intelligenzquotienten. Es wurden 105 Kinder getestet, die ausnahmslos einen niedrigen Intelligenzquotienten aufwiesen und bei denen sich häufig kriminelle Neigungen abzuzeichnen begannen. Diese Kinder machten zweimal am Tag je 29 Minuten lang rhythmische Tiefatmungsübungen und Übungen zur Weitung des Brustkorbs. Außerdem wurde ihr üblicher Speisezettel mit Weizenvollkorn ergänzt. Nach vier Monaten hatte sich der Zustand jedes einzelnen dieser Kinder gebessert, und einige von ihnen hatten sogar ihre normalen Altersgenossen eingeholt, so daß sie dieselben Schulen besuchen konnten. Diese Erfolge erregten ungeheures Aufsehen.

Nach dem berühmten Anthroposophen Dr. Sigfried Knauer, ein hervorragender Arzt und Menschenfreund (im übrigen prominentes Mitglied der Anthroposophischen Gesellschaft, die von dem verstorbenen Dr. Rudolf Steiner in Dornach, Schweiz, gegründet wurde), werden durch die Atmung dauernde rhythmische Impulse gegeben, die die Nervenzellen anregen und eine ausgleichende Wirkung auf die Gehirnfunktionen haben.

Sauerstoff, eine lebensspendende Kraft

Die meisten von uns haben nur eine ungefähre Ahnung von der Rolle, die der Sauerstoff beim Verdauungsprozeß und in der Nahrungsverwertung spielt. Die Nahrung kann ohne die Hilfe von Sauerstoff nicht völlig verdaut werden, denn ihm ist dabei die äußerst wichtige Funktion zugewiesen, die Molekularstruktur der Nahrungsmittel aufzulösen und sie in Energie zu verwandeln. Dieser Prozeß heißt Ionisierung, weil dabei elektrisch geladene Atome entstehen, die als Ionen bezeichnet werden.

Viele Menschen sind der irrigen Meinung, daß der Körper direkt durch die aufgenommene Nahrung ernährt wird. Man übersieht dabei, daß die aufgenommene Nahrung zunächst völlig aufgelöst und dann in Energie verwandelt werden muß – eine Energie, die die Yogis als *Prana* bezeichnen. Dieses Wort bedeutet im Sanskrit »Lebenskraft« oder »absolute Energie«. Erst nachdem dies geschehen ist, kann unser Organismus die Nahrung absorbieren und verwerten. Aus diesem Grund kann selbst die beste Nahrung ihren Zweck erst dann erfüllen, wenn wir unserem Organismus die für den Ionisierungsprozeß nötige Menge Sauerstoff zuführen. Deshalb ist das Tiefatmen so wesentlich für die richtige Nahrungsverwertung. Werden die Speisen nämlich nicht richtig assimiliert, so verwandeln sie sich in Giftstoffe, die vom Körper in Form von Abfallprodukten zurückgehalten werden und somit bedrohliche Krankheitsherde darstellen.

Die Bedeutung des Atem ist damit jedoch noch nicht erschöpft! Durch das Atmen können wir uns sogar aus der Luft mit Nährstoffen versorgen, so daß wir nur noch wenig zusätzliche Nahrung brauchen. Nicht nur ein Yogi, sondern jeder, der genügend Zeit auf seine täglichen Atemübungen verwendet, ißt im allgemeinen viel weniger als der Durchschnitt.

Hier einige Beispiele: Vielleicht erinnern Sie sich, von Dr. Barbara Moore gelesen zu haben, die in England große Strecken zu Fuß zurücklegte und dabei von der Luft und ein wenig Obst und Säften lebte – darunter waren sogar Grassäfte! Trotz einer Fußverletzung ging Dr. Moore dann im Spätsommer 1960 zu Fuß von San Francisco nach New York. Hier ist auch der Fall von Bala Krishna aus Kerala, Südindien, zu nennen, der mich auf meinen Vortragsreisen begleitete und die verschiedenen Yoga-Übungen und -Stellungen vorführte. Er ißt den ganzen Tag über nicht mehr als eine Handvoll Nahrung und erfreut sich dabei der denkbar besten Gesundheit und Körperverfassung. Ich selbst nehme im allgemeinen nur einmal täglich feste Nahrung zu mir, denn meine Morgen- und Abendmahlzeiten bestehen ausschließlich aus Obst und Getränken. »Wo nehmen Sie nur die Kraft her?« werde ich oft von Leuten gefragt, die ungefähr drei- bis viermal mehr essen als ich. »Aus der Luft, besonders wenn sie so sauber und frisch ist wie hier in Tecate«, antworte ich darauf.

Das Tiefatmen versorgt also unseren Organismus mit Sauerstoff und ist von ausschlaggebender Bedeutung für den normalen Ablauf der Drüsenfunktionen. Die Ausbildung des Brustkorbs und die richtige Atemtechnik wirken sich günstig auf Herz, Arterien, Blutgefäße und den Aufbau der roten Blutkörperchen aus, fördern die Gehirnfunktionen und stärken das gesamte Nervensystem. Von all dem hängt es ab, ob man vitale Energie im Überfluß besitzt oder ein Mensch von geringer Lebenskraft ist, der über ständige Müdigkeit klagt und dessen körperliche und geistige Gesundheit unerbittlich in einem langsamen Verfall begriffen ist.

Die Tiefatmung

Die meisten zivilisierten Menschen haben die Fähigkeit, natürlich zu atmen, verloren. Da der größte Teil ein unnatürliches Leben in einer ebenso unnatürlichen Umgebung führt, haben sich auch die Atemgewohnheiten der Betreffenden dieser Lebensweise angepaßt. Eine Reihe von Beobachtungen lassen vermuten, daß nur noch Kleinkinder und Angehörige unzivilisierter Völkerstämme natürlich atmen, ohne daß sie besonders dazu angeleitet werden müssen. Wir anderen alle nützen mit unserer flachen, oberen Brustatmung nur ein Drittel unserer Lungenkapazität.

Alles, was unseren Atem schneller gehen läßt – seien dies nun angenehme oder unangenehme Erregungszustände oder starke körperliche Anstrengung – führt immer wieder und unvermeidlich dazu, daß wir in die Flachatmung zurückverfallen, wenn wir nicht bewußt etwas dagegen unternehmen. Eine wirkungsvolle Methode, fehlerhafte Atemgewohnheiten zu korrigieren, ist die Erlernung und tägliche Anwendung der Tiefatmungsübung, wie sie der Yoga lehrt. Im Lauf der Zeit werden sich diese Übungen auf Ihr normales, unbewußtes Atmen auswirken und zu besseren Atemgewohnheiten führen. Sobald aber einmal der richtige und gesunde Atemrhythmus hergestellt ist, dürfen Sie nie wieder davon abgehen!

Sollten Sie bis jetzt Ihrer Atmung noch nicht genügend Aufmerksamkeit geschenkt haben, so rate ich Ihnen dringend, dies fortan zu tun! Richtiges Atmen ist von entscheidender Bedeutung für Ihr gesamtes

Wohlbefinden und kann Ihnen jetzt und in Zukunft viele Unannehm-
lichkeiten ersparen. Da wir ohnehin atmen müssen, um am Leben zu
bleiben, ist nicht einzusehen, warum wir nicht den größten Nutzen aus
diesem Vorgang ziehen sollen.

Nachfolgend zitiere ich den Brief einer Dame, die der Tatsache, daß sie
in einer kritischen Lage unbewußt die Tiefatmung angewendet hatte,
ihr Leben verdankt:

Liebe Indra Devi,

Kopenhagen, 10. Februar 1961

seit unserer letzten Begegnung ist mir ein schrecklicher Unfall zugesto-
ßen, wobei ich einen Schädelbruch, eine Gehirnerschütterung, einen
Schlüsselbein-Bruch, zehn gebrochene Rippen und einen Lungenriß da-
vontrug.

Ich war zwei Tage lang bewußtlos, und während dieser Zeit muß ich
unterbewußt die Tiefatmung angewendet haben, denn als ich wieder zu
mir kam, stellte der Arzt fest, daß es mir gelungen war, mein Atmungs-
system zu befreien und damit mein Leben zu retten.

Ich dachte, es könnte für Sie von Interesse sein zu erfahren, daß mir das
Yoga-Tiefatmen so sehr zur Gewohnheit geworden ist, daß ich es sogar
unbewußt anwende und allein dieser Tatsache mein Leben und meine
nun völlig wiederhergestellte Gesundheit verdanke.

Mit herzlichem Gruß – Ihre Hanne Lise Holten Lund

Die Tiefatmung spielt nicht nur eine äußerst wichtige gesundheitserhal-
tende Rolle, sondern dient auch, indem sie ungesundes Fett und giftige
Rückstände verbrennt, der weiblichen Schönheit. Darüber hinaus glät-
tet sie die Haut, fördert die Durchblutung und verleiht einen tadel-
losen Teint und strahlende Augen.

Aus einem Zeitungsartikel von Arlene Dahl, der am 9. Februar 1961 in
der *Mirror News* in Los Angeles erschien, will ich Ihnen folgendes
zitieren:

»Richtige Tiefatmung fördert die Schönheit

Eines der wertvollsten Mittel zur Schönheitspflege umgibt uns unerkannt
andauernd: die Luft, die wir atmen. Die richtige Ein- und Ausatmung
frischer und sauberer Luft ist gesund für Körper und Geist; sie reinigt
unseren Organismus, reichert ihn mit Sauerstoff an und verleiht ihm
Kraft. Das Atmen ist ein so natürlicher Vorgang, daß man es gar nicht
mehr beachtet. Und doch haben fast alle Menschen falsche Atemgewohnheiten. Genau gesagt, wissen die meisten von uns nicht einmal, wie man
eigentlich richtig atmet.«

Tiefes, rhythmisches Atmen wirkt nicht nur lebensverlängernd, sondern erhält auch noch im hohen Alter unsere Vitalität und Jugendfrische. Meine eigene Mutter, die vor kurzem 83 Jahre alt wurde, ist ein glänzender Beweis dafür. Sie fühlt sich wie sonst vielleicht eine Frau von 50 Jahren und wird auch ihrem Aussehen und Wesen nach nie älter geschätzt. Sie besorgt alle unsere Einkäufe und den gesamten Haushalt, singt überdies noch zweimal in der Woche im Kirchenchor, besucht alle möglichen Veranstaltungen und Gesellschaften und tanzt bei geselligen Zusammenkünften noch immer die schnellsten Walzer und Mazurkas. Am erstaunlichsten ist aber die Tatsache, daß sie sich ihre auffallend schöne und heute noch sehr klare Sopranstimme erhalten hat. Wenn ich ihre Schallplatten vorspiele, so denken alle, die meine Mutter nicht kennen, es handle sich um die Stimme einer Dreißigjährigen. Meine Mutter führt dies darauf zurück, daß sie sich täglich zwölf bis dreißig Minuten lang ihren Yoga-Übungen und der bewußten Tiefatmung widmet.

Die Yoga-Atmung

In der ganzen Welt haben vormals skeptische Gelehrte allmählich begonnen, die Yoga-Atmung zu erforschen und ihre Vorzüge zu erkennen. In einem Artikel, der am 27. Oktober 1960 in der *Los Angeles Times* erschien, gab ein in Indien arbeitendes Forscherteam bekannt, es sei ihm gelungen, für die von den Yogis seit vielen Jahrhunderten gemachten Behauptungen den Wahrheitsbeweis zu erbringen. Die Wissenschaftler erkannten an, daß die Beherrschung des Yoga zur Entfaltung außergewöhnlicher körperlicher und geistiger Kräfte führt, und ihren Feststellungen zufolge braucht ein meditierender Yogi viel weniger Sauerstoff als der Durchschnittsmensch. Er besitzt auch die Fähigkeit, sich gegen jeden Schmerz unempfindlich zu machen, sich vor Lärm und anderen äußeren Störungen abzuschließen und sowohl die unbewußten Körperfunktionen als auch das autonome (vegetative) Nervensystem zu kontrollieren. Der Artikel schloß mit dem Hinweis, daß diese wissenschaftlichen Erkenntnisse all den Skeptikern, die diese Tatsachen bis jetzt immer als »Einbildung einer überhitzten und abergläubischen Phantasie« abtaten, zugänglich gemacht werden sollten.
Obwohl ich selbst den höchsten Grad der Yogini noch nicht erreicht habe, kann ich bereits auf viele außergewöhnliche Erlebnisse im Zu-

sammenhang mit Yoga-Tiefatmung, gedanklicher Konzentration und Meditation zurückblicken. Niemals werde ich meinen ersten Versuch vergessen, meinen Körper schmerzunempfindlich zu machen. Dies geschah in der Praxis eines befreundeten Zahnarztes in Shanghai, dem ich meinen infolge einer Nagelbetteiterung stark angeschwollenen Daumen zeigte. Da mein Bekannter den Daumen nicht selbst aufschneiden wollte, bat er einen Chirurgen aus der Nachbarpraxis, mit seiner Assistentin herüberzukommen. Dieser wollte mich in Narkose versetzen, doch ich protestierte heftig dagegen.

»Na schön, dann werde ich den Daumen eben ohne Narkose aufschneiden; wir werden ja sehen, ob Ihnen der Schmerz gefällt«, sagte er schließlich verärgert.

»Es wird mir *nicht* wehtun!« erwiderte ich, denn ich war fest entschlossen, mich schmerzunempfindlich zu machen. (Damals hatte ich gerade begonnen, Yoga zu lehren.) Daraufhin ergriff ich die Hand meines Bekannten und bat ihn, sich mit mir zu konzentrieren. Nachdem ich mehrmals tief Atem geholt hatte, hielt ich dem Arzt meinen schmerzenden Daumen hin.

Nachdem die Operation vorüber und der Daumen verbunden war, klopfte mir der Chirurg anerkennend auf die Schulter und lobte mich für meine »Tapferkeit«.

»Aber Herr Doktor«, versicherte ich ihm, »dies ist keine Frage der Tapferkeit! Es hat ganz einfach nicht weh getan!« Es war jedoch offensichtlich, daß er meiner Behauptung keinen Glauben schenkte, was mir aber sehr wenig ausmachte, denn das gelungene Experiment war eine wahre Offenbarung für mich.

Damit will ich selbstverständlich keineswegs sagen, daß Entspannung, Konzentration und richtiges Atmen jeden Menschen sofort, immer und unter allen Umständen schmerzunempfindlich machen. Doch sollte nahezu jeder, der die entsprechenden Übungen lange genug ausgeführt hat, nötigenfalls fähig sein, mittels Konzentration eine teilweise oder völlige Schmerzunempfindlichkeit herbeizuführen.

Einer der vielen Briefe, die ich auf eine frühere Veröffentlichung hin erhielt, ist ein typisches Beispiel für die Veränderungen, die die Yoga-Praxis in einem Menschen herbeiführen kann. Herr T. N. aus Osaka, Japan, teilte mir darin mit, daß er mein erstes Buch *»For Ever Young, For Ever Healthy«* (»Immer jung, immer gesund«) gelesen und die darin enthaltenen Anweisungen befolgt habe. »Nach wenigen Monaten regelmäßiger Übungen«, so schreibt er, »habe ich bereits folgende Resultate erzielt:

1. Ich habe das Trinken völlig aufgegeben und empfinde nicht mehr das geringste Verlangen nach Alkohol.

2. Auch die Lust am Rauchen und an stark gewürzten Speisen habe ich verloren – was ich selbst in meinen kühnsten Träumen nicht für möglich gehalten hätte.

3. Einen großen Teil meines Übergewichtes habe ich abgebaut, und außerdem neige ich jetzt weniger zu Nervosität und Niedergeschlagenheit.

4. Mein Gesundheitszustand hat erhebliche Fortschritte gemacht; mein Leberleiden, meine Magengeschwüre und mein Colitis sind viel besser geworden.

5. Alle meine Freunde und Bekannten sind erstaunt über die Veränderungen, die ich dem Yoga zu verdanken habe.«

Ich darf hinzufügen, daß Herr T. N. die rhythmischen Atemübungen und auch die *Asanas* genannten Yoga-Stellungen, bei denen die Tiefatmung in verschiedenen Körperstellungen durchgeführt wird, praktiziert hatte.

Ehe ich fortfahre, will ich noch ein Wort an die vielen Raucher richten, die *nicht* daran denken, ihren »Lieblingszeitvertreib« aufzugeben. »Ich weiß selbst, daß es eine schlechte Gewohnheit ist«, pflegen sie – meist von Hustenanfällen unterbrochen – zu sagen. »Ich weiß, daß meine Gesundheit darunter leidet. Aber das Rauchen macht mir so viel Vergnügen, daß ich es einfach nicht lassen will!«

Ich kenne kein besseres und sichereres Mittel gegen Stauungen und Verschleimung in Kehle und Lunge als die täglichen Tiefatmungsübungen, weil dabei im wahren Sinne des Wortes die Lungen und die ganzen Atmungswege durchlüftet und gereinigt werden. Wenn Sie schon glauben, rauchen zu müssen, so machen Sie wenigstens regelmäßig Tiefatmungsübungen und erlernen Sie einige Yoga-Stellungen, um eine ernsthafte Schädigung Ihrer Gesundheit zu verhindern.

Bitte, verschwenden Sie Ihren Atem nicht länger

Anstatt die ungeheure schlummernde Kraft des Atems brachliegen zu lassen, sollte die ganze zivilisierte Welt endlich lernen, diese voll auszunutzen! Genauso, wie mehrmaliges leichtes Klopfen einen einzigen mächtigen Schlag niemals ersetzen kann, können auch ein paar flache Atemzüge ein einziges tiefes Atemholen nicht aufwiegen. Deshalb sollten wir uns auch nicht mit unserem gewohnheitsmäßigen flachen Kurzatmen begnügen, denn es versorgt uns nur mit einem Bruchteil der nötigen Sauerstoffmenge, zumal dies ein höchst unkluger Verzicht ist – oder würden wir von dem Besitzer eines mit allen Errungenschaften modernen Komforts ausgestatteten Hauses erwarten, daß er trotzdem weiterhin Öllampen, Kohleöfen und Waschbrett verwendet?

Keiner von uns würde doch auch nur im Traum daran denken, diese modernen Errungenschaften ungenutzt zu lassen. Andererseits aber haben wir nicht das geringste Bedenken, auf die ungeheuren Kräfte zu verzichten, die uns richtiges Atmen verleiht. Die Herrschaft über diese Kräfte ermöglicht es dem Menschen, jung, gesund und stark zu bleiben, seine Gefühle, Wünsche und Triebe in die Gewalt zu bekommen, seine geistigen Fähigkeiten und angeborenen Talente auszubilden und schließlich Zuversicht und Selbstvertrauen zu finden – in der Erkenntnis der Verwobenheit seines Seins und allen Lebens mit dem ganzen Universum. Jede einzelne der Millionen in unserem Körper lebenden Zellen – ob im Blut, in den Geweben, den Nerven oder Knochen – wird durch zusätzliche Sauerstoffzufuhr beim Tiefatmen günstig beeinflußt. Unsere körperliche und geistige Gesundheit, unsere Kraft, unsere Widerstandsfähigkeit gegen Krankheit, Ermüdung, Niedergeschlagenheit und nervöse Spannungen hängen ausnahmslos vom Sauerstoff ab. Sobald Sie einmal beginnen, Ihre Atmungskapazität und Ihre Suggestivkräfte bewußt und voll zu nützen, haben Sie den ersten Schritt getan, Kostbarkeiten zu erwerben, die für keine Summe Geldes zu kaufen sind.

Mein rastloses Bestreben, alle daran interessierten Menschen die Tiefatmung zu lehren – ich beschränke mich dabei keineswegs nur auf meine Schüler –, hat mich oft in seltsame oder zumindest ungewöhnliche Lagen gebracht. Ein derartiger Vorfall ereignete sich, als ich meine Prüfung für den Erwerb der amerikanischen Staatsbürgerschaft ablegte. Ich saß mit dem prüfenden Beamten zusammen in einer der üblichen Glaszellen, und er stellte die routinemäßige Frage, ob ich Englisch lesen und schreiben könne. Dies führte zu einer Unterhaltung über mein Yoga-Buch und die Tiefatmung. »Das würde ich auch gerne lernen. Ich atme nämlich sehr flach«, gestand er und machte dabei geräuschvoll einen sogenannten »tiefen« Atemzug.

In meinem Eifer, ihm die richtige Technik zu zeigen, ging ich um den Tisch herum, stellte mich neben seinen Stuhl und machte einige tiefe Atemzüge. Er verstand immer noch nicht, worum es dabei ging. Ich vergaß einen Augenblick, wo ich mich befand, und forderte ihn auf, seine Hände an meine Rippen zu legen, so daß er fühlen konnte, wie diese sich langsam ausdehnten und zusammenbogen. Von dieser Technik offensichtlich beeindruckt, bat er mich, seine Atmungsweise zu überprüfen. Ich schaute auf, und im selben Augenblick wurde mir bewußt, welch seltsamen Anblick wir bieten mußten. Schnell kehrte ich zu meinem Stuhl zurück, und wir fingen beide zu lachen an. »Meine Kollegen hätten es mir nie geglaubt, wenn ich ihnen erklärt hätte, daß ich nur Ihre Atemtechnik feststellen wollte!« rief er aus. »Trotz allem – herzlichen Dank für den Unterricht!«

Ein weiterer lustiger Zwischenfall ereignete sich vor einigen Jahren in einer der marmorverkleideten Stationen der Moskauer Untergrundbahn. Ein junger Mann, der im Restaurant mit mir am gleichen Tisch saß, fragte mich höflich in Englisch, wo ich das Yoga-Buch gekauft hätte, das unter meiner Handtasche lag. Als ich ihm erklärte, daß ich die Verfasserin sei, bat er mich dringend, es ihm zu verkaufen. Es blieb mir nichts anderes übrig, als ihm das Buch zu schenken. Ich übergab es ihm mit der beiläufigen Bemerkung, daß ich ihm gerne eine einfache Methode zeigen würde, sich die Tiefatmungstechnik anzueignen. Ich ging dabei von dem Gedanken aus, daß er die englischen Anleitungen nur schwer verstehen würde.

Dieses übereilte Versprechen hätte mich in große Schwierigkeiten stürzen können, denn der begeisterte Yoga-Anhänger war fest entschlossen – koste es, was es wolle –, zu seinem Unterricht zu kommen. Das Restaurant war für diesen Zweck zweifellos ungeeignet, und weder auf der Straße noch in dem überfüllten Museum, das wir anschließend besuchten, bot sich eine Gelegenheit. Da ich Ausländerin war, wagte er es nicht, mit mir ins Hotel zu kommen. Zum Schluß einigten wir uns auf die Untergrundbahn, wo er eine stille Ecke entdeckt hatte.

Ich hatte meinen Unterricht kaum begonnen, als sich ein argwöhnischer Polizist in der gegenüberliegenden Ecke postierte. Da er nicht klug daraus wurde, was wir hier taten, überwachte er uns peinlich genau. Die Aussicht auf ein Verhör im nächsten Polizeirevier gefiel mir aber gar nicht. Es wäre sicher schwierig gewesen zu erklären, warum ich – eine mit indischem Sari bekleidete amerikanische Bürgerin – einem mir unbekannten jungen Russen die Yoga-Tiefatmung beibringen wollte, und zwar ausgerechnet in einer Station der Untergrundbahn! Wir brachen also die Lektion ab und gingen zum Ausgang, wobei mir der junge Mann versicherte, daß er meine Erklärungen verstanden habe und mir dafür immer dankbar sein werde.

»Ich werde es nie vergessen«, sagte er, als er sich vor dem Hotel von mir verabschiedete.

»Ich auch nicht«, dachte ich mit einem leichten Schaudern und wünschte ihm von Herzen alles Gute.

Einige Tage später hielt ich für eine große Gruppe hoher Sowjet-Beamter – an ihrer Spitze Anastas Mikoyan und Alexej Kosygin – in meiner russischen Muttersprache einen Vortrag über Yoga. Daraufhin wurde das Verbot, in Rußland Yoga zu lehren, aufgehoben. Das Zustandekommen dieses Vortrags hatte ich übrigens meinem alten Freund, Herrn K. P. S. Menon, dem damaligen indischen Gesandten in Moskau, zu verdanken. Sowohl er als auch Herr Malaviya, der Minister für Bergbau, nahmen mit großer Genutuung zur Kenntnis, daß mein Vortrag und Bala Krishnas Vorführungen auf die Führer des Kremls einen überaus günstigen Eindruck gemacht hatten. Am nächsten Tag wurde ich beim Mittagessen von einer Gruppe Auslandskorrespondenten sogar als »die Frau, die den Yoga im Kreml einführte« begrüßt. Dieses wohl am wenigsten erwartete und unglaubliche Erlebnis auf einer Vortragsreise wird mir für immer unvergeßlich bleiben.

Weitere Vorteile der Tiefatmung

Nehmen wir als weiteres Beispiel für den großen Nutzen der Tiefatmung den Fall des früheren Weltmeisters im Mittelgewicht, Sugar Ray Robinson. Im Jahre 1960 sorgte er für eine in der Boxwelt bis dahin noch nie dagewesene Sensation, indem er seinen Anspruch auf den sechsten Titel anmeldete. Die Voraussetzungen dafür hatte sein Gesangslehrer durch die Einführung Robinsons in die Yoga-Atemtechnik geschaffen – eine auf völlige Koordination von Körper und Geist abzielende Technik.

»Richtiges Atmen«, sagte Professor Jarahal Hall in einem Interview mit dem Los Angeles *Examiner* am 19. November 1960, »verzögert die Verhärtung der Arterien: der Körper zeigt keine Abnützungserscheinungen. Die richtige Atemtechnik verhindert auch eine Überanstren-

gung der Stimmbänder beim Singen. Dieses Yoga-Geheimnis habe ich
Ray gelehrt.«

Daß Yoga sogar bei den Bemühungen um die Eroberung des Welt-
raums eine wachsende Rolle spielt, beweist die im *O Cruziero Inter-
national* vom 16. August 1960 auf dem Titelblatt veröffentlichte Abbildung eines Astronauten in einer Yoga-Stellung. Dieselbe Ausgabe
enthielt einen Artikel über den Nutzen und die Bedeutung der Yoga-
Übungen sowie der Yoga-Atmung und -Entspannung für Raumpiloten.
Einer meiner eigenen Schüler, Captain Enrique Saenz de Sicilia, den
ich bereits in einem früheren Kapitel erwähnte, schrieb mir in einem
begeisterten Brief, die rhythmischen Atemübungen und die Yoga-Stellungen hätten ihn wesentlich widerstandsfähiger gegen Ermüdung und
nervöse Spannung gemacht, die sein Pilotenberuf mit sich bringe. Auch
seine Fähigkeit, während eines Fluges auftretende kritische Situationen
blitzschnell zu erfassen und zu meistern, sei durch diese Übungen wesentlich verbessert worden. Er sagte weiterhin, daß ihm Yoga geholfen
habe, gerade die für den Flieger lebenswichtigen Eigenschaften zu entwickeln, nämlich einen vollkommenen Gleichgewichtssinn, innere Ausgeglichenheit und jene Selbstbeherrschung, die ihn am Steuer seines
Flugzeugs selbst in schwierigen Lagen die Ruhe bewahren läßt.

In diesem Zusammenhang ist es vielleicht auch erwähnenswert, daß
Dr. Birger Tvedt, der ärztliche Betreuer der norwegischen Olympia-
Mannschaft, meinen Vortrag in Oslo besuchte, als ich auf dem Weg nach
Moskau dort Station machte. Im Anschluß daran lud er mich ein, die-
sen Vortrag auch vor der Olympia-Mannschaft zu halten, wenn mich
mein Weg das nächstemal nach Norwegen führen würde.

Wenn wir uns über die praktische Anwendung der Tiefatmung im täglichen Leben unterhielten, pflegte mein Lehrer, Sri Krishnamacharya,
oft zu sagen: »Wenden Sie die Tiefatmung an, wenn immer Sie sich müde, nervös, angespannt oder hungrig fühlen, wenn Sie frieren oder es
Ihnen zu heiß ist. Machen Sie Ihre Atemübungen auch dann, wenn Sie
ein ganz besonderes Maß an Energie, Vitalität und Kraft brauchen –
oder sich niedergedrückt und Ihre Zuversicht schwinden fühlen!«

Er riet mir zudem, diese Übungen vor jedem Vortrag auszuführen, insbesondere wenn ich das Gefühl hätte, die Zuhörerschaft erst für mich
gewinnen zu müssen. »Holen Sie zuerst ein paarmal tief Atem. Während des letzten Einatmens müssen Sie dann die von der Zuhörerschaft
ausgehenden Schwingungen ›in sich aufnehmen‹, den Atem ein paar Se-

kunden anhalten und zusammen mit dem ersten Wort, das Sie sprechen, wieder ausatmen.«

Ich erinnerte mich dankbar an diesen Ratschlag, als ich – nachdem ich Indien verlassen hatte – meine Vortragsreisen begann. Aufgrund meiner hochgradigen Nervosität und meines starken Lampenfiebers wäre vor meiner Yoga-Ausbildung eine solche Tätigkeit ein Ding der Unmöglichkeit für mich gewesen. Bei allen Reisen machte ich mir diese Übungen oft zunutze, denn ehe ich Yoga gelernt hatte, war mir das Reisen äußerst unangenehm gewesen. Beim geringsten Anlaß wurde ich see- oder luftkrank, und außerdem hatte ich eine tief eingewurzelte Furcht vor langen Reisen. Auch wandte ich den Rat meines Lehrers in jeder für mich gefährlichen Situation erfolgreich an.

Während ich diese Zeilen schreibe, erinnere ich mich ganz klar an eine dieser kritischen Situationen. Ich hatte mich zu einer Erörterung recht heikler Art einfinden müssen. Plötzlich zog einer der drei Männer, die mir gegenübersaßen, seine Pistole, zielte zuerst auf mich und drehte sie dann um seinen Zeigefinger. Da es sinnlos gewesen wäre, um Hilfe zu rufen, und jeder Fluchtversuch von vornherein aussichtslos war, holte ich tief Atem, um mich innerlich zu entspannen, und stützte ruhig meine Ellenbogen auf den Tisch. Gleichzeitig blickte ich meinem Widersacher ohne jedes Gefühl von Angst oder Zorn in die Augen. Ich fühlte mich tatsächlich völlig ruhig und friedlich gesinnt. Was darauf folgte, war äußerst überraschend. Mit einer kurzen, entschlossenen Bewegung legte der Mann seine Pistole auf den Tisch, ergriff meine Hand, schüttelte sie und ließ mich gehen. Als ich das Zimmer verließ und aus dem gefürchteten Haus ins Freie trat, war es mir, als ob ich auf Wolken schwebte, und ich konnte kaum glauben, all das nicht nur geträumt zu haben. Ich wurde mir des großen praktischen Nutzens meiner Yoga-Ausbildung bewußt und war glücklich, daß ich die Ratschläge meines Lehrers beherzigt hatte.

Ich bin der aufrichtigen Überzeugung, daß die am Schluß dieses Buches beschriebenen Tiefatmungs-Techniken auch all denen helfen können, die dem Alkohol oder vielleicht sogar dem Rauschgift verfallen sind. Diese Übungen normalisieren nämlich die Funktion des Nervensystems, der Organe und der Drüsen, einschließlich der endokrinen Drüsen. Zu diesen Drüsen, die ihre Wirkstoffe direkt an das Blut abgeben, gehören: die Hypophyse, die Zirbeldrüse, die Schilddrüse, die Brustdrüse, die Geschlechtsdrüsen und einige andere. Inwieweit Yoga-Übungen und

Tiefatmung einen Suchtzustand beeinflussen können, muß noch genauer erforscht werden. Ich möchte hier nur den Fall eines hilfesuchenden Alkoholikers erwähnen, dem ich helfen konnte.*

Der Betreffende war schon seit zehn Jahren dem Alkohol verfallen. Er rief mich eines Nachts an, um sich von mir zu verabschieden. Wie er mir erklärte, wollte er Selbstmord begehen. Seine Frau hatte ihn verlassen, sein vernachlässigtes Geschäft trieb dem Ruin zu, und er konnte keinerlei Sinn mehr darin sehen, sein elendes Leben weiterzuführen.

»Aber Sie werden Ihr süchtiges Verlangen auch dann noch empfinden, wenn Ihr Körper bereits begraben ist«, sagte ich als Antwort auf seine Klagen, daß er rettungslos dem Trunk verfallen sei. »Glauben Sie nur nicht, der Tod Ihres Körpers bedeute auch Ihren Tod. All Ihre Liebes- und Haßgefühle, Ihre Interessen, Bindungen und starken Gefühlsregungen werden noch eine gewisse Zeit lang mit Ihnen verbunden bleiben. Ihre Leiden werden unvermindert andauern und vielleicht sogar noch schlimmer werden, da Sie Ihre Sucht nicht mehr befriedigen können!«

»Wollen Sie damit etwa sagen«, fragte er überrascht, »daß das ›drüben‹ auch noch weitergehen wird?«

»Mit großer Wahrscheinlichkeit! Wir sind hier auf Erden, um unser Karma auszuleben – schicksalshafte Nachwirkungen all dessen, was wir in früheren Leben getan haben. Wir müssen uns hier auf eine zukünftige Existenz vorbereiten: auf unser Leben nach dem Tode!« erklärte ich ihm. »Dann werden Sie ernten, was Sie jetzt säen!«

Es folgte ein langes Schweigen. Schließlich flüsterte er: »Danke!« und hängte ein. Zwei Tage später traf ich ihn in der Praxis eines Arztes, der sich auf die Heilung Trinksüchtiger spezialisiert hatte.

»Sie haben mir das Leben gerettet«, sagte er tief bewegt zu mir. »Ich bin jetzt entschlossen, meine Sucht zu überwinden. Nach dem Gespräch mit Ihnen rief ich meine Frau an. Sie versprach, mir zu helfen, und hat die Scheidung zurückgezogen.«

Ich freute mich von ganzem Herzen über seinen Entschluß und bat den Arzt um Erlaubnis, seinem Patienten die Tiefatmungsübungen zeigen zu dürfen, so daß er sie zu Hause anwenden konnte. Ungefähr drei Wochen später kam der Betreffende zu mir, um festzustellen, ob er in

---

* Seit ich dieses Manuskript verfaßte, sind noch viele erstaunliche Fälle dazugekommen, und ich darf alle Menschen, die der Trunksucht verfallen sind, oder auch deren Familienangehörige bitten, sich um weitere Einzelheiten an mich zu wenden – die Verfasserin.

seiner Atemtechnik Fortschritte gemacht habe. Er beherrschte die Übungen bereits sehr gut, und sein Zustand hatte sich wesentlich gebessert.

Wenn sich auch nicht alle Einzelheiten dieser Geschichte unmittelbar auf den Gegenstand dieses Kapitels beziehen, so ist ein gewisser Zusammenhang doch offenkundig genug. Es ist zwar ein Unterschied, ob man – wie ich es mit meinem Zuspruch getan hatte – einen Menschen aus seiner Hoffnungslosigkeit reißt oder ob man ihn anzuspornen vermag, seine Bemühungen so lange fortzusetzen, bis er sein Ziel erreicht. Zuspruch und Trost allein genügen nicht; es bedarf hier auch körperlicher Unterstützung, und ich bin überzeugt, daß die Tiefatmung in diesem Fall eine entscheidende Rolle spielte.

KAPITEL 4

Eine Lektion in Rhythmus

Alle Rhythmen schwingen im Menschen, und er und alles schwingt mit in dem einen großen Rhythmus.

George Arundale

Dieses Kapitel enthält eine der wichtigsten Lektionen Ihres Lebens; es befaßt sich mit dem Rhythmus. Die Einbeziehung des Rhythmus in den Vorgang der Tiefatmung stellt den grundlegenden Unterschied zwischen dem gewöhnlichen und dem rhythmischen Atem des Yoga dar.

Die gewöhnliche Atmung ist eine unabdingbare Voraussetzung jeglichen Lebens. Diese Atmung bietet aber keinen Schutz vor körperlichen oder geistigen Leiden. Atemübungen an sich sind noch keineswegs die vollkommene Lösung, da ja – wie bereits gesagt wurde – die in verschiedenen Schulen und Sportvereinen gelehrten Techniken nichts gegen Krankheit, Spannung, Nervosität, geistige Entwicklungsstörungen, emotionelle Schäden, den Alterungsprozeß und die Vergreisung auszurichten vermögen. Es wäre aber noch schlimmer um uns bestellt, würde sich die Natur nicht wenigstens während des Schlafens geltend machen und uns instinktiv tiefer und rhythmischer atmen lassen.

Der natürliche Rhythmus ist ein wesentlicher Faktor des Atmens, da er mit dem Herzschlag übereinstimmt. Um sich am Leben zu erhalten, atmet alles unter der Sonne – die Menschen, Tiere, Fische, Insekten, Pflanzen und selbst noch die winzigsten Zellen – jedes Wesen auf seine Weise und in seinem besonderen Rhythmus. Dieser Rhythmus tritt aber nicht nur bei Lebewesen zutage, sondern bei allen Naturvorgängen. Die Planeten haben ihre verschiedenen Phasen, die Erde ihre wechselnden Jahreszeiten, das Meer seine Ebbe und Flut und die Pflanzen ihre Zeit des Knospens, Blühens, Fruchttragens und Schlafens.

Der Atem und der Rhythmus haben eine so allumfassende Bedeutung, daß nicht selten angenommen wurde, sie hätten den Schöpfungsprozeß der Erde und des Menschen ausgelöst. Im menschlichen Körper tritt der Rhythmus – abgesehen vom Herzschlag – am deutlichsten in den Bewegungen des Zwerchfells zutage. Das Herz jedoch ist mehr als jedes andere Organ Ausdruck dieser rhythmischen Kräfte und von diesen beeinflußbar. Es stellt ein kompliziertes System von Ventilen dar, das von rhythmischen Auf- und Abwärtsbewegungen in Gang gehalten wird.

Rhythmisches Atmen hat nicht nur einen dynamischen Effekt, sondern wirkt auch äußerst beruhigend und entspannend auf den Geist. Die Atemzüge sind mit dem Rhythmus des Pulsschlags genau synchronisiert. Die Yogis lehren, daß das rhythmische Atmen den Eigenrhythmus des Menschen in Einklang mit dem kosmischen Rhythmus bringe und somit die Harmonie zwischen Mikrokosmos und Makrokosmos herstelle. Diese Form des Atmens stellt das eigentliche Wesen und die Grundsätze der Entspannung dar. Denn gleichzeitig mit den regelmäßigen, aufeinanderfolgenden Bewegungen des Aus- und Einatmens spannen und entspannen wir unseren Körper.

Die Aufrechterhaltung dieses Atemrhythmus ist von ausschlaggebender Bedeutung für die Gesundheit und das Gleichgewicht des ganzen Organismus, insbesondere des Herzens. Bei diesem Atemrhythmus trifft eine Atembewegung auf vier Herzschläge, und während wir so atmen, wird unser ganzer Organismus von diesem besonderen Rhythmus durchdrungen. Er teilt sich jeder Körperzelle mit – genau wie ein lauter Klang, der sich in allmählich schwächer werdenden Wellen in der Luft rundum fortpflanzt.

Obwohl Herz, Gehirn und alle anderen Organe unseres Körpers durch Sauerstoff ernährt werden, ist deshalb der Rhythmus nicht weniger wichtig.

In diesem Zusammenhang ist die interessante Tatsache zu erwähnen, daß für das Herz das richtige Einatmen von ausschlaggebender Bedeutung ist, weil dies den Herzmuskel entspannt. Andererseits ist für das Gehirn das Ausatmen von größerer Bedeutung, da dadurch die Funktion der Nervenzellen des Gehirns angeregt wird. Wenn wir deshalb Herz und Gehirn gesund erhalten wollen, müssen wir dem richtigen Einatmen wie auch dem richtigen Ausatmen Beachtung schenken. Um Dr. Carl Albin[*] zu zitieren: »Der Sauerstoff allein kann seinen Zweck

[*] Dr. Albin ist ein bekannter amerikanischer Physiker, Chemiker und Strahlenforscher

nicht erfüllen, wenn die Luftaufnahme nicht rhythmisch erfolgt. Unrhythmisches Atmen kann sich sogar schädlich auswirken.«

Als Beweis für diese These, daß Sauerstoff allein nicht genüge, beschrieb mir Dr. Albin ein äußerst interessantes Experiment, das er mit Pflanzen durchgeführt hatte. Dieser Versuch gibt uns ein klares Bild von den dramatischen Veränderungen, die durch eine Störung des natürlichen Rhythmus hervorgerufen werden. Der Forscher verwendete ein kompliziertes elektronisches Gerät, mit dem er sowohl die Pflanzenfrequenzen messen als auch Störungen auslösen konnte. Er vergrub zu beiden Seiten der Pflanze je eine Elektrode, um die Reaktion auf Störungen des rhythmischen Austausches zwischen den aus dem Boden Nahrung saugenden Wurzeln und den der Atmung dienenden Blättern festzustellen.

Die Frequenzstörungen hatten erstaunliche Auswirkungen: Innerhalb kurzer Zeit wurden die Wurzeln unfähig, die Nährstoffe aus dem Boden zu ziehen und der Pflanze zuzuführen. Die Blätter hörten auf zu atmen, veränderten allmählich ihre Färbung und Oberflächenstruktur, wurden trocken und lederartig und rollten sich schließlich ein. Um ihnen neue Frische zu verleihen und die ganze Pflanze wieder in ihren Normalzustand zu versetzen, war nur eines nötig: die Entfernung der Elektroden, die die Störfrequenzen aussandten. Ließ man jedoch derartige Störungen über eine längere Zeit hin andauern, so warf die Pflanze ihre Blüten und Blätter ab, verwelkte und starb – je nach Struktur und Empfindlichkeit – binnen 12 bis 24 Stunden. Holzartige Pflanzen überstanden diese Behandlung fünf oder sogar zehn Tage lang. In jedem Fall wurde das Absterben durch einen künstlich hervorgerufenen beschleunigten Alterungsprozeß verursacht und zeitigte Verfallserscheinungen, wie wenn man etwa ein fünf Jahre altes Kind innerhalb weniger Tage in einen achtzigjährigen Greis verwandeln würde.

Dr. Albins Experiment hatte mich so tief beeindruckt, daß ich mich immer wieder fragte, welche Vorgänge im menschlichen Körper mit den Pflanzenfrequenzen verglichen werden können. Da mein Wissen für eine Beantwortung nicht ausreichte, wandte ich mich an Dr. Sigfried Knauer, der mir folgende Erklärung gab: »Die Funktionen des Wurzelsystems einer Pflanze entsprechen gewissermaßen den Aufgaben des menschlichen Zentral-Nervensystems. Wenn man die Tätigkeit dieses Nervensystems irgendwie störte oder unterbräche, würde es aufhören, den Körper mit Nervenenergie zu versorgen, und der ganze Organis-

mus würde ›welken‹. Die richtige Atmung«, fügte er hinzu, »erhält die
normale Frequenz der organischen Funktionen aufrecht und gibt somit
dem Körper Gelegenheit, sich zu regenerieren.«

Dies bestätigt bis ins einzelne die Jahrhunderte alte Behauptung der
Yogis, daß rhythmisches Atmen eine entsprechende rhythmische Vibra-
tion im Rückgrat auslöst, das diese Schwingungen an das Gehirn wei-
terleitet, wo sie dann in Nervenenergie verwandelt werden.

Rhythmus und menschliche Spannungen

Die Wirkungsweise und Leistung der meisten vom Menschen erfunde-
nen Maschinen – zum Beispiel der hydraulischen Presse, der Pumpe,
des Motors, des Uhrwerks und anderer Präzisionsinstrumente – beruht
auf dem Prinzip regelmäßiger, rhythmischer Bewegung. Diese Bewegungen können kreisförmig, horizontal oder vertikal sein. Soll die Maschine jedoch ordentlich arbeiten, so müssen die Bewegungen in einem
gewissen Rhythmus verlaufen. Eine Störung dieses Rhythmus löst
Schwingungen aus, die zum Zusammenbruch des ganzen Mechanismus
führen können – eine häufige Ursache von Flugzeugunfällen und anderer Katastrophen. Es ist nun einmal so: Wird der Rhythmus eines Uhrwerks gestört, dann zeigt auch die Uhr nicht mehr die richtige Zeit an.
In diesem Buch beschäftigen wir uns vorwiegend mit den Auswirkungen der rhythmischen Atmung auf Spannungszustände. Obwohl solche
Spannungen eine geistige Ursache haben, wirken sie sich auf unseren
ganzen Organismus aus, denn jede Spannung stört sofort den Atemrhythmus: der Atem wird entweder beengt, arhythmisch oder unnatür-
lich gehemmt. Eine derart gestörte Atmung führt unvermeidlich zu
weiteren Spannungen. Rhythmische Atmung andererseits entspannt den
ganzen Körper.

Indem wir durch kontrolliertes Atmen unseren ursprünglichen Körper-
rhythmus wiederherstellen, versetzen wir unseren Körper nicht nur in
seinen Normalzustand, sondern gewinnen auch eine neue, positive geistige Einstellung. Wir befreien uns von jener dauernden, angstvollen
Erwartung, die immer neue Spannungszustände hervorruft, und gewinnen statt dessen innere Ruhe und Ausgeglichenheit, die uns ein Gefühl der heiteren Gelassenheit verleihen. *Furcht behindert den Atem,
Freude regt ihn an, und Entspannung macht ihn harmonisch.*

Während einer meiner Vortragsreisen in Mexiko wurde ich eingeladen, zwei Filme anzusehen, die in einem Krankenhaus gezeigt wurden, wo Dr. Fedor Stefanowich gerade die von Dr. Lamaze entwickelte Methode der schmerzlosen Geburt einführte. Der eine – ein medizinischer Lehrfilm – zeigte, wie eine junge Mutter voll Glück ihr erstes Kind zur Welt bringt. Sie war völlig entspannt; sie unterhielt sich, lächelte und machte in gewissen Abständen ihre Atemübungen. Schon kurze Zeit nach der Geburt stand sie auf und verließ ohne jede Hilfe den Entbindungsraum. Sie hatte keinerlei Tabletten oder Spritzen erhalten. Die ärztlichen Maßnahmen hatten sich ausschließlich auf Entspannungs- und Atemübungen beschränkt.

Die Methode von Dr. Lamaze ist sehr einfach: Einige Monate vor der Niederkunft lernt die werdende Mutter, wie man richtig atmet und sich entspannt. Gleichzeitig wird sie schrittweise von jeglicher Furcht vor den Geburtswehen befreit. Ist dann ihre Zeit gekommen, kann sie ihr Kind ohne Schmerzen und ohne Narkose zur Welt bringen.

Nachdem der Film vorüber war, bedankte ich mich bei Dr. Stefanowich für seine Einladung, und ehe wir uns dessen richtig bewußt wurden, waren wir mitten in einer Demonstration der Yoga-Atemtechnik. »Das ist genau das, was wir brauchen!« rief er voll freudiger Erregung aus. »Wann und wo kann ich Sie morgen sprechen?«

In der Folgezeit übernahm er meine rhythmische Tiefatmungsmethode und Entspannungstechnik, und im Augenblick bereiten wir die Veröffentlichung eines gemeinsamen Buches vor.

»Nun, dann wird man wohl die Bibel umschreiben müssen«, meinte vorlaut eine Bekannte, als ich ihr dies erzählte.

»Warum?« fragte ich.

»Haben Sie vergessen, was Eva auferlegt wurde? ›In Schmerzen sollst du deine Kinder gebären!‹«

»Ganz richtig«, erwiderte ich und fügte hinzu: »Aber Sie müssen wissen: Yoga ist eine Rückfahrkarte ins Paradies!«

Die Tatsache, daß rhythmische Tiefatmung und Entspannung das Wunder einer schmerzlosen Geburt vollbringen können, während eine rhythmische Störung eine Pflanze verwelken und sterben läßt, zeigt deutlich die lebenswichtigen Zusammenhänge zwischen Gesundheit einerseits und rhythmischer Atmung und Entspannung andererseits. Diesen Zusammenhang müssen wir uns immer vor Augen halten, wenn wir unsere neuerworbene Kenntnis auch im täglichen Leben anwenden. Die Ausführung rhythmischer Tiefatmungsübungen und die Einschal-

tung von Entspannungspausen sollten uns allen zur festen Gewohnheit
werden.

Die Klangtherapie

Jede Erörterung der mittels rhythmischer Tiefatmung erzielbaren Entspannung bliebe ohne die Erwähnung der Schallschwingungen unvoll-
ständig. Es kann kein Zweifel darüber bestehen, daß die therapeutische Anwendung akustischer Entspannungsmethoden für unser Wohlbefinden im allgemeinen und unser Nervensystem im besonderen äußerst segensreich wäre.

Es gibt einen besonderen Yoga-Zweig, den sogenannten *Mantra*-Yoga,
bei dem verschiedene *Mantras* gesungen werden. Die *Mantras* sind ganz
bestimmte Wortklänge, die aufgrund ihrer heilsamen Schwingungen
dem gesamten Körper mit all seinen Drüsen, Organen, Nerven und
Gehirnzellen Kraft zuführen. Der entspannende und beruhigende
Effekt dieser *Mantras* sollte keinesfalls unterschätzt werden. Diesen
Übungen wird auch eine reinigende Wirkung zugeschrieben, da die
hierbei ausgelösten Schwingungen neben der günstigen Beeinflussung
des Geistes auch den Körper von allen Unreinheiten befreien.

In diesem Zusammenhang will ich noch erwähnen, daß Frau Professor
B. M. Lesser Lazario in Wien diese Klangtherapie mit großem Erfolg
angewendet hat. Sie entdeckte diese Methode zufällig, als sie in ihrer
Jugend infolge einer Krankheit lange ans Bett gefesselt war. Ob sich
ihre Methode nun tatsächlich auf dem *Mantra*-Yoga begründet, kann
ich nicht mit Sicherheit sagen. Auf alle Fälle aber ist das therapeutische
Prinzip sehr ähnlich, mit der einzigen Ausnahme, daß die *Mantras*
nicht so sehr der körperlichen Gesundheit dienen sollen, sondern in erster Linie darauf abzielen, die geistigen Kräfte des Menschen zu erwek-
ken und zu entwickeln.

Die Wirkung dieser Klänge verändert sich mit jedem Vokal. Der Laut
ii zum Beispiel wirkt auf Hypophyse, Zirbeldrüse, Gehirn und alle
anderen Organe des Kopfes, der Laut *ä* dagegen auf Schilddrüse, Luft-
röhre, Kehlkopf und Kehle. Der Laut *aa* beeinflußt den oberen Teil
der Lunge, der Laut *ou* wiederum die untere Hälfte der Lungenflügel.

Auf alle Organe, die sich in der Lungengegend befinden – also auch
auf das Herz – wirken die *aa*- und *oo*-Laute günstig, während dem
Klang *ohm* ein besonders heilsamer Einfluß auf das Herz zugeschrieben wird.

Der Klang *uu* beeinflußt die tieferliegenden Organe und die Geschlechtsdrüsen, *ö* dagegen Magen, Leber und Zwerchfell, und *ü* schließlich wirkt auf die Nieren.

Alle diese Vokale werden bei gleichzeitigem Ausatmen gesungen. Zuerst atmet man also tief ein und singt dann den Vokal, indem man zugleich kräftig ausatmet und Mund und Lippen in die entsprechende Stellung bringt. Beim Klang *ii* zum Beispiel werden die Lippen zu einem breiten Lächeln gespreizt. Beim Klang *ä* ist der Mund nur leicht geöffnet, bei *aa* dagegen weit, bei *ou* formen die Lippen ein Oval, und bei *oo* werden sie wie beim Pfeifen gerundet.

Als ich zum ersten Mal hörte, daß Kühe mehr Milch geben, wenn während des Melkens im Stall Musik ertönt, fragte ich mich, ob dies auf die Klänge, die rhythmischen Schwingungen der Musik oder vielleicht sogar auf die Schwingungen der Menschen, die beim Melken der Musik lauschen, zurückzuführen sei.

Dieselbe Frage drängte sich mir auf, als ich eine Zeitungsmeldung über das Experiment eines Landwirtes namens George E. Smith las, der mit Hilfe von Musik eine bessere Maisernte erzielte. Mr. Smith pflanzte auf zwei seiner Äcker in Normal, Illinois, unter völlig gleichen Bedingungen Mais – mit der einzigen Ausnahme, daß er den einen Acker mit Musik beschallte. Der Mais, der unter den Klängen von Märschen, Liebesliedern und klassischer Musik heranwuchs, reifte wesentlich schneller als jener auf dem anderen Acker. Der Landwirt erzielte dadurch aber nicht nur eine Beschleunigung des Reifeprozesses, sondern auch einen wesentlich höheren Ertrag. Meiner Meinung nach wäre es durchaus lohnend, Experimente dieser Art in größerem Umfang durchzuführen, um festzustellen, ob diese günstigen Ergebnisse auf den Klang oder auf den Rhythmus der Musik zurückzuführen sind.

Die Yogis behaupten, daß wir alle saubere und gesunde Körper hätten, wenn wir nicht ständig der Natur ins Handwerk pfuschten. Zweifellos könnten wir durch regelmäßige Tiefatmungsübungen in Verbindung mit Vokal-Klangschwingungen viele Gesundheitsprobleme aus der Welt schaffen. Die *Mantras* haben übrigens eine große Ähnlichkeit mit dem Singen, dessen entspannende Wirkung ja bekannt ist.

Seit jeher werden religiöse Zeremonien von Liedern und rhythmischen Gesängen begleitet. Es wird behauptet, daß einige der *Mantras,* die in Indien gesungen werden, auf die längst vergessenen Urharmonien der Natur abgestimmt sind. Ihre heilenden Kräfte wirken mittels unserer eigenen inneren Energie, die beim Singen gewisser Vokallaute geweckt wird.

Um den für die Meditation nötigen Entspannungszustand herbeizuführen, haben die Yogis bestimmte Übungen entwickelt, die den Körper trainieren und den Geist entwickeln und damit den Menschen zum Herren nicht nur über seine Gedanken und Gefühle, sondern auch über die Funktionen seines Organismus machen. Die regelmäßige Durchführung dieser Übungen – Tiefatmung, Yoga-Stellungen, Konzentration und Meditation – wird es auch Ihnen ermöglichen, eine weitgehende Kontrolle über Ihren Körper und Geist zu erlangen. Bald werden Sie imstande sein, eine völlige Entspannung zu erzielen, wobei Ihre Muskeln gelockert und Ihr Geist von belastenden Gedanken frei sein werden. Auf diese Weise werden Sie selbst in den unangenehmsten und aufregendsten Situationen Ihre Ruhe und Ausgeglichenheit bewahren können. Darüber hinaus werden Sie Ihren Körper jugendlich und gelenkig erhalten, ihn von allen Schmerzzuständen befreien, verborgene Kräfte und Talente erwecken und letztlich die Ihnen zustehende Stellung im Leben erreichen und halten.

Die Yoga-Disziplinen stehen im krassen Gegensatz zu den materialistischen Methoden des Westens, die durch die Anwendung nur äußerlich wirkender Mittel, die aber niemals den Kern unseres Wesens beeinflussen, auf die Beseitigung von Spannungszuständen abzielen. Wollen wir unseren Geist von Furcht, Angst und Spannung befreien, so müssen wir die geistige Verbundenheit des Menschen mit den kosmischen Kräften des Universums berücksichtigen. Über diese geistige Methode werden Sie später bei der Erläuterung der kosmischen Atmung mehr erfahren.

KAPITEL 5

Der Sieg über die Schlaflosigkeit

Schlaflosigkeit ist in den meisten Fällen die Folge geistiger Unruhe

Haben Sie die ganze Nacht durch geschlafen, so genießen Sie die Wohltat einer natürlichen und gesunden Ruhe und erwachen am Morgen frohen Mutes. Erfrischt und entspannt sind Sie für alles bereit, was der Tag Ihnen auch bringen mag. Unglücklicherweise gibt es viele Menschen, die schlecht schlafen und dann den ganzen Tag über nervös und gereizt sind. Die Zahl der Leute, die Nacht für Nacht auf den Segen eines tiefen Schlafes verzichten müssen, ist weit größer, als ich je gedacht hätte. Die folgenden Seiten sind ganz besonders für diese beklagenswerten Menschen bestimmt. Ich hoffe, daß meine Ratschläge ihnen eine echte Hilfe sein werden, die natürliche Fähigkeit zu tiefem Schlaf wiederherzustellen.

Falls Sie nicht vollen Nutzen aus Ihrer Nachtruhe ziehen können, indem Sie tief und gesund schlafen, werden Ihre Nerven unweigerlich in Mitleidenschaft gezogen. Dies gilt insbesondere, wenn Sie mehrere Nächte hindurch schlecht schlafen. In diesem Fall wird die Schlaflosigkeit chronisch und wirklich unerträglich.

Wie so manches andere, was uns gefährlich werden kann, beginnt auch die Schlaflosigkeit zunächst ganz harmlos und unauffällig: mit einer ersten schlaflosen Nacht. Es folgt die zweite Nacht, in der sich der Schlaf ebenfalls nicht einstellen will und sich trotz großer Müdigkeit nicht erzwingen läßt. Am nächsten Morgen ist der Betroffene selbstverständlich noch müder und nervöser. Überdies beginnt er, sich wegen seiner plötzlichen Schlaflosigkeit Sorgen zu machen. Kaum wird es Abend, fängt er schon an, unruhig zu werden, weil er sich vor einer weiteren schlaflosen Nacht fürchtet. Und siehe da: seine Befürchtungen bewahrheiten sich. Sobald er das Licht ausdreht, beginnt der »Kampf mit dem Kissen«.

Ruhelos liegt der Beklagenswerte im Bett, wechselt immer wieder seine Lage, dreht Kissen und Decken, findet endlich für ein paar Minuten Ruhe – und schon geht das Ganze wieder von vorne los. Endlich glaubt er die richtige Lage gefunden zu haben und einschlafen zu können. Es dauert aber nicht lange, und plötzlich ist er wieder hellwach; er dreht das Kissen um, so daß die heiße Wange kühler liegt, redet sich ins Gewissen und sagt sich, daß er nun einschlafen müsse, weil es sonst am nächsten Tag im Büro Schwierigkeiten gibt . . .

Je mehr so ein Armer sich um Schlaf bemüht, desto weniger findet er ihn. Nach einer Stunde unruhigen Hin- und Herwälzens ist er erschöpfter und angespannter, als nach einem Dauerlauf zehnmal um das Wohnviertel. (Ein Spaziergang wäre übrigens gar keine so schlechte Idee gewesen!) Schläft er schließlich doch ein, so ist es schon viel zu spät, um sich noch richtig ausruhen zu können. Und hier beginnt der Teufelskreis: Die Schlaflosigkeit wird chronisch, und das Opfer greift verzweifelt zur Schlaftablette. Die längere Einnahme solcher Drogen verschlimmert natürlich nur das Ganze. Sie schädigen den Körper im allgemeinen und das Gehirn im besonderen. Und wer ihnen verfallen ist, lebt in einem dauernden Dämmerzustand – er vegetiert nur noch dahin.

Ursachen und Arten der Schlaflosigkeit

Was sind die Ursachen der Schlaflosigkeit? In fast allen Fällen wird sie durch Furcht oder Sorgen ausgelöst, die einen dauernden Zustand angstvoller und gespannter Erwartung zur Folge haben. Diese mehr oder minder bewußte Furcht muß beseitigt werden – wie ein Holzsplitter, der unter der Haut schwärt und eine Entzündung hervorruft, bis er entfernt wird.

Auch übermäßiges Essen oder Trinken kann Schlaflosigkeit hervorrufen. Falls Sie kurz vor dem Schlafengehen etwas Schwerverdauliches essen, so haben Sie sich die Folgen selbst zuzuschreiben: Die ganze Nacht hindurch werden Sie sich unbehaglich und gespannt fühlen, vielleicht wird Ihnen eine Magenstörung sogar völlig den Schlaf rauben.

Auch wenn Sie zu später Stunde einen aufregenden Film ansehen oder einen Kriminalroman lesen, kann dies zu Schlafstörungen führen; ebenso freudige Erregung oder schlechte Nachrichten. Wer hat nicht schon einmal eine Nachricht erhalten, der Gatte, Sohn oder Freund

komme nach längerer Abwesenheit plötzlich heim, und hat dann vor
lauter Aufregung und Vorfreude kein Auge zugetan? Ähnlich wirken
sich auch die Folgen Ihrer psychischen Reaktion auf schlechte Nachrichten aus, nur sind es dann noch unerfreuliche Gedanken, die Sie um
Ihre Ruhe bringen.

Alle diese Ursachen können Schlafstörungen zur Folge haben. Zu chro-
nischer Schlaflosigkeit wird dies aber erst dann führen, wenn Sie sich
übertriebene Sorgen machen.

Frühes Erwachen ist vor allem eine Eigenart älterer Menschen und gibt
an sich noch keinerlei Anlaß zur Beunruhigung. Viele machen sich un-
nötigerweise große Sorgen, weil sie nicht wissen, daß der Mensch mit
zunehmendem Alter immer weniger Schlaf braucht. Im vorgerückten
Alter schadet es in der Regel niemandem, »beim ersten Hahnenschrei«
aufzuwachen. Wer sich trotzdem ausgeruht fühlt, hat auch lange genug
geschlafen.

Bei einem gesunden Menschen wird die Dauer des Schlafs durch die Erfordernisse des Körpers bestimmt. Diese sind individuell verschieden:
Manch einer braucht acht Stunden Schlaf, sonst fühlt er sich den ganzen
Tag müde und matt. Andere wieder brauchen nicht mehr als sechs Stunden oder sogar noch weniger. Ist Ihr Geist frei von Furcht und Sorge
und Sie ruhen sich aus, soweit Ihr Körper danach verlangt, wird sich
von selbst das für Sie erforderliche natürliche Gleichgewicht von Ermüdung und Erholung einstellen.

Falls Sie es sich – wie so viele – zur Gewohnheit machen, bei jedem
Menschen, der Ihnen begegnet, über Ihre Schlaflosigkeit zu klagen, so
verschlimmern Sie das Ganze nur noch mehr. Sie steigern sich dabei in
Ihr Leiden hinein, ja Sie »begeistern« sich daran. Sie kommen sich noch
erschöpfter vor, als Sie sind, und bringen sich selbst um den letzten
Nutzen des Ihnen verbliebenen Schlafes. Versuchen Sie keinesfalls, die
Aufmerksamkeit und das Mitgefühl anderer Menschen dadurch zu er-
regen, daß Sie ihnen ständig mit Ihren Klagen in den Ohren liegen.
Diese Art der Selbsttröstung hat auf die Dauer keinen Sinn. Sehr bald
werden Ihre Mitmenschen es müde, Ihre Klagen anzuhören, und beginnen, Ihnen aus dem Wege zu gehen oder sich sogar über Sie lustig zu
machen. Außerdem schädigen Sie durch diese negative Selbstbeeinflussung Ihre Widerstandsfähigkeit, und Ihr Zustand wird schlimmer anstatt besser: Sie erinnern sich immer wieder daran, daß Sie müde sind,
so müde, so außerordentlich müde ... und Sie werden es tatsächlich. Es

dauert nicht lange, und Sie sind bereits zu müde, um auch nur einen Finger zu rühren. So haben Sie sich Ihre Müdigkeit selbst aufsuggeriert und sich Ihren denkbar elenden Zustand geradezu aufgezwungen – mit Ihren eigenen Klageliedern!

Wir hatten einmal eine Haushälterin, eine wirklich nette Frau, die nur den einen Fehler hatte, daß sie sich dauernd und ausführlich über ihre Schlaflosigkeit beklagte. Anfangs hatten wir alle Mitleid mit ihr, aber bald gingen ihre ständigen Klagen der ganzen Familie auf die Nerven. Jeden Morgen pflegte sie uns mitzuteilen, sie habe wieder einmal »kein Auge zugetan«. Kam ich aber nachts oder auch morgens in ihr Zimmer, so fand ich sie regelmäßig in tiefstem Schlaf. »Ich bin gerade erst etwas eingenickt!« so glaubte sie sich stets entschuldigen zu müssen – als ob Schlafen etwas Verbotenes wäre.

Sollten auch Sie dazu neigen, allzu früh aufzuwachen, so rate ich Ihnen, entweder eine Zeitlang zu lesen oder, noch besser, einige jener Nacken- und Augenübungen zu machen, die ich in Kapitel 8 beschrieben habe. Daneben wären rhythmische Atemübungen, einige einfache Yoga-Stellungen und die Entspannungsübungen, die am Schluß dieses Buches beschrieben werden, sehr nützlich. Einige dieser Übungen könnten Sie sogar in liegender Stellung ausführen. Vielleicht schlafen Sie dann noch einmal ein. Auf jeden Fall jedoch wird die Zeit schneller vergehen, und Sie haben etwas für Ihre Gesundheit getan. Besonders für ältere Menschen kann es aber meiner Meinung nach nur vorteilhaft sein, jeden Augenblick des Wachseins zu nützen, um all die Dinge zu bedenken, die noch zu tun oder zu sagen sind, oder sich durch die Meditation auf ein neues Leben auf einer anderen Ebene vorzubereiten.

Der Sieg über die Schlaflosigkeit

Eine neue, positive geistige Einstellung ist der erste Schritt zur Überwindung der Schlaflosigkeit. Anstatt sich über diesen Zustand Sorgen zu machen, sollten Sie Ihre Ruhe bewahren oder wiedergewinnen. In vielen Fällen wird dies allein schon genügen, daß Sie wieder richtig schlafen können.

Hier folgen noch einige praktische Winke, die ihre nahezu magische Wirksamkeit schon in vielen Hunderten von Fällen bewiesen haben; vielleicht helfen sie auch Ihnen. Es ist wirklich ganz einfach:

Vermeiden Sie alles, was Sie aufregen könnte, sei es Kino, Fernsehen,

Lektüre oder anderes mehr. Lassen Sie den Tag in Gedanken noch einmal an sich vorüberziehen, ehe Sie zu Bett gehen. Notieren Sie alles, was dabei Ihre Unzufriedenheit erregt oder einer Besserung bedarf. Nehmen Sie Papier und Bleistift zur Hand und schreiben Sie auch alle jene Dinge auf, die Sie am folgenden Tag erledigen wollen. Indem Sie Ihre Vorhaben schriftlich festhalten, vermeiden Sie, daß sich Ihr Geist die Nacht über damit beschäftigt. Vor morgen können Sie ohnedies nichts tun!

Oder nehmen Sie einfach vor dem Schlafengehen einen Eßlöffel Honig zu sich. Sie sollten möglichst reinen Naturhonig essen, den Sie der noch besseren Wirkung halber in heißem Wasser, Pfefferminz-, Kamillen- oder einem anderen beruhigenden Kräutertee aufgelöst trinken können. (Kräuter und Honig sind in jedem Reformhaus erhältlich.) Stellen Sie sich auch etwas Honig und Tee neben Ihr Bett, für den Fall, daß Sie in der Nacht aufwachen.

Sie könnten auch, ehe Sie zu Bett gehen, den Kopfstand machen. Diese Stellung ist das wirkungsvollste natürliche Schlafmittel, das ich kenne. Ist es Ihnen aus irgendeinem Grunde nicht möglich, diese Stellung ohne Schwierigkeiten einzunehmen, so versuchen Sie es mit dem Halben Kopfstand (siehe Seite 188), der nahezu den gleichen Effekt hat. Noch besser wirkt diese Übung, wenn Sie vorher Honig oder Tee oder beides zusammen zu sich genommen haben. Viele Menschen, denen ich den Kopfstand beigebracht habe, gewannen ihre natürliche Schlaffähigkeit wieder zurück. Ich selbst helfe mir regelmäßig mit dieser Übung, wenn ich am Morgen einige Stunden zusätzlichen Schlafs brauche, weil ich später als gewöhnlich ins Bett kam oder die Nacht im Auto oder Flugzeug verbringen mußte. Wenn irgendwie möglich, vermeide ich zwar Nachtflüge, weil ich im Sitzen nicht schlafen kann; bleibt mir aber keine andere Wahl, so mache ich den Kopfstand, um wenigstens ein bißchen schlafen zu können. Meistens bemerkte nicht einmal die Stewardeß meine Übungen. Honigtrunk und Kopfstand können – besonders, wenn beides zusammen angewendet wird – ihre Wirkung kaum verfehlen.

Hier noch eine andere Methode, die den Schlaf buchstäblich »herbeizaubert«: Achten Sie beim Schlafen auf Ihre Lage! Sie sollten mit dem Kopf nach Norden und mit den Füßen nach Süden liegen, so daß die erdmagnetischen Ströme ungehindert durch Ihren Körper fließen können. Bekanntlich bringen diese Ströme eine Magnetnadel, die nicht ge-

nau nach Norden zeigt, zur Drehung. Aufgrund desselben Prinzips beeinflußt der Erdmagnetismus auch die Nervenströme im menschlichen
Körper, und viele Leute, insbesondere sensible Menschen, leiden an
Schlafstörungen, sobald die magnetischen Strömungen von Körper und
Erde nicht im Einklang sind. Sollte Ihr Bett in der falschen Richtung
stehen, so stellen Sie es doch um: in vielen Fällen bedeutet dies allein
schon das Ende der Schlaflosigkeit.

Schließlich wäre noch das Ölbad zu nennen. Es stehen uns zwar weder
die Badeeinrichtungen noch die herrlichen Öle von Malabar zur Ver-
fügung, jedoch leistet jedes beruhigende Kräuter- oder Blumenöl ähnliche Dienste. Legen Sie sich auf ein Plastiktuch und lassen Sie sich das
leicht angewärmte Öl am ganzen Körper einmassieren. Anschließend
wickeln Sie sich in dieses Plastiktuch, worüber noch einige warme Woll-
decken gelegt werden, und bleiben zehn bis fünfzehn Minuten in diesem Wickel. Dann nehmen Sie ein heißes Bad und gehen sofort ins Bett.
Sie haben die Wahl unter einer ganzen Reihe von Vorschlägen. Falls
eines dieser einfachen, praktischen Mittel allein versagen sollte, wird
die kombinierte Anwendung derselben zweifellos auch Ihnen wieder
zu dem erfrischenden, friedlichen und tiefen Schlaf Ihrer frühen Jugend
verhelfen.

KAPITEL 6

Die tiefe und völlige Entspannung

Bis jetzt haben wir uns mit einer theoretischen Erläuterung der Bedeutung und der verschiedenen Formen der Entspannung begnügt. Nun wollen wir die Probe aufs Exempel machen, das heißt, den tatsächlichen Versuch unternehmen, uns zu entspannen. Legen Sie das Buch einen Augenblick beiseite und bitten Sie jemand anderen, Ihnen die folgenden Anleitungen vorzulesen.

Um den größtmöglichen Nutzen aus den hier beschriebenen Entspannungsübungen zu ziehen, sollten Sie zuerst Gürtel und Krawatte bzw. Hüftgürtel und Büstenhalter lockern und Ihre Schuhe ausziehen. Legen Sie sich flach auf einem Teppich oder einer Matte auf den Boden (auf einer weichen Couch wäre Ihr Rückgrat nicht völlig gerade) und dehnen Sie sich, indem Sie gleichzeitig die Arme über den Kopf heben und den ganzen Körper anspannen. Lassen Sie dann die Arme plötzlich fallen und Ihren ganzen Körper locker werden. Schließen Sie die Augen und konzentrieren Sie sich zunächst auf die Zehenspitzen. Lassen Sie nun die Entspannung auf Ihren ganzen Körper wirken – entspannen Sie Füße, Waden, Schenkel und den Rumpf ... entspannen Sie Rücken, Schultern, Arme und die Fingerspitzen ... senken Sie den Kopf nach vorn, so daß die Gesichtsmuskulatur völlig locker wird – fühlen Sie, wie schwer Ihr Körper wird? (Hier machen Sie eine Pause, um sich völlig zu entspannen.)

Stellen wir uns nun eine Wolke vor. Machen Sie sich im Geist ein klares Bild dieser Wolke – wie sie am Himmel schwebt. Stellen Sie sich jetzt vor, Sie seien diese Wolke – federleicht, völlig locker, ruhig dahintreibend. Sie schweben an einer anderen Wolke vorbei – ziehen dahin, hoch über einem grünen Tal mit Wiesen und Wäldern – über einen See, in dem Sie Ihr Spiegelbild sehen. Sie fühlen sich so leicht, so gelöst und frei, so glücklich! Sie sind nur eine Wolke im unermeßlichen Blau des Himmels. (Machen Sie hier eine kleine Pause.)

Versuchen Sie nun, an gar nichts zu denken. Lassen Sie alle Gedanken und Gefühle aus sich herausströmen – Sie fühlen, wie Sie allmählich immer tiefer sinken – sich auflösen und eins werden mit dem Raum – völlig entspannt und völlig still... (Machen Sie hier eine kleine Pause.) Beginnen Sie nun langsam, ganz langsam, den Körper zu dehnen. Strecken Sie zuerst die Arme über den Kopf und gähnen Sie. Strecken Sie dann Hände, Finger, Rückgrat und Beine. Rollen Sie sich jetzt auf die rechte Seite und machen Sie ein Hohlkreuz. Nun rollen Sie sich auf die linke Seite und machen noch einmal ein Hohlkreuz.

Bleiben Sie anschließend einige Zeit flach auf dem Rücken liegen und holen Sie ein paarmal tief Atem. Dann setzen Sie sich langsam auf, indem Sie sich gleichzeitig recken und ein paarmal gähnen. Man sollte weder nach einer Entspannungsübung noch nach dem Schlafen plötzlich aufspringen. Lassen Sie sich Zeit und kehren Sie ganz langsam und allmählich aus der Welt der Träume zurück.

Sie werden bald feststellen, daß diese Übungen in kurzer Zeit die während des Tages aufgestaute nervöse Spannung abbauen und ausgleichen. Auch um sich körperlich und geistig auf die Nachtruhe vorzubereiten, ist diese Entspannungsübung sehr geeignet.

An den Anfang Ihrer Entspannungspausen können Sie die Übung D Seite 117) und Übung C (Seite 116) stellen, bei denen Hände und Füße durch lockeres Schütteln entspannt werden. Stellen Sie sich zum Schluß auf die Zehenspitzen, wobei Sie gleichzeitig die Arme in die Höhe strecken, als ob Sie nach dem Mond greifen wollten, und lassen Sie sich dann wie eine schmelzende Kerze zu Boden sinken. Anschließend nehmen Sie, flach auf dem Boden liegend, die Leblose Stellung oder *Savasana* ein, die Sie während der gesamten Entspannungsübung beibehalten.

Entspannungspausen

Seit ich 1939 in Shanghai anfing, Yoga zu lehren, und in meinen Klassen die Entspannungspause einführte, ist es mein Wunsch gewesen, so viele Menschen wie nur irgend möglich mit dieser Methode vertraut zu machen, mit deren Hilfe man sich jederzeit und überall entspannen kann. Seitdem ich in den Vereinigten Staaten lebe, ist dieser Wunsch noch dringlicher geworden. Zur Zeit trage ich mich mit dem Plan, solche Entspannungspausen unmittelbar vor oder nach den traditionellen amerikanischen Kaffeepausen einzuführen, und zwar nicht nur in Büros, Geschäftshäusern, Fabriken und Werkstätten, sondern auch im Kreis der Familie. Alle, die meinen Vorschlag aufgreifen würden, hätten die Möglichkeit, sich in diesen fünf Minuten körperlich und geistig zu entspannen. Nachdem sie die während der ersten Hälfte des Tages angesammelten Spannungen abgeworfen haben, könnten sie sich mit erneuter Energie an die Arbeit machen.

Die allgemeine Einführung dieser Methode würde nicht nur die Volksgesundheit verbessern, sondern wäre auch vom volkswirtschaftlichen Standpunkt aus eine gute Investition. Die Verringerung der nervösen Spannung würde sich sofort in der verbesserten Qualität der Industriegüter bemerkbar machen und den krankheitsbedingten Verlust an Arbeitsstunden auf ein Mindestmaß beschränken.

Die »Medizinischen Annalen 1955« meldeten, daß an jedem Tag des Jahres mindestens 1¹/₂ Millionen Werktätiger in Handel, Industrie, Landwirtschaft und den freien Berufen krankheitshalber ihrer Arbeit fernbleiben. Von diesen 1¹/₂ Millionen leidet nur ein verhältnismäßig geringer Prozentsatz – nämlich ungefähr 200 000 – an ernsthaften Erkrankungen. Alle anderen sind Opfer sogenannter »Berufskrankheiten«, also körperlicher Überlastung und nervöser Überbeanspruchung. Insgesamt bildet diese Gruppe mehr als die Hälfte aller Krankheitsfälle. Ich bin davon überzeugt, daß die von mir geplante Einführung von Entspannungspausen viel dazu beitragen könnte, dieser erschreckenden Entwicklung Einhalt zu gebieten, da meine Übungen sowohl körperliche als auch geistige Spannungszustände beseitigen.

Als ich nach New York kam, um dort die Veröffentlichung meines Buches »*Yoga für Amerikaner*« vorzubereiten, fragte ich meine Verleger, ob sie zufällig eine Fabrik oder ein Büro wüßten, wo ich eine Entspannungspause veranstalten könnte; ich wollte Erfahrungen sammeln und diese später in meinem Buch beschreiben. Richard Prentice Ettinger bot mir sofort sein eigenes Büro an. Ungefähr zwanzig leitende Verlagsangestellte und Mitarbeiter legten sich bereitwillig auf den Boden, um an dem Experiment teilzunehmen.

Nachher bat ich alle um ihre ehrliche Meinung. Jeder der Anwesenden äußerte sich überzeugt, daß die Einführung einer Entspannungspause während des Arbeitstages von hervorragendem Wert wäre.

Kurz darauf erwähnte ich dieses Erlebnis in einem Vortrag, worauf mir ungefähr eine Woche später eine weitere Gelegenheit geboten wurde, diese Entspannungstechnik vorzuführen: bei einer Pressekonferenz in Washington, während der ich den anwesenden Journalisten meinen Plan auseinandersetzte und sie bat, sie möchten es doch selbst einmal mit einer Entspannungspause versuchen. Obwohl ich selbst nicht den geringsten Zweifel daran gehabt hatte, daß die Übungen auch bei ihnen ihre heilsame Wirkung tun würden, war die begeisterte Reaktion der Reporter doch eine große Freude für mich, insbesondere in Anbetracht der seltsamen Umstände, unter denen dieses Experiment durchgeführt wurde.

Burness schrieb darüber im *Evening Star:* »Vom Fußboden eines Konferenzzimmers im Statler Hotel aus unternahm ich einen völlig imaginären Flug. Drei Reporter und ein Presseagent waren meine Reisebegleiter, und es war ihr einstimmiges Urteil, daß auch ihnen dieser Ausflug gefallen habe. Indra Devi hofft noch den Tag zu erleben, an dem solche Entspannungspausen zu einem ganz normalen Bestandteil unseres Alltags werden.«

Samuel Stafford von der Washingtoner *Daily News* gab zuerst eine ausführliche Beschreibung unseres Experiments und zitierte dann wörtlich meine Forderung nach Schaffung von Entspannungsgelegenheiten für die erschöpften Großstädter.

In einem dreispaltigen Artikel gestand der UPI-Korrespondent Frank Eleazar: »Ich hatte keine Ahnung, wie sehr ich mich entspannt hatte, bis uns Indra Devi nach fünf Minuten aufforderte, wieder aufzustehen . . .«

Die Washingtoner *Post* veröffentlichte ein Bild, das die entspannungssuchenden Reporter auf dem Boden liegend zeigte. »Indra Devi empfiehlt jedem erschöpften Amerikaner, sich während der Arbeit auszuruhen«, begann der Begleitartikel. ›Was dieses Land braucht‹, sagte die in einen Sari gekleidete Yoga-Lehrerin, ›ist eine tägliche Entspannungspause von fünf Minuten.‹ Sie erklärte sich bereit, überall hinzufahren und alles zu tun, um in amerikanischen Fabriken, Büros und Familien für ihre Entspannungspausen zu werben.«

Trotz der begeisterten Reaktion der Presse dauerte es noch mehrere Jahre, bis meine Methode in einer Fabrik erprobt wurde. Zu jener Zeit lernte ich die drei Schwestern Frankfurt kennen, die in unserem Yoga-Zentrum in Tecate Unterricht nahmen. Sie hatten die wohltuende Wirkung unserer Entspannungsübungen an sich selbst festgestellt und waren zu der Überzeugung gelangt, daß diese Techniken die körperlichen und geistigen Spannungszustände ihrer Arbeiter und Angestellten in der Page-Boy-Fabrik (in der Umstandskleidung hergestellt wird) wesentlich verringern würden.

Ich wußte mich vor Freude kaum zu fassen, als ich sah, daß mein alter Traum nun endlich verwirklicht werden sollte. Wir besprachen unser Vorhaben in allen Einzelheiten, und bald darauf befand ich mich auf dem Weg nach Dallas, um dort zum ersten Mal auf der Welt die Entspannungspause in einer Fabrik einzuführen. Die Begeisterung und Hilfsbereitschaft aller, die ich in diesem Unternehmen kennenlernte, machen mir die zwei sehr arbeitsreichen und glücklichen Tage, die ich dort verbrachte, unvergeßlich.

Alle dort Beschäftigten erhielten eine eigene Matte, so daß sich ein jeder direkt neben seiner Maschine, seinem Zuschneide- oder Schreibtisch oder in den Gängen dazwischen niederlegen und ausstrecken konnte.

Begleitet von den drei Schwestern, die ebenso hingerissen waren wie ihre Angestellten, ging ich von Abteilung zu Abteilung und unterwies dort jeden einzelnen in der Technik des rhythmischen Atmens, zeigte einige spannungslösende Übungen und gab eine allgemeine Einführung

Indra Devi erteilt den in der Page-Boy-Fabrik Beschäftigten Entspannungsunterricht. Die Inhaberinnen des Unternehmens schauen zu.

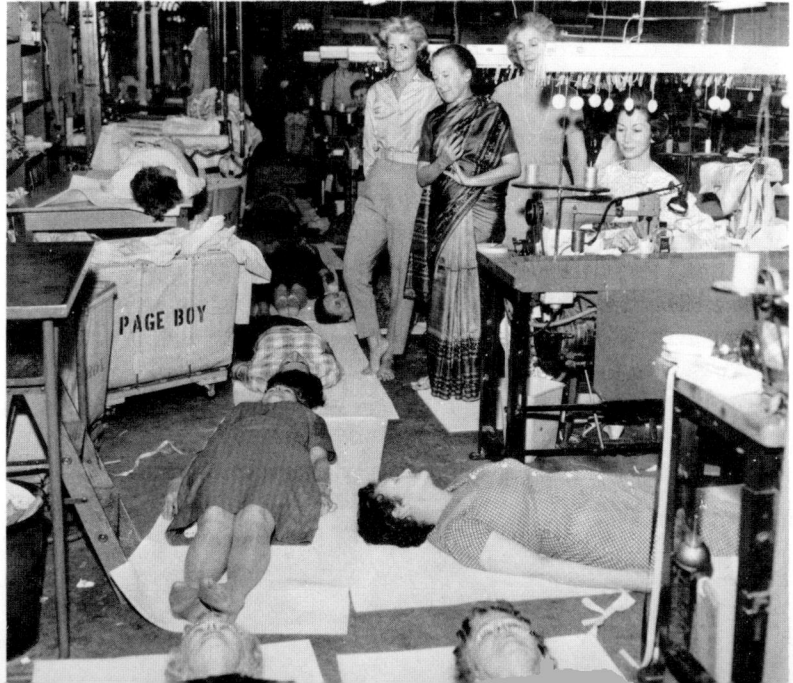

in die Kunst der Entspannung. Anschließend sprach ich entspannungs-
fördernde Suggestionen ins Mikrophon (später wurde diese Aufgabe
von einem Vorleser oder einer Schallplatte übernommen).
In den Büros zeigte ich den Angestellten, wie sie mit der Handflächen-
übung ihre Augen entspannen konnten, wobei Schreibmaschinen und
Telefonbücher als Stützen für die Ellenbogen dienten. Als nächstes
führte ich ihnen Übungen zur Entspannung der Rücken- und Schulter-
muskulatur vor.

Die Büroangestellten der Page-Boy-Fabrik machen Indra Devis Übung zur Entspannung der Augen.

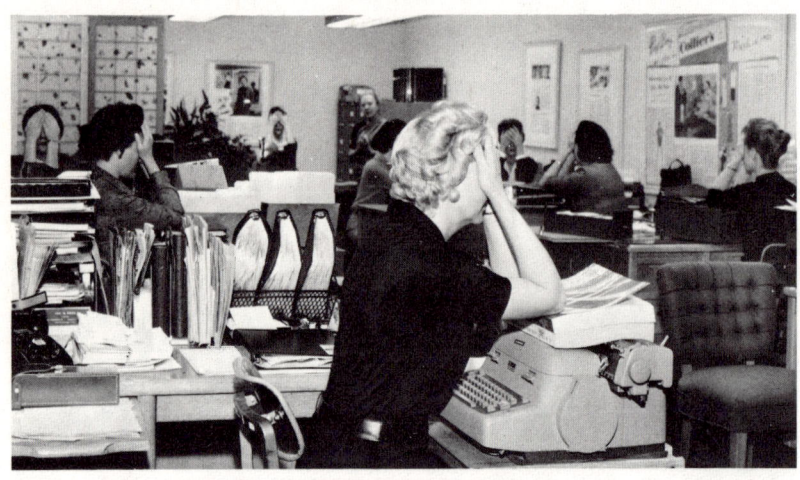

Elsie Frankfurt, Direktrice der Page-Boy-Fabrik, führt die Umgekehrte
Stellung in der Versandabteilung vor.

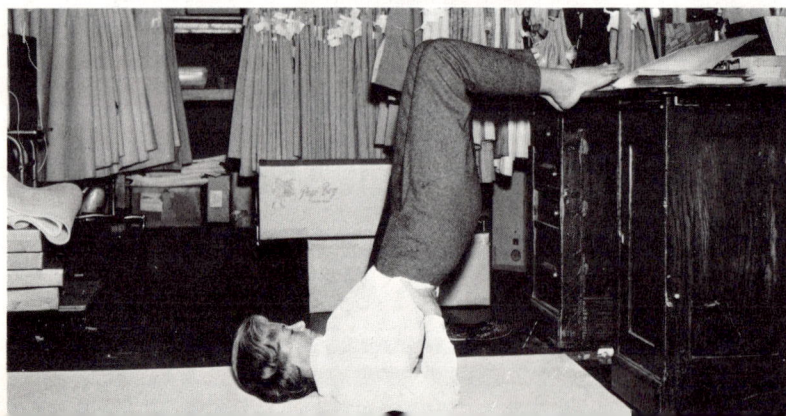

In der Versandabteilung, wo den ganzen Tag über im Stehen gearbeitet wird, zeigte ich die leichtere Form der Umgekehrten Stellung, bei der man die Fußsohlen am Tischrand aufstützte. In der Zuschneideabteilung streckten sich die Mitarbeiterinnen nicht nur auf dem Boden, sondern auch auf den großen Tischen aus, und Luise Frankfurt, eine der drei Fabrikbesitzerinnen, konnte nicht umhin, die Drehstellung und einige andere Stellungen vorzuführen, die die Muskelspannung im Rückgrat, in den Schultern und im Nacken lösen. In ihren Büros führten alle drei Schwestern in gewissen Abständen einige der Yoga-Stellungen aus, darunter auch den Kopfstand.

Meine eigentliche »Eroberung« jedoch war der Geschäftsführer, Mr. William Moser, der dem ganzen Unternehmen zunächst mit einer gewissen Skepsis begegnete. »Mich entspannt gar nichts«, sagte er höflich, als wir vorgestellt wurden, und verschwand hinter einer Tür. Am nächsten Tag erklärte er sich jedoch bereit, ebenfalls einen Versuch mit der Entspannungspause zu machen – vermutlich nur, um uns einen Gefallen zu tun. Sichtlich zögernd streckte er sich auf dem Teppich in seinem Büro aus.

Ich habe noch niemals eine so schnelle Verwandlung eines Skeptikers in einen überzeugten Yoga-Anhänger gesehen. Im Anschluß an die Entspannungspause war er einen Augenblick eingeschlummert, und als er sich gähnend und reckend wieder erhob, rief er aus: »Es funktioniert! Es geht tatsächlich! Ich bin nicht nur völlig entspannt, sondern fühle mich als völlig neuer Mensch!«

Direktrice und Modeschöpferin Luise Frankfurt zeigt die Drehstellung auf einem Zuschneidetisch.

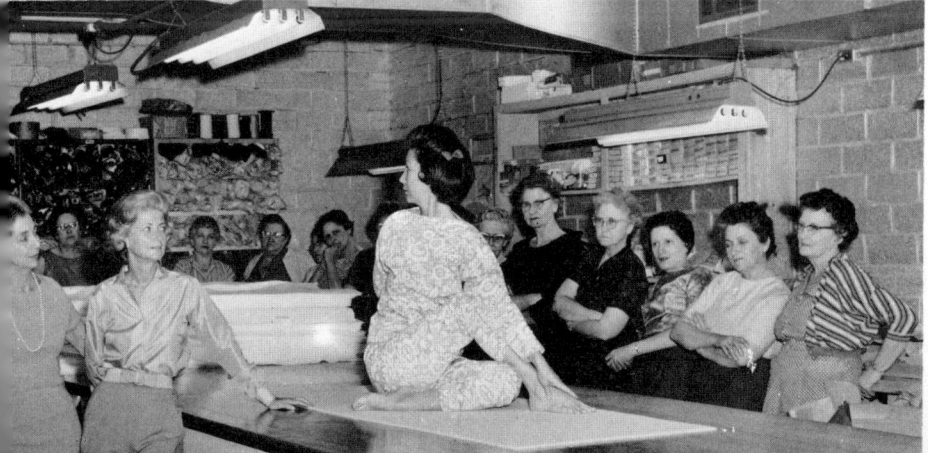

Voll neuer Unternehmungslust bestieg ich am nächsten Tag das Flugzeug nach San Diego. Ein unvergeßliches Erlebnis lag hinter mir, und ich schied in dem Bewußtsein, eine große Anzahl neuer Yoga-Schüler und wertvoller Freunde gewonnen und glücklich gemacht zu haben.

Dieses Erlebnis schuf ein Band zwischen mir und Dallas, ein unsichtbares und beglückendes Band, wie es mich auch mit anderen Orten verbindet – vom Himalaja und Angkar Vat bis El Cuchuma und Tzindejeh.

Meditation zur inneren Harmonie

In dem Augenblick, in dem wir Gott erkennen, verändert
sich unser Leben, da unser inneres und eigentliches Selbst
von allen Spannungen befreit wird.

Es war eine angenehme Überraschung für mich, zu hören, was Mrs. Frances P. Bolten, Mitglied des amerikanischen Abgeordnetenhauses, in einem im ganzen Land verbreiteten Interview gesagt hatte: Sie führe ihre jugendliche Energie im Alter von 74 Jahren nur auf ihre täglichen Yoga-Übungen, darunter auch den Kopfstand, zurück. Sie empfehle Yoga als »die am wunderbarsten durchdachte Methode zur körperlichen Ertüchtigung, die es auf der ganzen Welt gibt«. Auf die Frage, was sie zur tatkräftigsten Frau im öffentlichen Leben mache, antwortete sie: »Innere Ausgeglichenheit!« Und damit berührte sie den eigentlichen Kern des Problems.

Innere Ausgeglichenheit ist eine wesentliche Voraussetzung für völlige Entspannung. Ohne diese Gelassenheit entstehen alle möglichen Arten von Furcht, Zweifeln und inneren Konflikten, welche die Ruhe unseres Geistes stören. Die beste – wenn nicht sogar einzige – Methode, diesen Zustand der inneren Harmonie zu erreichen, ist die tägliche Meditation. Jenen, die diesen Frieden durch das Gebet suchen, wird er erst dann zuteil, wenn sie nicht mehr um Hilfe oder um die Erfüllung bestimmter Wünsche beten – ob diese nun ihre Gesundheit, die Liebe eines anderen Menschen, ihr Eheleben, ihre Arbeit oder das Geld betreffen. Denn der eigentliche Sinn des Gebetes liegt in der Zwiesprache mit dem Göttlichen, im überwältigenden Erlebnis seiner Nähe, in der Vereinigung mit ihm. Auch beim Meditieren erbitten und erwarten wir nichts; wir betrachten einfach und lauschen bewußt der Stimme der Stille – jener inneren Stimme, die um so stärker und um so deutlicher wird, je weiter wir auf dem Pfad zur wahren Selbsterkenntnis fortschreiten.

Der Zweck der Meditation ist es, Stoff und Geist zu vereinen: das Vergängliche der menschlichen Existenz mit dem Unendlichen, das persönliche mit dem kosmischen Bewußtsein. Es ist gleichgültig, ob wir vom »kosmischen Bewußtsein«, von der »Wahrheit«, dem »Licht« oder von »Gott« sprechen – wir dürfen diese Begriffe nur nicht in den engen Rahmen unseres menschlichen Denkens pressen, sie nicht mit unseren Vorurteilen und unzulänglichen Definitionen verfälschen. Das Unendliche, den Allmächtigen als den Gott nur der Christen, Hindus oder Juden, der Katholiken oder Protestanten oder was auch immer zu bezeichnen, bedeutet eine willkürliche Begrenzung jener großen geheimnisvollen Macht, von der wir Menschen so wenig wissen. Genauso wenig wie ein Blindgeborener erfassen kann, was Licht ist, können wir ermessen, wie oder was Gott ist. Denn wie könnte das Begrenzte das Grenzenlose verstehen, wie das Endliche das Unendliche und wie das Wesenhafte das Unwesenhafte? Jesus nannte Gott »den Vater, der in mir wohnt – die Quelle allen Seins, allgegenwärtig und immer gegenwärtig, jedem von uns innewohnend«.

Wenn Sie das Wort »Gott« vor zehn oder vor hundert Menschen aussprechen – sie werden alle verschieden darauf reagieren. Viele von ihnen werden sogar für sich in Anspruch nehmen, daß nur sie die einzig wahre Erkenntnis Gottes besitzen, als ob sie ein Alleinrecht darauf erworben hätten. In dieser Art der Auslegung erscheint Gott dann zumeist als ein Wesen, das für Lobpreis und Schmeicheleien zugänglich ist, Gehorsam und Treue verlangt und Strafen und Belohnungen austeilt. Ein Wesen also, dem man danken und das man versöhnen, anbeten und gelegentlich auch daran erinnern muß, was man so braucht. Manchmal ist ER sogar ein Wesen, das mit sich handeln läßt: »Wenn Du meine Gebete erhörst, werde ich Dir eine Kerze kaufen, die soundsoviel kostet, oder ich werde diese oder jene gute Tat vollbringen.«

Im Zusammenhang mit dieser allzu menschlichen und auch von unseren Landeskirchen keineswegs gebilligten Denkungsart erinnere ich mich an den alten Witz von dem Mann, der eines Tages fischen ging. Nach langem vergeblichen Warten versprach er Gott eine Kerze um eine Mark, falls er einen Fisch finge. Nachdem er einige Zeit gewartet und wieder nichts gefangen hatte, rief er aus: »Na schön, dann kaufe ich eben eine um zwei Mark!« Als kurz darauf tatsächlich ein Fisch anbiß, blickte er zum Himmel auf und flüsterte schnell: »Eine Kerze um eine Mark hatte ich doch gesagt, nicht wahr?« Im gleichen Augenblick befreite sich der Fisch vom Angelhaken und schwamm davon. »Ach«, klagte darauf der Mann, »verstehst Du denn gar keinen Spaß?«

Als ich ungefähr zehn Jahre alt war, gelobte ich mir eines Tages, einen ganzen Monat lang meinen Kaffee oder Tee ohne Zucker zu trinken, wenn ich alle meine Prüfungen gut bestünde. Ich hielt mein Versprechen; aber ich erinnere mich auch genau, daß ich dieses Gelübde nur mir selbst gegenüber abgelegt hatte. Denn schon damals wäre es mir peinlich erschienen, Gott eine solche Art von Handel zuzumuten.

Wir sollten wirklich niemals um die Erfüllung eines selbstsüchtigen Wunsches beten. Um Swani Vivekananda zu zitieren*: »Wer an Gott glaubt, sollte beten, aber nicht um Geld oder Gesundheit und auch nicht um in den Himmel zu kommen. Nur um Licht und Wahrheit soll man beten; jedes andere Gebet ist selbstsüchtig!« Gebet und Meditation müssen ein geistiges Erlebnis sein und dürfen nicht als ein Mittel zur Erlangung beruflicher oder anderer materieller Vorteile mißbraucht werden.

Wie können wir Gott, ein geistiges Wesen, bitten, sich unserer materiellen Sorgen und Wünsche anzunehmen! Das ist doch, als ob man mit einem Haustelefon ein Ferngespräch führen wollte. Man kann wählen, so lang man will, aber es wird nie eine Fernverbindung zustande kommen. Oft übertragen wir auch unsere eigenen Schwächen und Eigenschaften auf die Unendliche Macht, auf Gott, und vergessen dabei völlig die göttliche Natur. Unserer Auffassung nach ist Gott nicht immer nur Liebe, Licht und Wahrheit, selbst wenn wir sagen, daß ER voll Mitleid und Vergebung, allgegenwärtig und allmächtig, ohne Anfang und Ende sei. Wir sprechen auch von ihm, als ob ER eifersüchtig, eitel oder zornerfüllt sein könnte. Denn wie könnten wir sonst wohl sagen: »Gott wird dich bestrafen!« oder: »Erzürne Gott nicht!«? – Was mich betrifft, so versuche ich sogar das Wort »Gott« zu vermeiden, weil zu viele falsche Vorstellungen und Vorurteile damit verbunden sind.

Meditation und Gebet sind nicht dasselbe. Meditieren heißt, so lange in Betrachtung zu verharren, bis wir nicht mehr mit dem Verstand, sondern mit dem Herzen denken. Nur so können wir in Zwiesprache mit dem Göttlichen treten. Denn dies ist der einzige Sinn des Gebetes – oder sollte es zumindest sein. Erst wenn der Geist völlig still geworden

* Swami Vivekananda: »*Raja Yoga*« (The Ramakrishna-Vivekananda Center, New York, 1955).

ist und wir unser Herz durch Meditation geöffnet haben, können wir
die Gegenwart des Göttlichen fühlen.

Diese Meditation kann bewußt oder unbewußt sein. Bewußt ist sie,
wenn wir uns absichtlich darauf vorbereiten. In diesem Fall suchen wir
zum Beispiel einen stillen Raum oder sonst einen ruhigen Ort auf und
nehmen eine die Meditation begünstigende Stellung ein (beispielsweise
den Lotos-Sitz). Sind wir körperlich nicht dazu fähig, so genügt es auch,
entspannt und aufrecht dazusitzen. Dann entzünden wir Weihrauch
oder Räucherkerzen und lesen einen Abschnitt in einer heiligen Schrift
– sei dies nun die Bibel, das Bhagavad Gita, Buddhas Lehren oder ein
anderes Werk dieser Art.

Unbewußt ist die Meditation, wenn wir plötzlich von einem Gefühl
äußerster Seligkeit durchdrungen werden und uns über uns selbst hin-
ausgehoben fühlen. Meistens geschieht dies, wenn wir etwas außergewöhnlich Schönes oder Erhebendes wahrnehmen, das eine Saite tief in
uns erklingen läßt.

Ich erinnere mich, daß ich dieses Erlebnis das erste Mal hatte, als ich
Krishnamurti* bei einer Zusammenkunft des Ordens ein Sanskrit
Mantra** singen hörte. Dies löste eine unbeschreibliche Wirkung in mir
aus: Ein Gefühl tiefer Freude durchflutete mich, und ich weinte vor Er-
griffenheit. Zu jener Zeit wußte ich noch nichts von Meditation, ja ich
kannte noch nicht einmal das Wort. Aber ich erinnere mich noch heute
an dieses Erlebnis, das einen so tiefgreifenden Einfluß auf mein Leben
haben sollte.

»Vielen Menschen«, sagt Swami Paramananda***, »ist der Zugang zu
geistigen Visionen versperrt, weil sie den vorhergehenden Stufen zu
wenig Beachtung geschenkt haben – die höheren Bereiche des Yoga erforschen nämlich nicht nur die Natur des Geistes, sondern auch die Natur des Menschen.« Dieselbe führende Autorität auf diesem Gebiet bezeichnet auch völlige Körper- und Selbstbeherrschung als eine unabdingbare Voraussetzung für die geistige Erfüllung. Hier muß man je-

---

* J. Krishnamurti stand zu jener Zeit an der Spitze des »Sternenordens«. 1929 löste
  er in Ommen, Holland, diese Organisation auf, um zu vermeiden, daß seine An-
  hänger eine neue religiöse Sekte gründeten.

** Das *Mantra* oder *Mantran* ist, wie schon in Kapitel 4 dargelegt wurde, ein aus
   bestimmten Wörtern oder Lauten zusammengesetzter Klang, der sowohl auf den
   Körper als auch auf die Seele einwirkt.

*** Swami Paramananda: »*Concentration and Meditation*« (Vedanta Center, Boston).

doch Schritt um Schritt vorgehen, denn Ungeduld und Übertreibung wären der Entwicklung nur hinderlich.

An erster Stelle steht der unerschütterliche Entschluß, die ethischen Prinzipien zu befolgen, die sich jeder Yoga-Schüler zu eigen machen muß, noch ehe seine eigentliche Ausbildung beginnt. Es sind dies die fünf *Yamas* und die fünf *Niyamas* – der Sittenkodex der Yogis, der folgende moralische und ethische Forderungen stellt: Nicht verletzen, nicht stehlen, nicht lügen, nicht verschwenden, nicht begehren – äußere und innere Reinheit, Zufriedenheit, Selbstzucht, Weisheit (Studium der Schriften) und die Erkenntnis der Allmacht. Werden diese zehn »Regeln« – die eine große Ähnlichkeit mit den Zehn Geboten haben – nicht befolgt oder – besser gesagt – nicht gelebt, so beraubt man dadurch die Übungen ihres tieferen Sinnes und eigentlichen Nutzens. Die Beachtung dieser Prinzipien bildet auch die Voraussetzung für echte innere Ausgeglichenheit und Entspannung, die unerreichbar bleiben, solange wir Sklaven menschlicher Leidenschaften sind – wie zum Beispiel von Zorn, Begehrlichkeit, Eifersucht, fleischlicher Begierde, Rachsucht oder Unmäßigkeit – und uns nicht von dem Drang freigemacht haben zu töten, zu stehlen, zu lügen oder anderen Schaden zuzufügen, und uns selbstsüchtig und herzlos zu geben. Erst wenn Geist und Herz von all dem gereinigt sind, können wir in Frieden und Glück meditieren.

Es gibt auch noch einige andere wichtige Voraussetzungen für die Meditation. Dazu gehört vor allem die rhythmische Atmung, denn nur durch die richtige Atmung können wir einen Rhythmus schaffen, der sich nicht nur auf unsere Gesundheit günstig auswirkt, sondern auch den Körper in jene rhythmischen Schwingungen versetzt, die einen meditativen Zustand herbeiführen.

Das Ziel wahrer Meditation – einer rein geistigen Tätigkeit – ist nicht etwa die Verbesserung unseres Gesundheitszustandes oder die Vermehrung unserer Geisteskräfte, sondern die Erlangung inneren Friedens und Glücks. Geist und Herz müssen sich völlig und uneingeschränkt auf dieses Ziel einstellen.

Es ist nahezu unmöglich, die richtigen Worte zur Beschreibung des geistigen Erlebnisses der Meditation gegenüber jenen zu finden, die nicht selbst ein ähnliches Erlebnis hatten und wissen, mit welch unendlichem Frieden und welch unaussprechlicher Freude es uns erfüllt. Haben wir zum ersten Mal das Licht geschaut, und sei dies auch nur für den Bruchteil einer Sekunde, so beweist uns diese geistige Einsicht, daß wir auf

dem richtigen Wege sind. Später, nach vielen solchen blitzartigen Er-
leuchtungen, kommt der Tag, an dem wir dieses Licht in seinem vollen
Glanz erblicken werden. Und wenn wir einmal dieses Licht für immer
schauen – dann betreten wir das strahlende Reich der Glückseligkeit.

Der richtige Anfang

Anfangs sollte man mindestens zweimal am Tag meditieren: am Morgen nach dem Aufstehen und am Abend vor dem Schlafengehen. Versäumen Sie keinesfalls, dies zu tun! Meditieren Sie zunächst nur einige
Minuten lang, so daß Sie nicht müde oder zerstreut werden. Mit zu-
nehmender Übung können Sie dann die Meditationszeit allmählich
verlängern.

Da der Zweck der Meditation in der Vereinigung des Geistigen mit
dem Stofflichen besteht, ist die richtige Körperhaltung während der
Meditation von besonderer Wichtigkeit. Nehmen Sie also eine Stellung
ein, die ebenso bequem wie entspannt ist. Denn wenn Sie sich unbehaglich fühlen, wird Ihr Geist bald durch die schmerzenden Muskeln ab-
gelenkt werden. Ihr Rückgrat muß völlig gerade sein, so daß Atem und
Nervenenergie (das *Prana)* völlig ungehindert und frei fließen können.
Ich habe schon viele Menschen in der Technik der Meditation unterwiesen und weiß deshalb aus Erfahrung, daß selbst Anfänger ohne allzu
große Schwierigkeiten das Meditieren erlernen können; sie müssen nur
zuerst eine Zeitlang in eine Kerzenflamme blicken und ihr ganzes Denken darauf konzentrieren. Deshalb rate ich Ihnen folgendes: Suchen
Sie sich einen Ort, wo Sie ungestört bleiben, zünden Sie dort eine Kerze an und setzen Sie sich in einer bequemen und entspannten Stellung
davor. Die traditionelle Haltung für diesen Zweck ist der Lotos-Sitz;
Sie können aber auch eine der anderen meditativen Posen einnehmen,
die in dem Kapitel über Yoga-Stellungen beschrieben werden. Sollten
Ihnen diese Haltungen unbequem sein, so setzen Sie sich entweder im
Schneidersitz auf eine Matte oder auf einen harten Stuhl mit gerader
Lehne, der Sie zwingt, sich völlig aufrecht zu halten. Da gerade dieser
letztere Punkt von so entscheidender Bedeutung ist, erinnere ich nochmals daran, daß der Strom der Lebensenergie durch das Rückgrat keinesfalls behindert werden darf.

Blicken Sie unverwandt in die Flamme und beginnen Sie als nächstes
mit dem rhythmischen Atmen. Schließen Sie nun die Augen und ver-

suchen Sie, sich das Bild der Flamme zu vergegenwärtigen. Entsteht dann die Flamme ganz klar vor Ihrem geistigen Auge, so halten Sie dieses Bild fest; ist dies nicht der Fall, so öffnen Sie die Augen wieder und betrachten Sie die Kerzenflamme noch einmal. Wiederholen Sie dies so oft, bis es Ihnen gelingt, dieses geistige Bild nicht nur hervorzurufen, sondern auch festzuhalten.

Sollte Ihnen dies selbst nach wiederholten Versuchen nicht gelingen, so wiederholen Sie die Übung an den darauffolgenden Tagen immer wieder, bis Sie schließlich Erfolg haben. Vermeiden Sie aber jede Überanstrengung oder Übereilung und versuchen Sie nichts zu erzwingen! Nicht nur, daß ein solches Vorgehen die Entwicklung nicht beschleunigt – es würde sie sogar noch verzögern! Denken Sie immer daran, daß völlige Entspannung und innere Ruhe hier von ausschlaggebender Bedeutung sind.

Sobald Sie diesen ersten Schritt gemeistert haben, sollten Sie damit beginnen, Betrachtungen über das Licht, über Form, Färbung und Eigenschaften der Flamme anzustellen: Das Licht zerstreut die Finsternis, es spendet Wärme und schafft auch Behagen. Bedenken Sie, daß das Licht ein Symbol des Ewigen und Göttlichen ist, und meditieren Sie darüber. Nach einigen Tagen oder Wochen (je nachdem, wie groß Ihre Konzentrationsfähigkeit ist) werden Sie keiner brennenden Kerze mehr bedürfen, um das Bild der Flamme vor Ihrem geistigen Auge entstehen zu lassen; Sie brauchen nurmehr die Augen zu schließen.

Stellen Sie sich jetzt vor, dieses Licht brenne in Ihnen selbst. Versenken Sie das Licht im Geist in den Kelch einer Lotosblüte* und versetzen Sie beides in Ihr Herz: es brennt nun auf dem Altar im Tempel Ihres Körpers. Lassen Sie es nun in all seiner Pracht und seinem Glanz aufleuchten und seine Strahlen überall hin zu allen Menschen senden und ihnen Wärme, Helligkeit und Trost spenden. Sehen Sie sich selbst als den Träger dieses Lichtes, als den Hüter des Tempels, und beobachten Sie, wie das Licht in Ihrem Herzen immer heller erstrahlt und die Dunkelheit des Unwissens zerstreut, wie es Einsamkeit, Furcht, Haß, fleischliche Begierde, Eifersucht, Begehrlichkeit, Zorn und Neid verscheucht – sehen Sie, wie es Leid und Schmerz verdrängt und statt dessen Freude,

---

* Der Lotos gehört zur Gattung der Seerosengewächse. Die besonders in Südasien verbreitete Wasserpflanze besitzt große Blätter, die sich wie Schilde trichterförmig aus dem Wasser herausheben und von der Blüte gekrönt sind.

Liebe und Glück bringt. Baden Sie in diesem Licht und lassen Sie sich ganz von ihm einhüllen.

An dem Tag, an dem Ihnen bewußt wird, daß das Licht in Ihrem Herzen und das ewige göttliche Licht eins sind, werden Sie in diesem Licht aufgehen und wissen, daß es die Wahrheit, die Liebe und Gott ist.

Sie müssen selbstverständlich nicht unbedingt über eine Kerzenflamme meditieren. Sie haben völlig freie Wahl, nur muß der Gegenstand Ihrer Meditation – sei er nun konkret oder abstrakt – von positiver, schöner, erhebender und edler Art sein: Ausfluß des Lichts und nicht der Finsternis und geeignet, Ihre Seele wachzurufen und Ihren Geist wachsen zu lassen.

Konzentration und Meditation vermehren die inneren Kräfte des Menschen. Deshalb sollte man unbedingt vermeiden, sich dabei unwürdigen zerstörerischen oder selbstsüchtigen Wünschen zu widmen. Da wir manchmal selbst nicht genau sagen können, ob nun der Wunsch, auf den wir uns konzentrieren, selbstsüchtig ist oder nicht, müssen wir stets hinzudenken: »Ich wünsche dies nur, wenn es das Rechte und Richtige für mich ist!« Wir wollen damit zum Ausdruck bringen: »Dein Wille geschehe!« – fern jeder Versuchung, unseren eigenen Willen über den einer höheren Macht zu stellen. Denken Sie daran, daß – wie schon so vielen anderen Menschen – auch uns die Erfüllung eines Wunsches Schaden bringen könnte . . .

Wenn der Mensch über Licht und Weisheit meditiert, so wird seine Seele Frieden finden, und er wird einer Glückseligkeit teilhaftig werden, die unbeschreiblich und nicht von dieser Welt ist. Um noch einmal Swami Paramananda zu zitieren: »Jene Glückseligkeit, die nur dem Geist zuteil wird, der sich durch tiefe Meditation von allem Unreinen reingewaschen hat und mit dem Göttlichen eins geworden ist, kann in Worten nicht beschrieben werden!« Und hören wir auch auf den großen indischen Weisen Sri Ramakrishna, der uns mahnt: »Gott wird nur von einem ruhigen Geiste geschaut; wird das Meer des Verstandes vom Sturm der Wünsche aufgerührt, so kann es das Bild Gottes nicht widerspiegeln!«

TEIL II

KAPITEL 8

Übungen zur Entspannung

Am 8. Juni 1962 veröffentlichte die Los Angeles *Times* einen Bericht ihres medizinischen Redakteurs Harry Nelson, unter dem Titel: »Arzt behauptet, daß regelmäßiges körperliches Training die Lebenserwartung des Menschen auf hundert Jahre ansteigen läßt.« Der hier zitierte Arzt war Dr. Clement Martin, medizinischer Direktor der Continental Casualty Versicherungsgesellschaft. Er stellte mit Nachdruck fest, daß ein Mangel an regelmäßiger körperlicher Übung die Lebenserwartung wesentlich herabsetze, und unterstützte seine Behauptung mit dem Hinweis, daß 55 Prozent aller Todesfälle entweder auf Arteriosklerose (eine Verhärtung der Arterien) oder auf Herzanfälle zurückzuführen seien.

»Körperliche Übung beschleunigt den natürlichen Wachstumsprozeß neuer Arterien im ganzen Körper«, stellte Dr. Clement fest. »Damit liegt die Entscheidung, wie lange man leben will, bei jedem einzelnen von uns.« Weiterhin sagte er, jeder Versuch, das Körpergewicht vermindern zu wollen, ohne sich gleichzeitig Bewegung zu verschaffen, wäre ungefähr dasselbe, wie wenn man von einem Wagen zwei Räder abmontierte und erwartete, daß er trotzdem noch glatt läuft.

Ich hoffe, die unmißverständliche Warnung dieses erfahrenen Arztes wird Sie dazu veranlassen, wenigstens einige der in den nächsten Kapiteln beschriebenen Übungen zu machen. Gleichfalls hoffe ich, daß meine Darlegungen über die richtige Ernährung zu einer sorgfältigen Überprüfung Ihrer Wahl von Nahrungsmitteln und Ihrer Eßgewohnheiten führen werden. Behalten Sie die guten Gewohnheiten, die Sie jetzt bilden, auch noch bei, wenn Sie dieses Buch zu Ende gelesen haben; Sie werden sich überzeugen können, daß Ihre Anstrengungen wahrhaftig der Mühe wert waren.

ABSCHNITT I

Übungen zur Entspannung des Nackens und der Augen, Hände, Füße und Schultern

Die folgenden Übungen dienen zur Entspannung der Muskeln in der Nackengegend; sie können jederzeit und nahezu überall ausgeführt werden und brauchen nicht von Tiefatmung begleitet zu sein. Dasselbe gilt auch für alle anderen Nackenübungen, die in diesem Buch besprochen werden.

Übung A: Zur Entspannung der Nackenmuskeln

1. Setzen Sie sich völlig aufrecht hin, entweder auf einen harten Stuhl oder auf den Boden; in letzterem Fall können Sie zwischen dem Lotos-Sitz (Seiten 180–182) und dem Schneidersitz wählen. Nun schließen Sie die Augen und senken den Kopf völlig locker auf die Brust, um ihn dann in einer langsamen, regelmäßigen Kreisbewegung drei- oder viermal im Uhrzeigersinn nach rechts kreisen zu lassen. Nach einer kurzen Pause machen Sie dieselbe Kopfübung in der entgegengesetzten Richtung.

2. Lassen Sie nun den Kopf locker nach vorne fallen, so daß das Kinn ganz oder nahezu die Brust berührt, und dann ebenso locker nach hinten. Wiederholen Sie diese beiden Bewegungen drei- oder viermal. Ihre Gesichtsmuskeln müssen dabei völlig entspannt bleiben, so daß sich die Lippen bei der Rückwärtsbewegung des Kopfes von selbst leicht öffnen.

3. Wenden Sie den Kopf, so weit Sie können, nach rechts und dann wieder geradeaus. Anschließend machen Sie dieselbe Bewegung in die entgegengesetzte Richtung und wiederholen diese Übungen drei- oder viermal.

4. Beugen Sie den Kopf nach rechts, als ob er am Ohr zur Schulter herabgezogen würde, und richten Sie ihn dann wieder auf. Anschließend machen Sie dieselbe Kopfbewegung nach links und wiederholen diese Übungen drei- oder viermal, wobei Sie darauf achten müssen, daß der Kopf in einer Linie mit dem Körper bleibt. Neigen Sie ihn also nicht nach vorne oder hinten!

5. Schütteln Sie den Kopf locker und leicht in schneller Aufeinanderfolge hin und her, wie wenn Sie »nein« sagen wollten.

6. Nun lassen Sie den Kopf völlig locker nach vorne fallen und wiederholen die eben beschriebenen Schüttelbewegungen.

All diese Übungen dienen der Entspannung der Nackenmuskulatur und
sollten möglichst oft ausgeführt werden, damit Verkrampfungen gar
nicht erst entstehen können. Erinnern Sie sich stets an das im ersten
Kapitel Gesagte: Spannungen lassen sich viel leichter lösen, *während
sie sich noch ansammeln, als wenn sie sich bereits zu unerträglichen
Schmerzen gesteigert haben.*
Machen Sie es sich zur Gewohnheit, sich zwischendurch immer wieder
zu entspannen. Hausfrauen können diese Nackenübungen beim Ge-
schirrspülen, Aufräumen oder Bettenmachen ausführen, Geschäftsleute
oder Büroangestellte haben am Schreibtisch Gelegenheit dazu, der Auto-
fahrer kann das Rotlicht dazu ausnützen, und jeder kann die Übung
machen, während er badet, die Seite eines Buches umblättert und natürlich auch beim Fernsehen.

Übung B: Zur Entspannung der Augen

Diese Übung hat nicht nur eine äußerst entspannende Wirkung auf die
Augen und das ganze Nervensystem, sondern verbessert auch ganz wesentlich die Sehschärfe, soweit sie durch Anspannung und Ermüdung
beeinträchtigt ist.
Setzen Sie sich an einen Tisch und stapeln Sie so viele Bücher oder Kissen vor sich auf, daß Sie in völlig gerader Haltung und ohne sich vor-
zubeugen die Ellbogen darauf stützen und die Augen mit den Innen-
flächen der Hände bedecken können.
Reiben Sie nun die Handflächen aneinander, bis Sie ein warmes Glü-
hen spüren. Dann stützen Sie die Ellbogen auf die Bücher oder Kissen
und bedecken die Augen mit den Händen in der Weise, daß die hohlen
Handflächen die geschlossenen Lider bedecken. Die Finger kreuzen Sie
auf der Stirn (siehe dazu das Bild auf Seite 116).
In dieser Stellung machen Sie als nächstes einige rhythmische Atemübungen und atmen dann wieder normal weiter. Ein harter Stuhl ist
hier vorzuziehen, da Ihr Körper ja völlig entspannt und das Rückgrat
kerzengerade sein muß.

Diese Übung können Sie jedoch auch auf dem Boden ausführen. Dazu winkeln Sie einfach die Knie an, stützen die Ellbogen darauf und bedecken die Augen mit den hohlen Handflächen, nachdem Sie sich die Hände warmgerieben haben. Achten Sie hierbei auch unbedingt darauf, daß Sie den Kopf nicht nach vorne beugen, denn sonst werden sowohl die Blutzirkulation als auch der Fluß der Lebensenergie beeinträchtigt und gehemmt. Um dies zu verhindern, ist es ratsam, den ganzen Rumpf leicht nach vorn zu beugen. Die entspannende Wirkung dieser Übung wird noch verstärkt, wenn Sie sie beim Baden ausführen. Die Hände müssen jedoch völlig trocken sein.

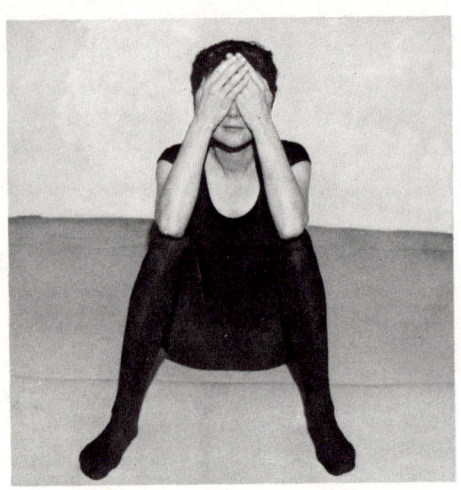

Zur Entspannung der Augen

Übung C: Zur Entspannung der Hände und Finger

Stellen Sie sich auf den linken Fuß und lassen Sie den rechten nur leicht den Boden berühren. Schütteln Sie nun mehrmals ganz locker die rechte Hand, so wie nach dem Händewaschen. Der Arm vom Handgelenk aufwärts sollte dabei völlig ruhig bleiben. Nachdem Sie so von der rechten Hand »die Wassertropfen abgeschüttelt« haben, verlagern Sie Ihr Gewicht auf den rechten Fuß und wiederholen die Schüttelbewegungen mit der linken Hand. Dann stellen Sie sich auf einen Fuß allein oder gleichmäßig auf beide Füße und schütteln beide Hände.
Diese Übung wärmt kalte Hände, »weckt« eine »eingeschlafene« Hand wieder auf und entspannt die Finger, wenn diese – zum Beispiel bei

einer Autofahrt – lange das Steuer umklammert haben, oder auch nach
sonst einer die Hände und Finger ermüdenden Arbeit.

Übung D: Zur Entspannung der Füße

Um ermüdete Füße zu entspannen und ihre Durchblutung zu verbessern, ist die folgende Übung geeignet: Sie verlagern Ihr Gewicht auf
einen Fuß, heben den anderen in die Höhe und schütteln ihn locker
vom Knöchel abwärts durch. Das Bein (also Unter- und Oberschenkel)
muß dabei völlig ruhig gehalten werden. Die Übung sollte ungefähr
eine Minute dauern und dann mit dem anderen Fuß wiederholt werden.
Vergessen Sie nicht, Ihre Schuhe auszuziehen, denn nur barfuß oder in
Strümpfen kann die entspannende Wirkung voll eintreten. Fällt es
Ihnen schwer, auf einem Bein zu stehen, so stützen Sie sich am besten
an der Wand an oder halten sich an einer Stuhllehne fest.
Diese Übung wärmt kalte Füße, »weckt« einen »eingeschlafenen« Fuß
wieder auf und verhindert Übermüdung bei langem Stehen.

Übung E: Zur Entspannung des Oberkörpers

Diese Entspannungsübung besteht aus vier Teilen. Sie wirkt auf den
Nacken, die Schultern, den mittleren Teil des Rückens und letztlich auf
den ganzen Rumpf von der Taille aufwärts. Auch macht sie den ganzen Körper biegsamer und geschmeidiger.
Zu dieser Übung stellen Sie sich mit leicht gespreizten Beinen hin, neigen den Kopf ganz locker auf die Brust und rollen ihn dann einmal
ganz langsam und gelöst im Uhrzeigersinn. Als nächstes lassen Sie die
Schultern nach vorn fallen und dann – ebenfalls nach vorn – kreisen.
Kopf und Arme hängen während der ganzen Übung schlaff nach unten.
Nun neigen Sie die Brust leicht nach vorn und wiederholen die Kreisbewegung im Uhrzeigersinn, die nunmehr neben Kopf und Schultern
auch Brust und Arme erfaßt. Hierauf beugen Sie den ganzen Rumpf
von der Taille aufwärts locker vornüber und bewegen ihn langsam und
ohne jede Kraftanstrengung im Kreis, wobei Sie sich so weit wie möglich nach vorn, nach rechts, nach rückwärts und schließlich nach links
beugen. Nachdem der Rumpf einen vollen Kreis beschrieben hat, wiederholen Sie dieselbe Übung im Gegenuhrzeigersinn, wobei Sie diesmal

mit den niedrigsten und weitesten Kreisen beginnen und diese unter allmählichem Aufrichten des Körpers immer kleiner werden lassen. Sie wiederholen also die ganze Übung von rückwärts, indem Sie zuerst den Rumpf, dann die Brust, die Schultern und schließlich den Kopf allein im Gegenuhrzeigersinn kreisen lassen. Damit ist die Übung abgeschlossen.

Übung F: Zur Entspannung der Schultermuskulatur

Diese Übung baut Spannungen ab, die sich in der Schultergegend als Folge von langem Autofahren, Maschinenschreiben oder irgendeiner anderen Tätigkeit, die die Schultermuskeln zu stark in Anspruch nimmt, bilden. Sie können diese Übung sowohl im Sitzen als auch stehend ausführen, weil sie nur die Schultern betrifft.

1. Heben und senken Sie die Schultern locker in schneller Aufeinanderfolge, wie wenn Sie die Achseln zuckten.

2. Als nächstes bewegen Sie die Schultern mehrmals nach vorn und hinten. Bei der Vorwärtsbewegung sollte sich die Brust höhlen und bei der Rückwärtsbewegung weiten, so daß sich die Schulterblätter berühren.

3. Rollen Sie die Schultern im Uhrzeigersinn.

4. Wiederholen Sie die Kreisbewegung im Gegenuhrzeigersinn.

Es ist ratsam, diese Übung bereits während der betreffenden Tätigkeit ab und zu auszuführen, da somit Muskelanspannungen von vornherein vermieden werden.

ABSCHNITT II

Atemübungen

Die Atem- und Entspannungsübungen ebenso wie die verschiedenen Körperstellungen des Yoga können Sie und Ihre Mitmenschen zu positiven und entscheidenden Lebensveränderungen führen. Sie müssen nur gewillt sein, Ihr neuerworbenes Wissen mit Ihren Familienangehörigen und Freunden zu teilen. Sie würden damit nicht allein Ihren Mitmenschen helfen, sondern auch die Erfahrung machen, daß Ihnen dadurch viel Freude und auch mehr Ansehen zuteil werden. Die positive Reaktion Ihrer Umwelt wird Sie beglücken und seelisch bereichern. Wie Swami Vivekananda sagte: »Die einfachste Weise, selbst gesund zu werden, ist die Vorsorge dafür, daß andere gesund sind; die einfachste Weise, selbst glücklich zu werden, ist die Vorsorge dafür, daß andere glücklich sind . . .«

Die auf den folgenden Seiten beschriebenen Atemübungen wurden insbesondere im Hinblick auf abendländische Verhältnisse und Lebensgewohnheiten ausgewählt. Wenn nicht anders vermerkt, können sie überall und zu jeder Zeit ausgeführt werden.

Die Ausübung des Yoga ist keinesfalls gefährlich, obwohl manche Leute dies glauben. *Einzig die unbedachte und unvorsichtige Anwendung von Pranayama* – eine bestimmte Gruppe von Atemkontrollübungen – könnte eine gewisse Gefahr in sich bergen, wenn sie nicht zur richtigen Zeit, am rechten Ort und unter Aufsicht eines erfahrenen und zuverlässigen Lehrers vorgenommen wird. *In diesem Buch wird keine einzige der Pranayama-Übungen* beschrieben, zumal man sie unmöglich nur nach schriftlicher Anleitung erlernen kann.

Alle hier genannten Übungen beruhen auf der Technik der Tiefatmung, der eine einzigartige und ausschlaggebende Bedeutung für die Erhaltung der körperlichen und geistigen Gesundheit zukommt. Denken Sie bitte daran, daß Sie *nicht alle Übungen auf einmal machen* dürfen! Machen Sie sie abwechselnd oder wählen Sie diejenigen aus, die am meisten Ihren Bedürfnissen und Ihrem Zustand entsprechen oder Ihnen am besten gefallen.

Die Atemübungen sollten nie länger als jeweils insgesamt 30 Minuten dauern. Für den Anfang ist es ratsam, sie nicht länger als etwa zehn Minuten auszudehnen, doch darf man sie ohne weiteres täglich zweimal machen. Am besten unternimmt man diese Übungen im Freien oder in einem gut gelüfteten Raum und legt dazu leichte und bequeme Kleidung an. Mit Ausnahme des Schnaubenden Atmens (Übung 14) beruhen alle Atemübungen auf der Tiefatmungstechnik. Die Ausatmung erfolgt in einigen Fällen in unterschiedlicher Weise durch den Mund, wogegen sich die Art des Einatmens niemals verändert. Die verschiedenen Techniken werden noch eingehend beschrieben.

In zwei meiner früheren Bücher schilderte ich die Tiefatmungstechnik bereits in allen Einzelheiten. Trotzdem erhielt ich eine Reihe von Briefen, in denen ich um zusätzliche Hinweise gebeten wurde, weil manches unklar geblieben war. In den meisten Fällen waren die Schwierigkeiten dadurch entstanden, daß sich die Betreffenden zu sehr »angestrengt« hatten, um ja richtig zu atmen, und eben dies war ihr erster Fehler. *Die Tiefatmung darf keinesfalls irgendeine Anstrengung für die Atemwege oder den Brustkasten bedeuten. Brust und Schultern dürfen bei diesen Atemvorgängen niemals hochgezogen werden!*

Halten Sie sich immer völlig gerade, gleichgültig, ob Sie nun im Stehen, Sitzen oder Liegen atmen (es sei denn, Sie sind körperbehindert). Ein gerades Rückgrat ist nicht nur die wichtigste Voraussetzung für eine gute Körperhaltung, die unserer äußeren Erscheinung zugute kommt, sondern hat auch einen entscheidenden Einfluß auf unsere körperliche und geistige Gesundheit sowie unsere seelische Entwicklung. Hängende Schultern verhindern ein ordnungsgemäßes Funktionieren der Lungen, während eine eingefallene Brust für Tuberkulose anfällig ist und zu Spannungen und leichter Ermüdbarkeit führt. Darüber hinaus nimmt man an, daß gewisse Lebensströme durch das Rückenmark zirkulieren; das spätere Erwachen der Seelenkräfte – von den Yogis als *Kundalini* bezeichnet – hängt davon ab, ob diese Ströme ungehindert im Rückgrat fließen können. Aus denselben Gründen ist auch von weichen Schlafmatratzen abzuraten, weil sie das Rückgrat während der Nacht nicht geradehalten, so daß der Schläfer müde erwacht.

Übung 1: Tiefatmung

Beginnen wir also unseren Tiefatmungsunterricht! Sie können dabei stehen, mit gekreuzten Beinen auf dem Boden sitzen oder den klassischen Lotos-Sitz einnehmen (siehe Seiten 180–182), falls Ihnen letzteres keine Mühe macht; Sie können sich auch – ohne sich jedoch anzulehnen – auf einen harten Stuhl setzen. Um in völlig aufrechter Haltung und doch bequem und entspannt zu sitzen, stellen Sie sich am besten vor, Ihr Körper sei aus Ton geformt und würde durch einen Stab, der vom Kopf ausgeht und im Boden verankert ist, vollkommen gerade gehalten.

Sobald Sie eine bequeme Haltung gefunden haben, atmen Sie aus. Dann lassen Sie die Luft beim Einatmen langsam zuerst den unteren, dann den mittleren und zum Schluß den oberen Teil der Lungen anfüllen, und zwar in einem einzigen, gleichmäßigen und anhaltenden Atemzug.

Während die Luft in die Lungen eintritt, dehnen sich die Rippen langsam wie ein Blasebalg aus. Vermeiden Sie es jedoch, diese Ausdehnung zu erzwingen oder sich dabei irgendwie zu verkrampfen. Nun zählen Sie beim Einatmen im Geiste langsam bis vier und atmen dann allmählich aus, wobei Sie die Rippen (wiederum ohne besondere Anstrengung) zusammenziehen.

Sie werden feststellen, daß sich auch der Magen während des Einatmens ausdehnt und beim Ausatmen zusammenzieht. *Halten Sie während des gesamten Atmungszyklus den Mund geschlossen!* Beim Tiefatmen müssen Sie die Luft anstatt durch die Nasenlöcher immer durch den Rachenraum hinter der Kehle einziehen. Die Atmung durch den Rachenraum ist nicht schwierig: Sie öffnen den Mund und machen ein paar ganz schnelle und kurze Atemzüge – ähnlich dem Hecheln eines keuchenden Hundes. Während Sie weiterhin in kurzen Zügen einatmen, schließen Sie langsam den Mund. Sie werden beobachten, daß Sie nun durch den Rachen und nicht durch die Nase atmen. Man hat das Gefühl, daß beim Einatmen die Luft direkt in die Kehle gesogen wird und beim Ausatmen den Körper auf demselben Wege wieder verläßt, wobei Sie den gleichen leisen Laut wahrnehmen werden, der bei den kurzen, keuchenden Atemzügen durch den Mund entstand (wenn dieser Laut auch viel leiser sein wird, da Sie ja den Mund geschlossen halten). Verlangsamen Sie die Atmung so weit wie möglich. Sobald die Lungen völlig entleert sind, müssen Sie sofort einzuatmen anfangen. Ziehen Sie die Luft langsam ein und verengen Sie dabei die Kehle, *nicht aber die Nasenlöcher*, die völlig ruhig bleiben müssen. Geben Sie denselben ganz leicht »gepreßten« Laut von sich wie beim Ausatmen. Der Magen und insbesondere die unteren Rippen müssen sich bei jedem Einatmen leicht ausdehnen. Sobald die Lungen mit Luft gefüllt sind, atmen Sie auf dieselbe Weise wieder aus: indem Sie die Rippen und den Magen leicht zusammenziehen und dabei den »gepreßten« Laut von sich geben. Vermeiden Sie jede gewaltsame Anstrengung und atmen Sie immer ganz leicht. Denken Sie stets daran, daß Sie Brust und Schultern nicht hochziehen dürfen. Bleiben Sie völlig entspannt und atmen Sie auf die eben beschriebene Weise fünf- bis sechsmal ein und aus. Dann machen Sie eine Pause.

Sie können diese Übung am Nachmittag oder Abend wiederholen, *die Anzahl der Atemzüge jedoch dürfen Sie in den nächsten paar Tagen keinesfalls vermehren!*

Sollte Ihnen diese Anleitung nicht ganz klar geworden sein, so versuchen Sie doch einmal die Tiefatmung im Liegen durchzuführen; in dieser Stellung wird die Technik nämlich leichter verständlich. Hierzu legen Sie sich flach auf den Rücken, schließen die Augen, um sich besser zu entspannen, und verfahren wie oben beschrieben: Zuerst machen Sie einige kurze keuchende Atemzüge, fahren dann bei geschlossenem Mund fort, indem Sie sehr langsam ein- und ausatmen usw. Machen Sie aber nie mehr als fünf bis sechs Atemzüge hintereinander und ruhen Sie sich anschließend ein wenig aus. *Vermeiden* Sie jede Gewaltanstrengung! Stellen Sie sich vor, Sie schlafen. Insbesondere die Einatmung sollte ziemlich passiv sein – lassen Sie einfach die Luft in Ihre Lungen strömen, und zwar von unten nach oben, ganz wie wenn Sie ein Glas mit Wasser füllten. Denken Sie immer daran, daß Sie Brust und Schultern *nicht* hochziehen dürfen, da dies sonst zu dem äußerst gefährlichen oberen Brustatmen führen würde, das wir bereits besprochen haben und entschieden ablehnen müssen.

Denken Sie daran, daß das *Tiefatmen eine Übung* ist, und versuchen Sie nun nicht, die ganze Zeit so zu atmen. Sie beginnen am besten mit jeweils fünf oder sechs Atemzügen und wiederholen diese Serie ein- oder zweimal im Laufe des Tages. Fügen Sie alle drei oder vier Tage einen Atemzug hinzu, bis die Zahl sechzig erreicht ist, die für jeden Menschen – außer einem Yogi – die obere Grenze darstellt. Sobald Sie diese Höchstzahl der Atemzüge erreicht haben, können Sie sie alle auf einmal ausführen oder auf den Tag verteilen. Sie brauchen nicht immer mit dem »Keuchen« zu beginnen – tun Sie dies nur, wenn Sie sich nicht ganz sicher sind, ob Ihre Tiefatmungstechnik stimmt.

Die dauernde Übung dieser Atmungsart wird auch Ihre normale unterbewußte Atmung beeinflussen, und zwar sowohl im Wachsein als auch im Schlaf. Gleichzeitig ist sie der sicherste Schutz vor der schädlichen Flach- oder Kurzatmung.

Hier sei jedoch eine nachdrückliche Warnung ausgesprochen: Übertreiben Sie diese Tiefatmungsübung keinesfalls, selbst wenn sie Ihnen leicht fällt und Sie spüren, wie sehr sie Ihnen wohltut. Jedes Zuviel könnte unangenehme Folgen haben.

Einer meiner neuen Schüler, ein großgewachsener und starker junger Mann, gestand mir einmal ziemlich überrascht und etwas verschämt, er sei am Morgen vorher plötzlich in Ohnmacht gefallen, als er sich über das Waschbecken beugte, um die Zähne zu putzen. Er wollte von mir wissen, ob ich ihm vielleicht eine Erklärung dafür geben könnte. »Haben Sie vorher die Tiefatmungsübung gemacht?« fragte ich. »Ja«, antwortete er. »Wieviele Atemzüge haben Sie ungefähr gemacht? Nur die fünf oder sechs, zu denen ich geraten hatte?« Er lächelte und wurde etwas rot. »O nein, viel mehr. Aber es hat mir so gutgetan!« Er versuchte, sich zu rechtfertigen: »Ich dachte, daß Ihre Warnung nur die Damen betraf und ein Mann meiner Statur bestimmt mehr aushalten könnte.« »Nun«, entgegnete ich darauf, »ich hoffe, diese Erfahrung hat Sie klüger gemacht.«

Übung 2: Tiefatmung mit starkem Ausatmen

Stellen Sie sich mit geschlossenen Beinen völlig aufrecht hin oder nehmen Sie die gleiche Sitzstellung ein wie bei der vorhergehenden Übung (also entweder auf einem harten Stuhl oder den Lotos-Sitz bzw. den Schneidersitz auf dem Boden) und atmen Sie langsam und gleichmäßig tief ein. Dann halten Sie den Atem einige Sekunden an und atmen anschließend wieder kräftig durch den weitgeöffneten Mund aus. Wiederholen Sie dies vier- oder fünfmal. Halten Sie den Atem jedoch nur so lange an, als Ihnen dies ohne jede Schwierigkeit möglich ist – diese Fähigkeit ist nämlich sehr unterschiedlich ausgeprägt. Um sicherzugehen, daß während des Atemanhaltens die Luft nicht unbemerkt entweicht, sollte man die Stimmritze durch Schluckbewegungen verschließen. Damit wird die Kehle »versiegelt« und die Luft fest eingeschlossen. Sie werden bald bemerken, daß bei täglicher Übung die Fähigkeit des Atemanhaltens beträchtlich zunimmt und Ihre Lungen immer mehr Sauerstoff aufnehmen können.

Die starke Ausatmung durch den geöffneten Mund unterstützt die Ausscheidung von Abfallprodukten, die andernfalls den Körper vergiften und sich in Nieren und Lungen stauen würden. Aus diesem Grund ist die kräftige Ausatmung genauso wichtig wie die tiefe Einatmung, die dem Blut Sauerstoff zuführt.

Das Anhalten des Atems ist ein Bestandteil vieler Yoga-Übungen, da dies das Blut reinigt und sowohl das Nervensystem, die Leber, den Magen und den gesamten Verdauungsapparat als auch die Lungen und alle

Muskeln des Atmungsorganismus stärkt. Außerdem reinigt diese Technik die Lungen auch noch vom allerletzten Rückstand an verbrauchter Luft. Durch das Anhalten des Atems entzieht man den Körpergeweben alle giftigen Abfallprodukte, die dann durch starkes Ausatmen ausgeschieden werden. Darüber hinaus stärkt diese Übung die Brust, vertreibt Müdigkeit und bekämpft Atemgeruch, soweit dieser durch nicht genügend durchgelüftete Lungen verursacht wird.

Gerade für Raucher ist diese Übung besonders wichtig: Sie sollten Sie möglichst oft ausführen, um die Verstopfung der Lungenflügel und Atemwege weitgehend zu verhindern. Nahezu jeder Mensch pflegt einmal in der Woche zu baden, sich zweimal täglich die Zähne zu putzen und so oft wie nötig die Hände zu waschen. Warum sollte man es sich dann nicht zur Gewohnheit machen, auch die Lungen zu lüften und sauberzuhalten? Sie könnten sich damit von einer Reihe körperlicher Beschwerden befreien und würden Ihrer Gesundheit einen wertvollen Dienst erweisen.

Übung 3: Rhythmische Atmung

Beginnen Sie mit dieser Übung keinesfalls, ehe Sie die Technik der Tiefatmung vollkommen beherrschen!

Die rhythmische Atmung unterscheidet sich von der Tiefatmung einzig darin, daß die Atemzüge mit dem Rhythmus des Herzschlags synchronisiert werden. Ein- und Ausatmen erfolgen in einem ganz bestimmten Takt bzw. Rhythmus.

Setzen Sie sich entweder völlig gerade und ohne sich anzulehnen auf einen harten Stuhl oder im Schneider- oder Lotos-Sitz auf den Boden, oder Sie stellen sich einfach mit geschlossenen Füßen gerade hin. Prüfen Sie Ihre Haltung: Sind Kopf und Schultern gerade, ist das Rückgrat aufrecht und der ganze Körper entspannt? Stellen Sie sich wieder vor, daß ein Stab von oben bis unten durch Ihren Körper verläuft und ihn somit stützt und aufrecht hält.

Stellen Sie nun den Pulsschlag fest, indem Sie Zeige-, Mittel- und Ringfinger der rechten Hand auf die Innenseite des linken Handgelenks legen und dabei laut im Rhythmus Ihres Pulsschlags mitzählen: eins — zwei — drei — vier, eins — zwei — drei — vier. Tun Sie dies so lange, bis sich dieser Rhythmus Ihrem Geist eingeprägt hat und Sie im gleichen Takt weiterzählen können, selbst wenn Sie mit der Hand nicht mehr den Puls fühlen. Nach einigen Tagen werden Sie feststellen, daß dieses Zählen des Pulsschlages überflüssig geworden ist, weil Sie nämlich diesen Rhythmus bereits *im Gefühl haben.*

Sobald Sie mit Ihrem Rhythmus völlig vertraut geworden sind, legen Sie die Hände auf die Knie,* atmen aus und holen bei geschlossenem Mund tief Atem. Beim Einatmen zählen Sie im Rhythmus Ihres Pulsschlages gleichzeitig bis vier. Dann atmen Sie wieder aus und zählen dabei im gleichen Rhythmus (entweder in Gedanken oder indem Sie mit einem Finger den Takt schlagen) wiederum bis vier. Tun Sie dies ohne Unterbrechung. Beachten Sie vor allem, *daß Sie völlig leicht und ebenmäßig atmen und nicht etwa rhythmisch-stoßweise.* Falls Sie gerne in längeren Zügen ein- und ausatmen möchten, können Sie ruhig auch bis fünf oder sechs oder so lange weiterzählen, wie es Ihnen ohne Anstrengung möglich ist. Behalten Sie aber sowohl beim Einatmen als auch beim Ausatmen denselben Rhythmus bei, denn sonst wird die Synchronisierung von Pulsschlag und Atem zerstört. Machen Sie fünf oder sechs dieser rhythmischen Atemzüge hintereinander und atmen Sie dann wieder normal weiter. Sie dürfen diese Übung entweder nach einer kleinen Pause oder zu irgendeinem anderen Zeitpunkt des Tages wiederholen, falls Ihnen dies ohne Anstrengung und Ermüdung möglich ist. Übertreibungen sind auf jeden Fall zu vermeiden!

Nach einigen Tagen werden Sie soweit sein, daß Sie diese Übung durch *einen* zusätzlichen rhythmischen Atemzug erweitern können. *Tun Sie dies aber keinesfalls, ehe Sie völlig sicher sind, daß Ihr Körper genügend trainiert ist!* Die Höchstzahl ist sechzig solcher rhythmischen Atemzüge pro Tag, die man dann an Stelle der gewöhnlichen Tiefatmung ausführen kann.

Nach Ansicht der Yogis kann das rhythmische Atmen unser Leben auf verschiedenste Art beeinflussen und viele Veränderungen in unserem Inneren hervorrufen, insbesondere wenn wir uns gleichzeitig auf das geistige Bild einer wünschenswerten Eigenschaft oder eines positiven Zustandes konzentrieren. Diese geistige Vorstellung geht während des Einatmens in uns über und wird in uns festgehalten, solange wir den Atem anhalten.

Eine Variation dieser Methode besteht darin, daß man sich, während

---

* In Indien ist es Brauch, nach Sonnenuntergang die Hände dabei nach unten zu halten. Von Sonnenaufgang bis Sonnenuntergang hält man sie nach oben, um das Sonnen-*Prana* durch die Handflächen aufzunehmen.

die Luft eingeatmet und angehalten wird, einer positiven Vorstellung hingibt und beim kräftigen Ausatmen energisch eine schlechte Eigenschaft ausscheidet. So könnte man zum Beispiel Liebe »einatmen« und Haß »ausatmen« oder Stärke »einatmen« und Schwäche »ausatmen«. Hier jedoch ein Wort der Warnung: Das Wunschbild, das Sie bei dieser Übung in sich aufnehmen, darf keinesfalls schädlich, selbstsüchtig oder negativ sein; denn die Kraft, die Sie auf diese Art erwerben, ist geistiger Natur und darf deshalb niemals für einen schlechten Zweck mißbraucht oder auf ein unwürdiges Ziel gerichtet werden. Insbesondere muß jeder Wunsch nach materiellen Vorteilen ausscheiden.

»Hütet euch vor euren Wünschen – sie könnten erfüllt werden!« warnte einmal Krishnamurti* eine Gruppe seiner Schüler. Obwohl dieser Ausspruch paradox klingt, ist er doch zutiefst wahr. Wir können nie wissen, ob das so heiß Ersehnte auch wirklich gut für uns ist; die Erfüllung eines lang gehegten Wunsches kann durchaus eine große Enttäuschung bedeuten oder sogar Leid über uns bringen. Was zunächst als aufregendes Abenteuer erschien, kann als Katastrophe enden, ein erfolgversprechendes Unternehmen zum geschäftlichen Ruin und eine erträumte Ehe anstatt zur Erfüllung des Traums ins Unglück führen.

Wenn Sie deshalb die rhythmische Atmung als ein Mittel anwenden, um die Erfüllung eines Wunsches oder die Verwirklichung eines Planes zu erreichen, müssen Sie zunächst Ihren Wunsch und Ihre Beweggründe mit größter Sorgfalt untersuchen. Noch besser ist es, Ihren Wunsch nur gleichzeitig mit der in Kapitel 7 erwähnten Einschränkung auszusprechen: »Ich wünsche dies nur, wenn es für mich recht und gut ist!«

Gedanken haben eine ungeheure Macht, man muß sie nur zu lenken und zu nützen verstehen. Die Wünsche der meisten Menschen sind entweder verschwommen oder dann von solcher Leidenschaft, daß sie nervöse Anspannungen zur Folge haben. Eben dieser Geisteszustand macht es den Betreffenden aber unmöglich, ihren Willen zu beherrschen und zu lenken. Um dies zu können, muß man innerlich Abstand zum Gegenstand seiner Wünsche gewinnen. Oft werden unsere brennendsten Wünsche ja auch erst dann erfüllt, wenn unser Interesse bereits wieder erlahmt ist – sobald wir also ruhig und nüchtern den notwendigen Abstand zu ihnen gewonnen haben.

Ganz wie ein Chirurg außerstande sein kann, mit seiner gewohnten Si-

---

* J. Krishnamurti, Verfasser von »*Commentaries on Living, First and Last Freedom*« und »*Education and the Significance of Life*«.

cherheit zu operieren, weil ihm der Patient persönlich nahesteht, so gelingt es auch uns meistens nicht, unsere Gedanken in die richtigen Bahnen zu lenken, solange wir nicht völlig sachlich sind.

Die Yogis sagen, daß uns das rhythmische Atmen in Einklang mit dem kosmischen Rhythmus bringt. Es macht uns auch die Existenz eines inneren Rhythmus bewußt – eines persönlichen Rhythmus, der es uns ermöglicht, in Freiheit zu handeln und unserer Persönlichkeit bei Arbeit und Spiel Ausdruck zu verleihen. Manchmal wird dieser Rhythmus unterbrochen oder verdrängt: Ein tyrannischer Vorgesetzter, die Unverträglichkeit eines Berufskollegen oder Familienmitglieds, ein zu dauernder Hetzjagd zwingender Beruf, eine unharmonische Umgebung und sogar ungünstige klimatische Bedingungen können unseren natürlichen inneren Rhythmus stören. Dies führt dann zu nervösen und emotionellen Störungen, hohem Blutdruck, Magen- und Darmleiden, Magengeschwüren, Allergien, Herzleiden, rheumatischen Zuständen und einer Unzahl anderer Beschwerden. Die günstigen Wirkungen einer bewußten rhythmischen Atmung machen sich andrerseits am deutlichsten in gesundem Schlaf, innerer Ausgeglichenheit und optimistischerer Lebenseinstellung bemerkbar. Das bewußte rhythmische Atmen erweckt darüber hinaus unsere schlummernden Kräfte und Talente und hilft uns, Fähigkeiten in uns zu entdecken, von deren Existenz wir niemals etwas ahnten. Und dies alles führt uns zu dauerndem Seelenfrieden und Glück.

Übung 4: Rhythmische Atmung mit Atemanhalten

Man verfährt hier genauso wie in Übung 3, mit einer einzigen geringfügigen Ausnahme: daß Sie den Atem nach der Einatmung eine gewisse Zeit lang *anhalten,* bevor Sie wieder ausatmen. Das Atemanhalten dauert halb so lang wie ein Atemzug beim Ein- oder Ausatmen. Atmen Sie also im Rhythmus von vier Pulsschlägen ein, so halten Sie den Atem zwei Pulsschläge lang an und atmen dann wieder vier Pulsschläge lang aus usw. Zählen Sie beim Ein- und Ausatmen bis sechs, so halten Sie den Atem drei Pulsschläge lang an.

Wie wir bereits wissen, reinigt das Atemanhalten das Blut und hat eine reinigende und stärkende Wirkung auf Lunge, Magen, Leber und den übrigen Verdauungsapparat. Auch das Nervensystem wird günstig beeinflußt.

Übung 5: Rhythmische Atmung mit doppeltem Atemanhalten

Diese Übung beginnt genauso wie die vorige: Atmen Sie beispielsweise vier Pulsschläge lang ein, so halten Sie den Atem zwei Pulsschläge lang an und atmen dann vier Pulsschläge lang wieder aus. Warten Sie nun aber für die Dauer von zwei Pulsschlägen, bis Sie wieder einatmen – damit ist eine Phase abgeschlossen.

Der Rhythmus ist also folgender:

	Einatmen	Atem anhalten	ausatmen	Atem anhalten
	4	2	4	2
oder	6	3	6	3
oder	8	4	8	4

Wählen Sie denjenigen Takt, der Ihnen am meisten entspricht. Ein- und Ausatmen stehen dabei zum Atemanhalten immer im Verhältnis 2 : 1. Verlängern Sie die Dauer der Atemzüge nur ganz langsam und fügen Sie pro Woche höchstens eine Atemrunde dazu.

Übung 6: Rhythmische Atmung beim Gehen

Diese Übung unterscheidet sich von den vorhergehenden dadurch, daß sie nicht im Sitzen, sondern im Gehen ausgeführt wird. Sie stimmen hierbei Ihre Atemzüge nicht mehr auf die Pulsschläge, sondern auf Ihre Schrittgeschwindigkeit ab. Die Übung verläuft folgendermaßen: Stellen Sie sich gerade hin und atmen Sie aus. Als nächstes holen Sie einen tiefen Atemzug und machen gleichzeitig mit dem rechten Fuß den ersten Schritt. *Schreiten* Sie langsam und rhythmisch. Machen Sie vier langsame Schritte und atmen Sie dabei ein. Während der nächsten vier Schritte atmen Sie wieder aus. Damit ist eine Runde abgeschlossen.

Nach drei oder vier solcher Runden atmen und gehen Sie wieder wie gewohnt. Dabei ist besonders darauf zu achten, daß das Ein- und Ausatmen *nicht stoßweise im Rhythmus jedes einzelnen Schrittes ablaufen dürfen*, sondern jeweils vier Schritte lang – später vielleicht während mehrerer Schritte – langsam und ebenmäßig vor sich gehen müssen!

Die Haltung von Kopf und Körper sollte bei diesem »Dahinschreiten« aufrecht und doch völlig entspannt sein; der Körper darf nicht steif werden. Die Arme lassen Sie leicht und locker pendeln, und die Hände sollten Sie so halten, daß die Handflächen nach vorne in die Richtung zeigen, in die Sie gehen.

Sie können diese rhythmische Atemübung auch mit dem Anhalten des Atems kombinieren: In diesem Fall machen Sie beim Einatmen vier Schritte, zwei während des Atemanhaltens und vier während des Ausatmens. Damit ist eine Phase abgeschlossen. Machen Sie einige solcher Runden ohne Unterbrechung hintereinander und nehmen Sie dann Ihren normalen Atemrhythmus und Ihre gewohnte Gangart wieder auf.

Auch die Variation mit dem doppelten Atemhalten ist möglich. In diesem Fall atmen Sie vier Schritte lang ein und halten den Atem während der folgenden zwei Schritte an, atmen dann während der nächsten vier Schritte aus und warten danach zwei Schritte lang, bis Sie wieder einatmen.

Übung 7: Die kosmische Atmung

Die kosmische Atmung ist eigentlich mehr ein geistiges Training als eine Atemübung und hat, wenn sie richtig ausgeführt wird, eine sehr erhebende Wirkung. Sie führt dem ganzen Organismus unmittelbar kosmische Energien zu und verleiht somit dem Körper zusätzliche Kraft und Vitalität. *Unbedingte Voraussetzung ist allerdings, daß sie mit der richtigen geistigen Einstellung ausgeübt wird.* Ohne innere Bereitschaft bleibt die kosmische Atmung ohne jede Wirkung.

Ich selbst wurde in diese Technik durch einen Menschen eingeweiht, dessen geistig-seelische Entwicklung einen hohen Grad der Vollkommenheit erreicht hat; er bat mich dringend, diese Übung in meinem Buch zu beschreiben, um sie möglichst vielen Menschen zugänglich zu machen. Ich erfülle diese Bitte nur mit einem gewissen Zögern, denn bis jetzt habe ich mit der kosmischen Atmung nur jene Schüler vertraut gemacht, deren geistige Entwicklung mir dies zu rechtfertigen schien.

Da ich aber unmöglich alle jene, die der kosmischen Atmung bedürftig und fähig sind, unterrichten kann, möchte ich diese Übung nun doch beschreiben. Ich hoffe, damit unzähligen Menschen, denen ich niemals begegnen werde, zu helfen. Für manche mag diese Übung eine Brücke zwischen der Erde und dem unendlichen Kosmos schlagen. Diese Atemtechnik hat schon vielen Menschen eine neue Welt erschlossen, ihre Einstellung von Grund auf verändert und ihrem Leben einen neuen Sinn verliehen.

Sobald Sie die rhythmische Atmung vollkommen beherrschen und ohne jede Anstrengung und Schwierigkeit durchzuführen vermögen, können Sie sich der kosmischen Atmung zuwenden. Rein technisch gibt es zwischen der rhythmischen und der kosmischen Atmung nur einen Unterschied: bei letzterer wird die Atmung mit einem bestimmten geistigen Bild verbunden. Was aber die Wirkung der beiden Übungen betrifft, so ist der Unterschied gewaltig!

Viele Schüler, besonders Männer, begegnen erfahrungsgemäß dieser Methode am Anfang mit ziemlicher Skepsis. Nach wenigen Tagen jedoch sind sie alle von deren Wert und Wirkung überzeugt.

Stellen oder setzen Sie sich gerade hin – am besten geeignet ist der Lotos-Sitz – und entspannen Sie sich völlig. Stellen Sie sich nun Ihr Herz als ein Zentrum vor, von dem aus Ihr ganzes Sein beim Einatmen in den Kosmos hinausströmt und sich über die Wolken hinauf zu Sonne, Mond und den Sternen erhebt – emporschwebt in das sichtbare und unsichtbare Universum. Mit jedem Ausatmen andrerseits kehrt Ihr seelisches Wesen zur Erde und mitten in Ihr Herz zurück. Wenn Sie die kosmische Atmung durchführen, sollte Ihr Selbst jeweils nur einem ganz bestimmten Ort zustreben, den Sie sich im Geist genau vorstellen müssen. Dieser Ort kann einer der obengenannten sein, doch kann Ihr Ziel auch die Wohnstätte Christi, des Buddha, Ihres geistigen Führers oder selbst die eines lieben Verstorbenen sein. Versuchen Sie nicht, mit einem einzigen Atemzug eine ganze »Weltreise« zu unternehmen. So oft Sie von Ihrem »Flug« zurückkehren, tragen Sie ein Stück des Kosmos – kosmischer Erfahrung – mit sich. Während dieser Atemübung schweben Sie zwischen den irdischen und kosmischen Kräften und schaffen dabei ein harmonisches Gleichgewicht in Ihrem Organismus und eine alles umfassende geistig-seelische Verwandtschaft zwischen sich und der ganzen Welt, die Sie umgibt.

Beginnen Sie nun, rhythmisch zu atmen. Holen Sie einen langsamen, tiefen Atemzug und lassen Sie Ihren Geist sich dabei so weit emporschwingen wie nur irgend möglich. Halten Sie dann den Atem an und lassen Sie sich gänzlich von Ihrer Vision durchdringen. Schließlich kehren Sie, indem Sie langsam ausatmen, wieder in sich selbst zurück.

Auf diese Weise erleben Sie die Wesensverwandtschaft, die zwischen Ihrem eigenen Selbst und dem ganzen Universum besteht – Sie werden eins mit dem Kosmos, ohne dabei Ihre eigene Identität zu verlieren. Die kosmische Atmung stellt eine Verbindung mit jenen äußeren Kräften her, die das ganze Universum durchdringen. Der Lauf der Planeten, die Erscheinung des Lichtes, die Wirkung der elektromagnetischen Kräfte, Prana (vitale kosmische Energie, Lebenskraft) – sie alle beruhen auf dem Wirken dieser Kräfte.

Die Beherrschung der kosmischen Atmung fällt manchen leichter, wenn sie gleichzeitig bestimmte Hand- und Armbewegungen ausführen. Heben Sie zunächst die Hände mit den Handflächen nach oben zur Herzseite der Brust, strecken Sie dann beim Einatmen die Arme langsam seitwärts in die Höhe, in einer Gebärde, die das Emporstreben Ihres ganzen Seins zum Kosmos ausdrückt. Während Sie sich die Sonne, die Wolken oder irgendein anderes Ziel vorstellen, machen Sie nun einige liebkosende Handbewegungen, als ob Sie den Gegenstand, zu dem Sie emporstreben, in der Hand hielten und liebkosten. Halten Sie während dieser Geste den Atem an. Senken Sie dann beim Ausatmen die Arme ganz langsam, als hielten Ihre Hände eine mit Sonnenstrahlen gefüllte Schale, die Sie mit einer sanften Bewegung in Ihr Herz gießen.

Die kosmische Atmung erweckt ein Gefühl von schwebender Leichtigkeit, strahlendem Glück und innerer Ausgeglichenheit, das Ihnen helfen wird, selbst in den schwierigsten Lagen die Ruhe zu bewahren und Hoffnung und Freude in das Leben anderer Menschen zu bringen. Mit Hilfe dieser Übung wird Ihnen bewußt werden, daß Sie kein armes, hilfloses Menschenwesen sind, das in seinem Körper gefangen ist wie ein Vogel im Käfig, sondern ein eng verbundener und wesentlicher Teil des ganzen Universums. Das kosmische Licht dieser Erkenntnis wird alle Furcht und alle Sorgen bannen.

Lassen Sie sich nicht entmutigen, wenn sich die gewünschte Wirkung nicht sofort einstellt! Viele Menschen brauchen eine gewisse Zeit, bis sie diese Atmungstechnik mit Erfolg anwenden können, während es anderen sofort gelingt. Am besten schließen Sie die kosmische Atmung direkt an eine Meditation an, da Ihr Geist für derartige Vorstellungen und Eindrücke dann zugänglicher ist.

Übung 8: Seitlicher Armschwung (zur Weitung der Brust)

Um den vollen Nutzen aus dieser und den folgenden Übungen zu ziehen, ist gleichzeitig die Tiefatmungstechnik anzuwenden!

Der seitliche Armschwung wie auch die Übung 9 und 10 sind hervorragend geeignet, die Brust zu weiten und die Muskulatur sowohl der Brust als auch des Zwerchfells zu stärken. Darüber hinaus fördert sie eine gerade Körperhaltung.

Der seitliche Armschwung wird folgendermaßen ausgeführt: Sie stellen sich mit geschlossenen Füßen gerade hin, strecken die Arme in Schulterhöhe nach vorn und atmen tief ein. Während Sie den Atem anhalten, schwingen Sie die Arme kräftig seitwärts und dann wieder nach vorn. Diese beiden Bewegungen wiederholen Sie mehrere Male. Dann atmen

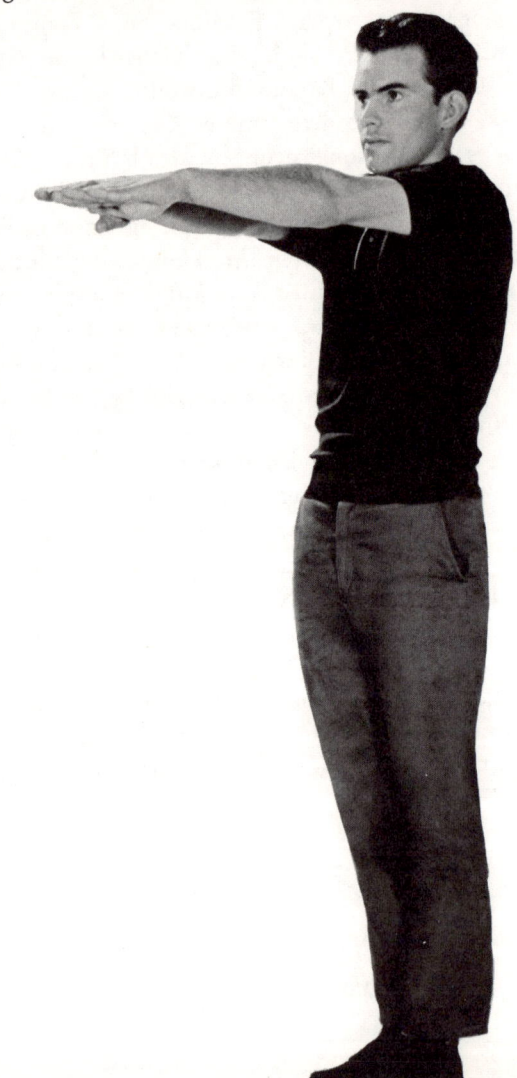

1. Stellung:
Seitlicher Armschwung
(Übung 8)

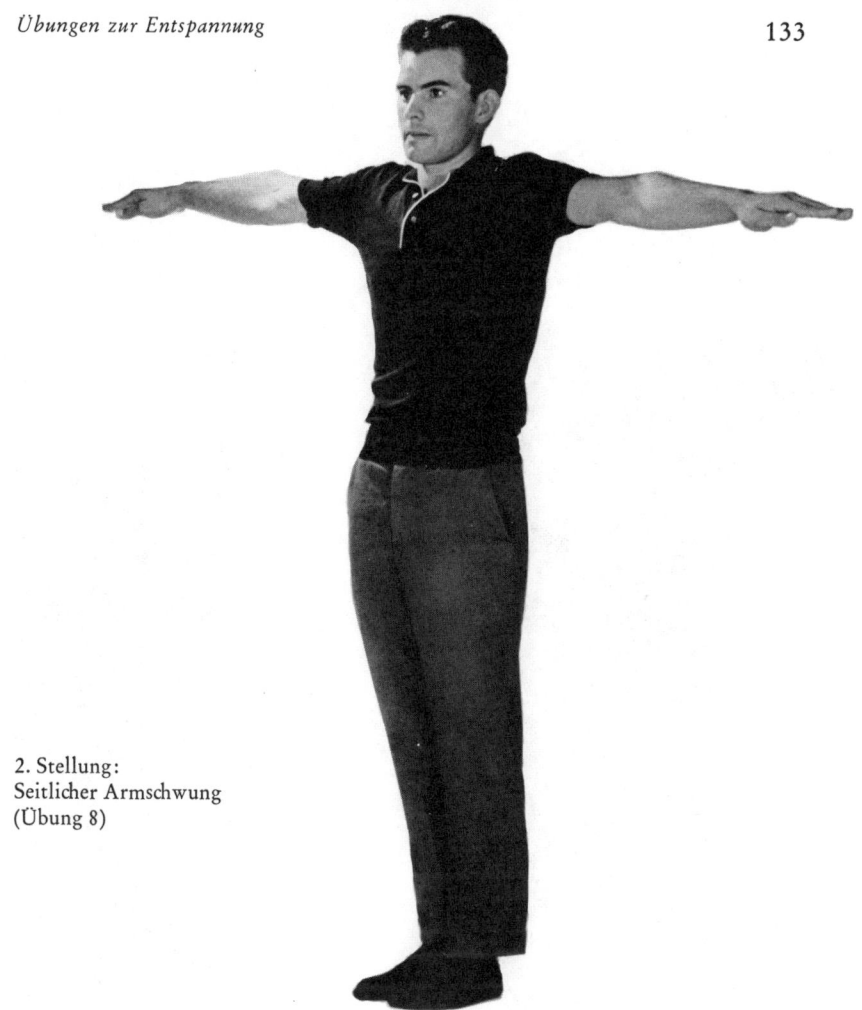

2. Stellung:
Seitlicher Armschwung
(Übung 8)

Sie durch den weitgeöffneten Mund kräftig aus und lassen die Arme gleichzeitig völlig schlaff und locker fallen. Wiederholen Sie diese Übung ein paarmal und machen Sie dann eine Pause.

Übung 9: Ellbogenschwung (für Brust und Schulterblätter)

Bei dieser Übung stellen Sie sich mit geschlossenen Beinen aufrecht hin, legen die Fingerspitzen auf die Schultern und atmen tief ein. Während Sie nun den Atem anhalten, führen Sie die Ellbogen vor der Brust zu-

1. Stellung:
Ellbogenschwung (Übung 9)

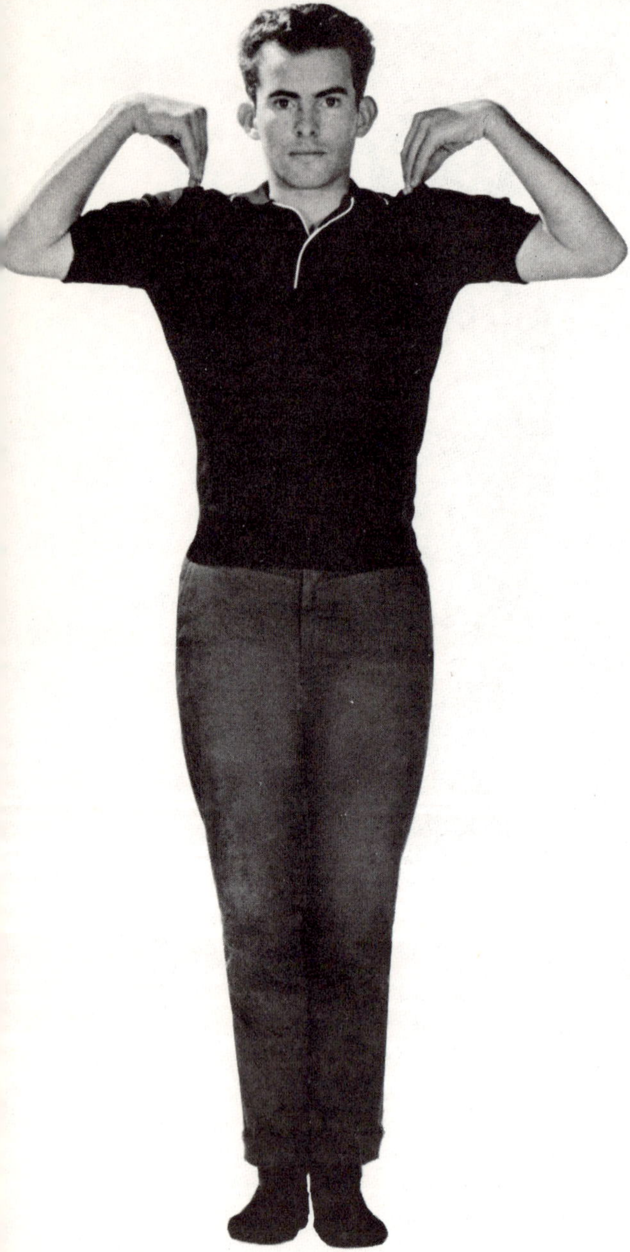

2. Stellung:
Ellbogenschwung (Übung 9)

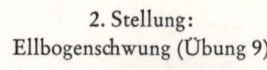

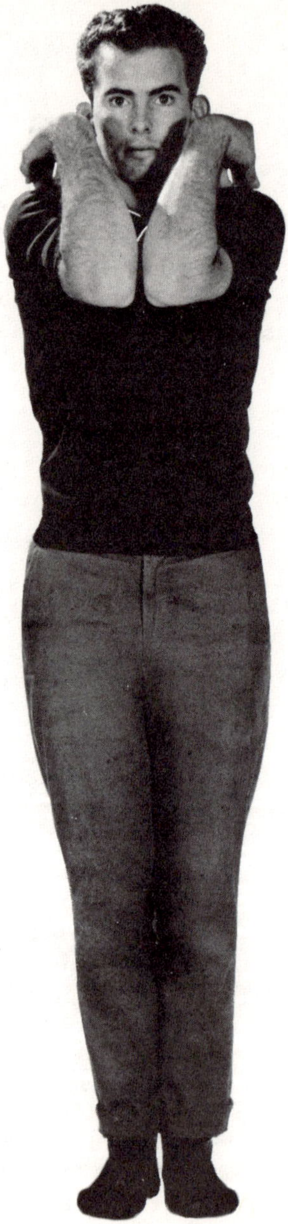

sammen und spreizen sie dann wieder auseinander. Wiederholen Sie
diese beiden Bewegungen, solange Sie ohne Mühe die Luft anhalten
können. Dann atmen Sie wieder energisch durch den weitgeöffneten
Mund aus und lassen die Arme schlaff nach unten fallen.

Übung 10: Die Windmühle (für Brust und Schultern)

Stellen Sie sich mit leicht gespreizten Beinen aufrecht hin, wobei Sie
Ihr Körpergewicht auf den linken Fuß verlagern. Als nächstes atmen
Sie tief ein und halten die Luft an, während Sie den rechten Arm kräftig schwingen, als ob Sie einen Ball an einer Schnur kreisen ließen. Dann
halten Sie ein und atmen kräftig durch den weitgeöffneten Mund aus.
Wiederholen Sie diese Übung mit dem linken Arm, wobei Sie das Körpergewicht auf den rechten Fuß verlagern. Als nächstes schwingen Sie
beide Arme im Kreis und stellen sich gleichmäßig auf beide Füße.
Die Arme können zuerst im Uhrzeigersinn und dann im Gegenuhrzeigersinn oder in umgekehrter Reihenfolge geschwungen werden. Die
Bewegung der Arme erinnert an die Drehung der Flügel einer Windmühle, und daher kommt auch der Name dieser Übung.

Übung 11: Der blasende Atem (zur Stärkung des Zwerchfells und der Rumpfmuskulatur

Stellen Sie sich völlig aufrecht hin und machen Sie die folgende Atemübung: Langsam und tief einatmen und dann die Luft eine Weile anhalten. Anschließend mit geblähten Backen die Luft in mehreren starken Atemstößen wieder herausblasen. Stellen Sie sich dabei vor, Sie
müßten hintereinander drei oder vier Kerzen ausblasen.
Diese Übung hat eine ungemein kräftigende Wirkung auf die gesamte
Zwerchfell- und Rumpfmuskulatur.

Übung 12: Der reinigende Atem

Der reinigende Atem wird wie die vorhergehende Übung ausgeführt,
nur wird hier ausgeatmet, *ohne* die Backen aufzublähen; statt dessen
werden die Wangen gehöhlt.
Stellen Sie sich also wieder aufrecht hin, atmen Sie langsam und tief
ein und halten Sie die Luft eine Weile an. Spitzen Sie dann die Lippen,

als ob Sie pfeifen wollten, und atmen Sie in mehreren energischen Atemstößen aus, wobei Sie die Wangen hohl machen. Beim Ausatmen entsteht in Brust und Rükken ein ähnliches Gefühl, wie wenn man einen Hustenanfall unterdrücken will.

Der reinigende Atem kann jeweils nach drei oder vier anderen Übungen ausgeführt werden. Vergessen Sie auch nicht, Ihre Atemübungen mit dieser Übung abzuschließen, weil sie die Lungen reinigt und lüftet.

Übung 13: Der Kräftigungsatem

Hierzu stellen Sie sich gerade und mit geschlossenen Beinen hin und atmen tief ein, während Sie gleichzeitig die Arme heben, bis sich die Handflächen über Ihrem Kopf berühren. *Die Ellbogen dürfen nicht gebeugt werden!* Halten Sie die Luft an und verharren Sie eine Weile in dieser Stellung. Dann wenden Sie die Handflächen nach außen und senken bei gleichzeitigem Ausatmen langsam die gestreckten Arme.

Wenn Sie diese Übung richtig durchführen, wenn also die Fingerspitzen noch oben zeigen und Sie die Arme völlig gerade halten, so werden Sie in den Handflächen ein leichtes Prickeln verspüren.

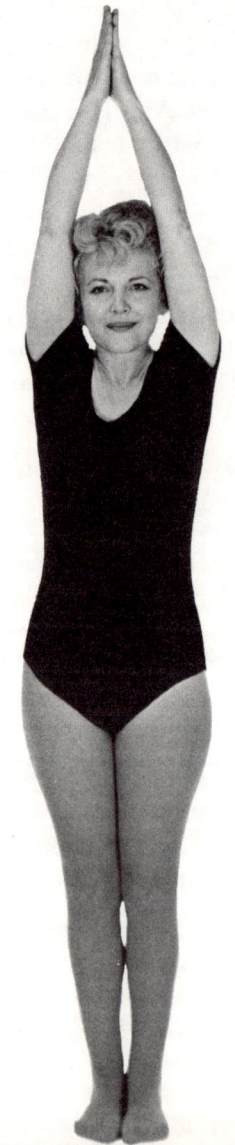

1. Stellung:
Kräftigungsatem
(Übung 13)

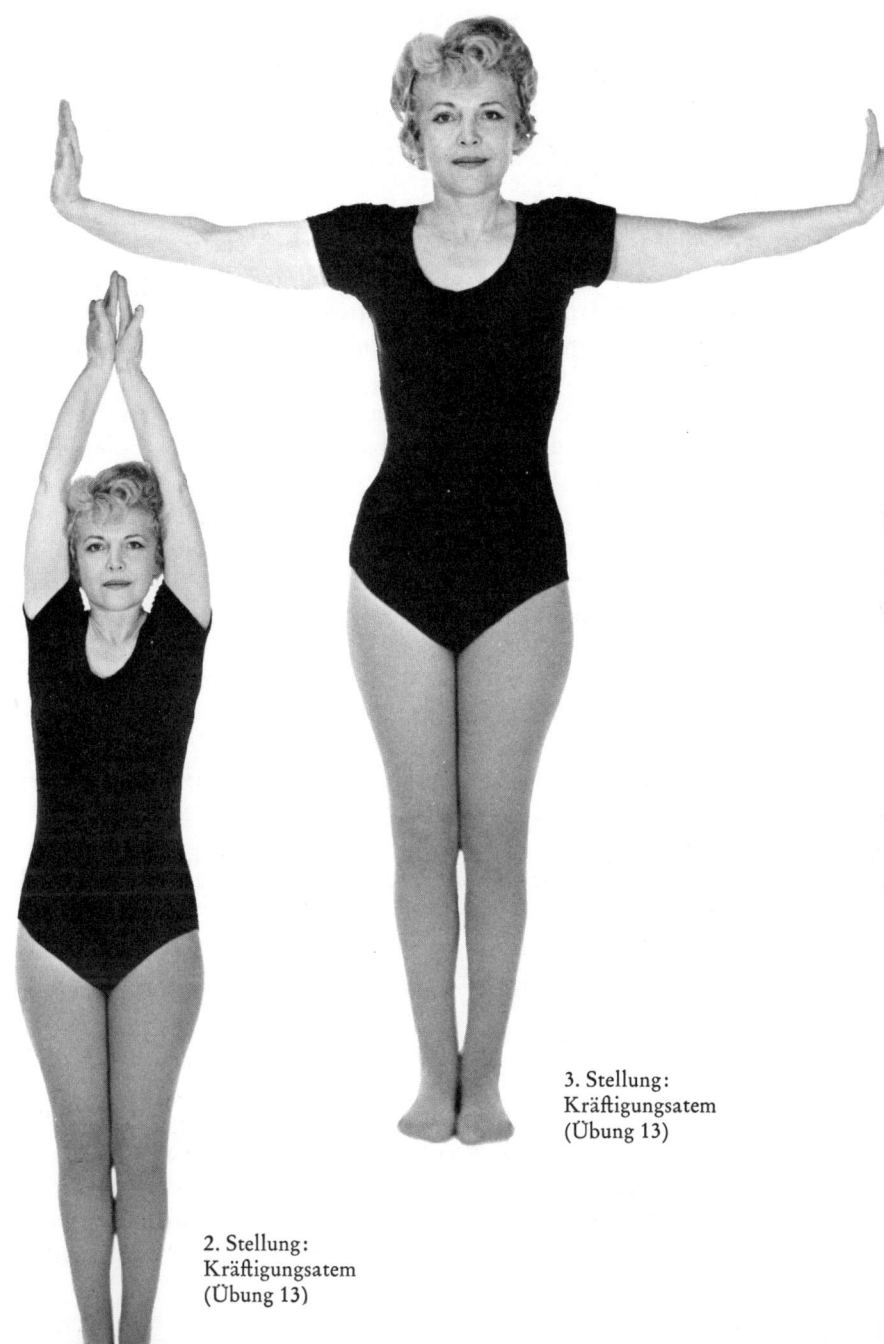

3. Stellung:
Kräftigungsatem
(Übung 13)

2. Stellung:
Kräftigungsatem
(Übung 13)

138

Übung 14: Der schnaubende Atem

Bei dieser Übung wird eine leicht veränderte Atemtechnik angewendet.
Anstatt einmal langsam und tief Atem zu holen, wird hier die Luft mit
lautem »Schnauben« durch die Nasenlöcher eingesogen, ähnlich wie bei
einem Staubsauger.
Und nun zur eigentlichen Übung: Stellen Sie sich mit lose hängenden
Armen aufrecht hin und atmen Sie in drei aufeinanderfolgenden
schnaubenden Atemzügen kräftig ein. Während des ersten Atemzugs
strecken Sie die Arme nach vorn, während des zweiten zur Seite und
während des dritten in die Höhe. Dann atmen Sie durch den geöffneten Mund aus und lassen die Arme locker und entspannt fallen.
Pumpen Sie sich aber nicht schon bei den ersten beiden Atemzüge so
voll Luft, daß beim dritten »Einschnauben« in den Lungen kein Platz
mehr vorhanden ist.
Diese Übung hat eine ungemein kräftigende Wirkung und reinigt darüber hinaus Nase und Stirnhöhle. Insbesondere am Morgen, wenn die
Nasenlöcher meist etwas verstopft und der Kopf noch schwer sind, werden Sie nach Beendigung dieser Übung im ganzen Kopf ein Gefühl der
Leichtigkeit verspüren.

Übung 15: Der schnaubende Atem in der Hocke

Diese Übung erhält die Knie- und Hüftgelenke geschmeidig und erleichtert das Gehen, Tanzen, Bergsteigen, Treppensteigen, Skifahren
und Schlittschuhlaufen.
Stellen Sie sich aufrecht hin und spreizen Sie die Füße etwa 30 cm. Als
nächstes holen Sie tief Luft und strecken dabei die Arme nach der Seite.
Dann gehen Sie bei gleichzeitigem Ausatmen in die Hocke und lassen
die Arme fallen. Nun ziehen Sie die Schultern nach hinten und atmen
– wie bei der vorgehenden Übung – in drei schnaubenden Atemzügen
ein. Strecken Sie also die Arme beim ersten Schnauben nach vorn, beim
zweiten zur Seite und beim dritten in die Höhe. Dann atmen Sie durch
den weitgeöffneten Mund aus und stehen wieder auf. Diese Übung
kann mehrmals wiederholt werden.
Die Hocke ist die natürliche Stellung der Ausscheidung. Wer an Verstopfung oder anderen Verdauungsstörungen leidet, wird eine deut-
liche Erleichterung verspüren, sobald er beim Stuhlgang diese Stellung
einnimmt.

Sollte es Ihnen schwerfallen, in die Hocke zu gehen, so halten Sie sich mit beiden Händen an einem schweren Tisch fest. Beginnen Sie mit der eigentlichen Atemübung erst, wenn Sie mühelos in die Hocke gehen können.

1. Stellung: Der schnaubende Atem in der Hocke (Übung 15)

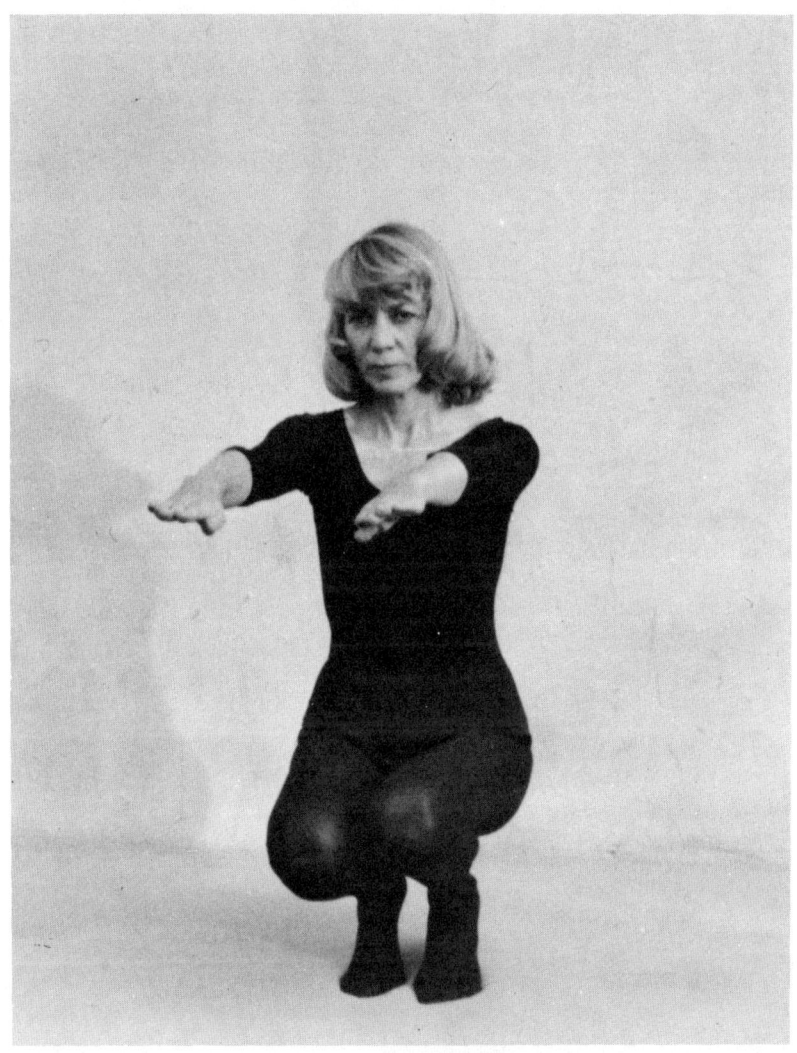

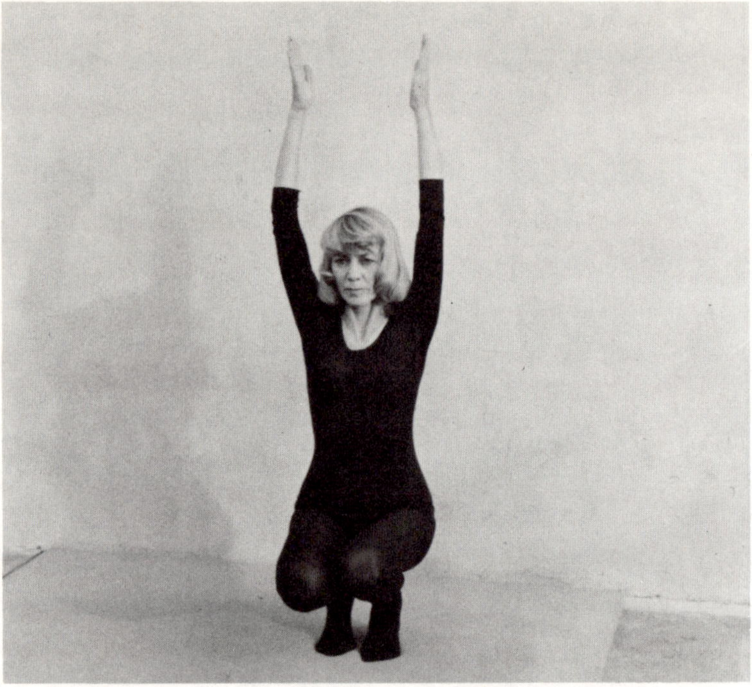

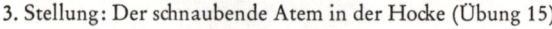

2. Stellung: Der schnaubende Atem in der Hocke (Übung 15)

3. Stellung: Der schnaubende Atem in der Hocke (Übung 15)

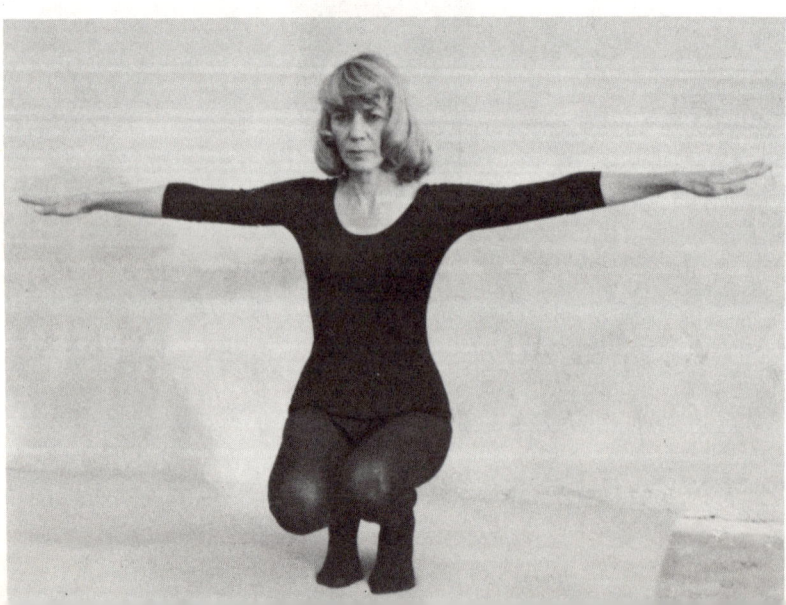

Übung 16: Der Schwung nach vorn

Diese Übung erleichtert Ihnen die Entspannung und bewahrt Ihren Rücken davor, starr und steif zu werden. Denken Sie daran, daß ein schmiegsames Rückgrat ein Zeichen ewiger Jugend ist!

Stellen Sie sich aufrecht mit leicht gespreizten Beinen hin und atmen Sie tief ein. Anschließend beugen Sie sich in einer leichten und mühelos schwingenden Bewegung nach vorn und atmen gleichzeitig aus. Lassen Sie die Arme locker nach unten hängen, so daß die Finger sich immer mehr dem Boden nähern und ihn zum Schluß ganz oder – wenn Ihr Rückgrat nicht so biegsam ist – fast berühren. Diese Beuge nach vorn sollte mit dem unteren Teil des Rückgrats (also etwa in der Taillengegend) und nicht etwa mit seinem mittleren oder oberen Drittel ausgeführt werden. Der Oberkörper wird mehrere Male kurz und locker nach oben und unten geschwungen, wobei die Arme völlig schlaff bleiben müssen. Dann richten Sie sich wieder auf, atmen tief ein und wiederholen die ganze Übung bei gleichzeitigem Ausatmen.

Tun Sie dies mehrere Male hintereinander, und Sie werden bald bemerken, daß Ihr Rücken mit jedem Tag biegsamer und elastischer wird.

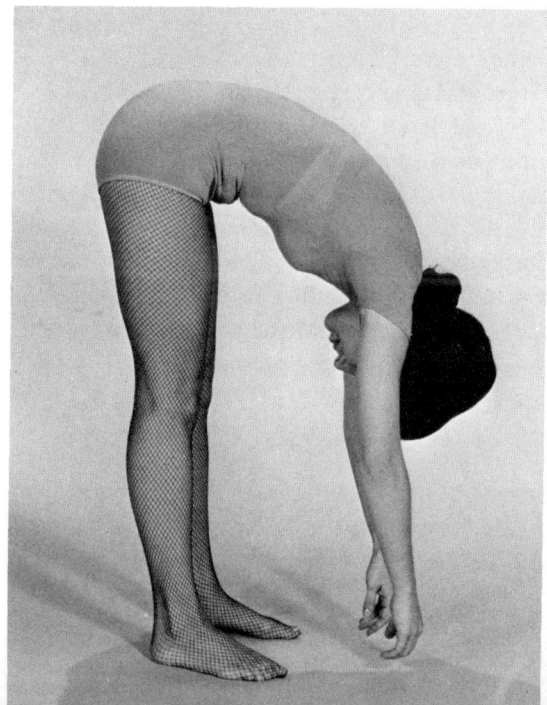

Der Schwung nach vorn
(Übung 16)

Übung 17: Der Schwung zur Seite

Dank Ihrer »leblosen« rhythmischen Bewegungen hat diese Übung eine besonders beruhigende und entspannende Wirkung.

Hierzu stellen Sie sich mit ziemlich gespreizten Beinen aufrecht hin, holen tief Atem und beugen sich wie bei der vorhergehenden Übung langsam und locker nach vorn, während Sie gleichzeitig ausatmen. Die Arme hängen lose nach unten. Beginnen Sie nun, mit dem Oberkörper sanft und gleichmäßig hin- und herzupendeln, zuerst nach rechts und dann nach links. Richten Sie sich nach einer Weile wieder auf und machen Sie die Übung nach einer kleinen Pause noch einmal.

Übung 18: Die Beuge nach vorn

Stellen Sie sich mit geschlossenen Beinen aufrecht hin, atmen Sie tief ein und heben Sie dabei gleichzeitig die Arme über den Kopf. Bleiben Sie einige Sekunden in dieser Stellung und halten Sie gleichzeitig den Atem an. Als nächstes beugen Sie sich nach vorn, bis die Handflächen – oder zumindest die Fingerspitzen – den Boden berühren und atmen gleichzeitig bei geschlossenem Mund aus. Beugen Sie keinesfalls die Knie, denn die Beine müssen während dieser Übung immer völlig gerade bleiben! Dann kehren Sie zur Ausgangsstellung zurück und wiederholen die Übung. Legen Sie nach je zwei oder drei Runden eine kleine Pause ein, um jede Übermüdung zu vermeiden! Die Zahl der Übungen kann allmählich gesteigert werden, jedoch dürfen Sie sich nicht überanstrengen und nichts überhasten. Machen Sie sich nichts daraus, wenn Ihre Hände nicht gleich beim ersten Mal den Boden erreichen – nach einiger Zeit gelingt es Ihnen bestimmt! Diese Übung stärkt die Bauchmuskulatur, macht das Rückgrat geschmeidig und verleiht ein Gefühl schwebender Leichtigkeit. Außerdem ist sie das beste Mittel gegen Darmträgheit, Fettansatz am Bauch, Verstopfung und Blähungen.

Übung 19: Beuge zur Seite

Diese Übung bewirkt eine seitliche Dehnung des Rückgrats und hält es gesund und elastisch. Darüber hinaus stärkt es die Nerven im Rückgrat und in den Verdauungsorganen und schafft Erleichterung bei Verstopfung.

Hierzu stellen Sie sich aufrecht mit weit gespreizten Beinen hin, strekken die Arme zur Seite und atmen tief ein. Beugen Sie sich als nächstes bei gleichzeitigem Ausatmen aus der Taille heraus nach rechts, so daß die rechte Hand den rechten Fuß ganz oder fast berührt. Der linke Arm zeigt dabei in die Höhe und die Beine bleiben gestreckt. Kehren Sie dann in die Ausgangsposition zurück, das heißt, Sie stellen sich wieder mit ausgestreckten Armen aufrecht hin. Machen Sie nun die umgekehrte Übung: Beugen Sie sich nach links, bis die linke Hand den linken Fuß berührt, und halten Sie dabei den rechten Arm in die Höhe. Haben Sie sich auf diese Weise nach beiden Seiten gebeugt, so ist die erste Runde abgeschlossen. Machen Sie diese Übung am ersten Tag nur zweimal. Wenn Ihre körperliche Verfassung dies erlaubt, können Sie die Anzahl der Runden allmählich steigern.

Die Beuge zur Seite (Übung 19)

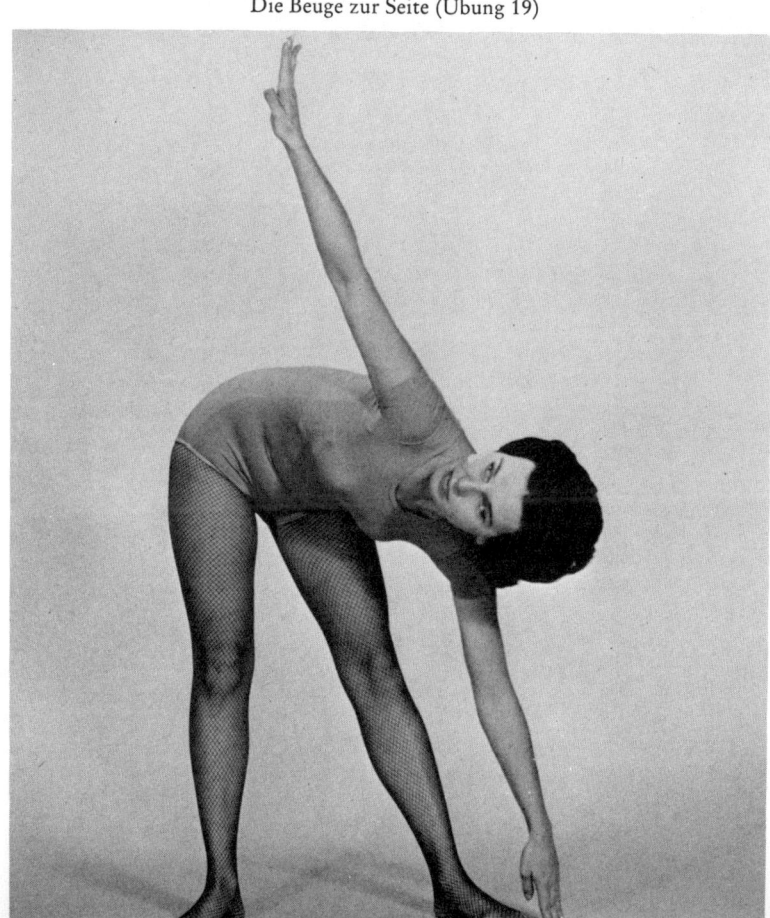

Übung 20: Bei Müdigkeit in Beinen und Füßen

Sind Ihre Füße müde und angeschwollen, so sollten Sie folgende Übung anwenden: Legen Sie sich mit dem Rücken flach auf einen Teppich oder eine harte Liegegelegenheit und stützen Sie die Beine, so hoch Sie nur können, gegen eine Wand, eine Tür oder ein Möbelstück. Strecken Sie die Arme flach neben dem Oberkörper aus, schließen Sie die Augen und beginnen Sie rhythmisch zu atmen. Bei jedem Einatmen stellen Sie sich vor, daß Sie Ihre Beine in einen ruhigen grünen See tauchen. Das Ausatmen andererseits sollte von der Vorstellung begleitet sein, Sie baden Ihre Beine in einem schäumenden roten Fluß; denn Rot ist die Farbe der Bewegung und der Tätigkeit, während Grün das Symbol passiver Ausdehnung ist. Stauungen in den unteren Gliedmaßen können nur durch eine Anregung der Blutzirkulation beseitigt werden, und diese Wirkung können Sie erzielen, indem Sie ganz bewußt und absichtlich ein geistiges Bild schaffen, das der augenblicklichen Lage entspricht.

Bei Ermüdung von Beinen und Füßen (Übung 20)

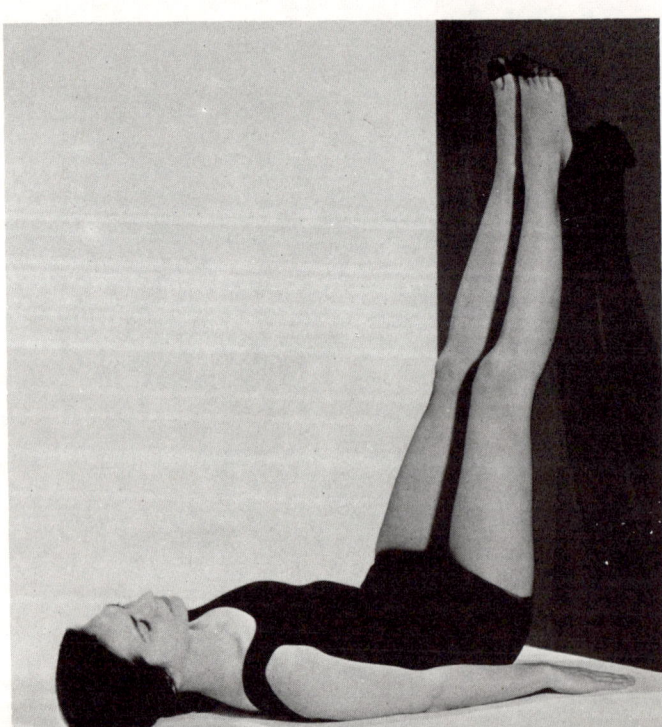

Wenn Sie lange Zeit stehen müssen, sollten Sie jede Gelegenheit nützen, diese Übung auszuführen, denn damit können Sie die Bildung von Spannungen wie auch das Anschwellen der Füße verhindern. Es dürfte Ihnen kaum schwerfallen, für diese Übung irgendwo stets eine kleine Matte oder ein Handtuch bereitzuhalten.

Übung 21: Bei Stauungen in den Atemwegen

Obwohl zwischen dieser und der vorhergehenden Übung eine gewisse oberflächliche Ähnlichkeit besteht, wirken sie auf völlig verschiedene Körperstellen. Wer an Asthma oder Stauungen in den Atemwegen leidet, kann sich auf die folgende Weise unschwer Erleichterung verschaffen.

Legen Sie sich quer über irgendeine Liegegelegenheit, so daß die Beine von den Knien abwärts über den Rand hängen, während der übrige Körper von den Knien bis zum Kopf flach ausgestreckt liegt. Benutzen Sie kein Kissen! Strecken Sie die Arme über dem Kopf und bleiben Sie in dieser Stellung, während Sie tief einatmen, die Luft eine Weile anhalten und schließlich durch den offenen Mund wieder ausatmen. Wiederholen Sie dies mehrere Male, atmen Sie anschließend eine Zeitlang wieder normal und nehmen Sie dann die Tiefatmung wieder auf.

Diese Übung ist auch sehr wirksam bei Asthma-Anfällen, insbesondere wenn Sie dabei in Abständen von 15 Minuten ein Glas heißes Wasser trinken.

Übung 22: Balancieren auf dem Knie

Bei dieser Übung stellen Sie sich zuerst mit geschlossenen Beinen aufrecht hin, atmen dann tief ein und machen gleichzeitig mit dem rechten Fuß einen langen Schritt vorwärts. Anschließend atmen Sie bei geschlossenem Mund langsam wieder aus und beugen gleichzeitig beide Knie, bis Ihr linker Fuß ähnlich wie beim Knien abgewinkelt ist, ohne jedoch den Boden zu berühren. Während Sie immer noch ausatmen, lassen Sie den ganzen Körper durch entsprechende Bewegungen des linken Knies auf- und abfedern! Erst wenn Sie völlig ausgeatmet haben, kehren Sie langsam in die aufrechte Ausgangsstellung zurück. Holen Sie nun wieder tief Atem und machen Sie, diesmal mit dem linken Fuß, einen weiten Schritt nach vorn. Jetzt lassen Sie den Körper mit dem rechten Knie auf- und abfedern, während Sie dabei in kurzen, scharfen Stößen ausatmen, bis die Lungen völlig leer sind.

Wiederholen Sie diese Übung abwechselnd mit dem rechten und linken Fuß zwei- bis dreimal und schalten Sie dann eine Erholungspause ein. Halten Sie sich während der ganzen Übung völlig gerade und lassen Sie die Arme locker hängen!

Balancieren auf dem Knie (Übung 22)

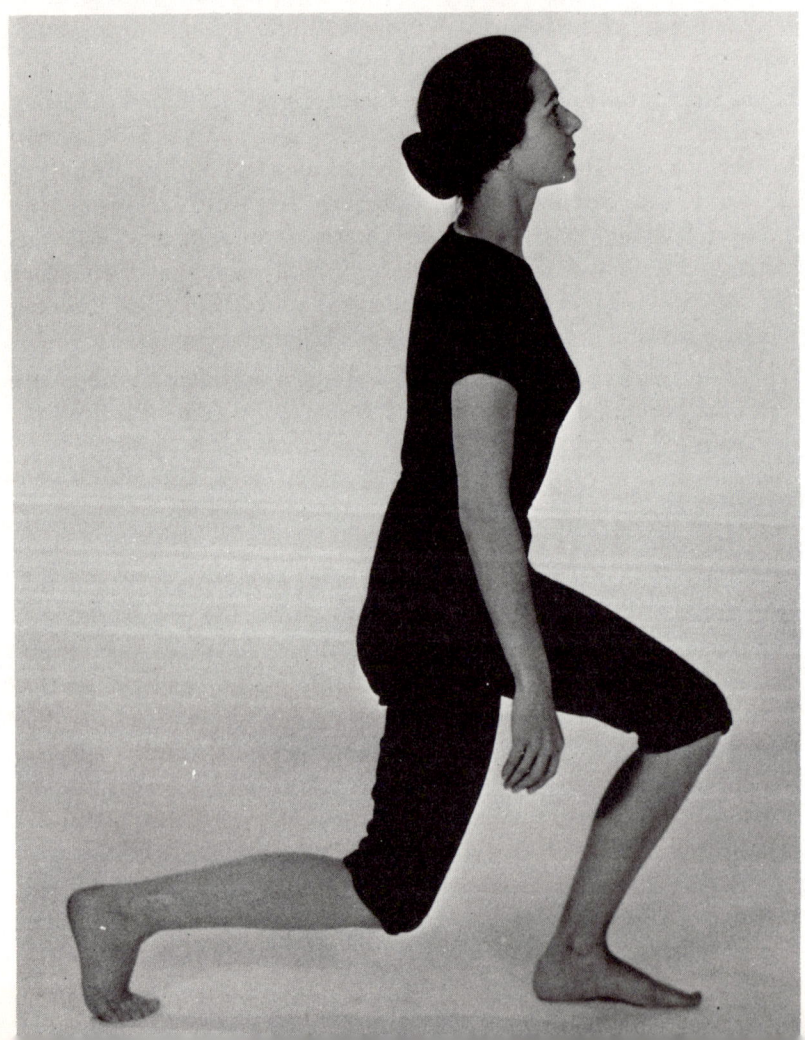

Diese Übung reinigt die Lungen, macht die Knie- und Hüftgelenke geschmeidig und kräftigt Oberschenkel und Waden. Außerdem fördert sie eine anmutige Körperhaltung und bildet den Gleichgewichtssinn aus.

Übung 23: Die völlige Streckung

Stellen Sie sich mit nahezu geschlossenen Beinen aufrecht hin und atmen Sie tief ein, während Sie die Arme so hoch wie möglich nach oben strecken. Dann halten Sie den Atem an und stellen sich auf die Zehenspitzen, bis der Körper aufs äußerste gestreckt ist. Beginnen Sie nun auszuatmen, wobei Sie gleichzeitig langsam die Arme senken und den ganzen Körper völlig schlaff werden lassen, so daß Sie weich zu Boden sinken.

Bleiben Sie eine Weile liegen und entspannen Sie sich. Dann machen Sie einige tiefe rhythmische Atemzüge und stehen langsam wieder auf. Eckige und abrupte Bewegungen sind unbedingt zu vermeiden! Gähnen Sie und strecken Sie sich beim Aufstehen; dies ist zwar nicht besonders schön anzusehen, hat aber eine ungemein entspannende Wirkung. Diese Streckübung hilft besonders bei Muskelschmerzen.

Übung 24: Die Beuge nach rückwärts

Die folgende Übung schafft Erleichterung bei Stauungen in der Rückkengegend und macht den mittleren Teil des Rückgrats geschmeidiger. Bei dieser Übung stellen Sie sich mit dem Rücken zur Wand (je nach Größe in einer Entfernung von 60 cm oder mehr), spreizen die Beine ungefähr 30 cm und heben, während Sie tief einatmen, die Arme. Beugen Sie sich dann bei gleichzeitigem Ausatmen rückwärts, bis Sie mit den Handflächen die Wand berühren. Versuchen Sie nicht, den Kopf hochzuhalten, sondern lassen Sie ihn völlig locker nach hinten fallen. Beugen Sie den Körper langsam tiefer, indem Sie mit den Handflächen die Wand »hinunterspazieren«. Stützen Sie sich fest an und lassen Sie den Körper sanft nach oben und unten federn. »Gehen« Sie anschließend wieder die Wand hinauf, bis Sie in die Ausgangsstellung zurückgekehrt sind. Wiederholen Sie die Übung erst nach einer kleinen Pause und beugen Sie sich nicht weiter zurück, als Ihnen dies ohne Anstrengung möglich ist.

Je länger Sie üben, desto leichter wird Ihnen das Rückwärtsbeugen fallen. Sorgen Sie aber unbedingt dafür, daß Ihre Füße einen sicheren Halt haben und nicht etwa mit dem Teppich wegrutschen können. Am besten machen Sie diese Übung barfuß und legen einige Kissen auf den Boden, so daß Sie bei einem etwaigen Sturz weich fallen.

Beuge nach rückwärts (Übung 24)

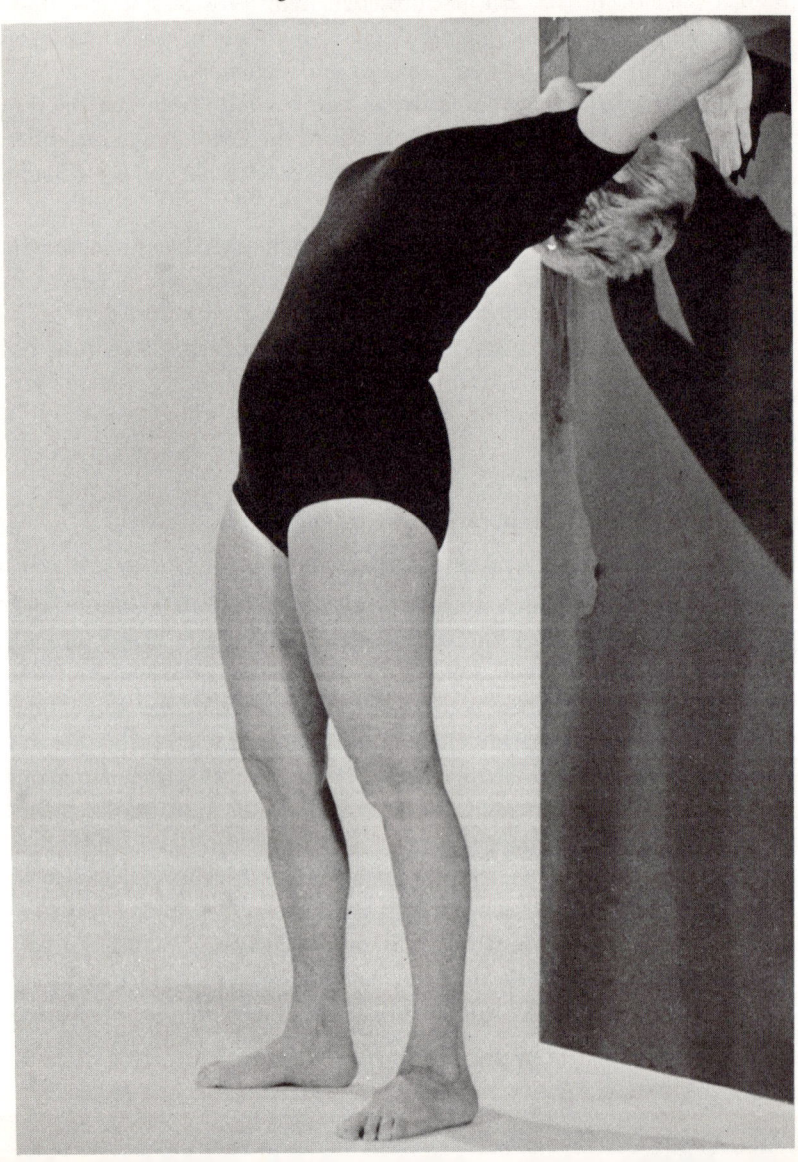

Übung 25: Seitliches Pendeln

Die folgende Übung stimuliert und verbessert die Funktionen von Leber und Milz. Außerdem macht sie den Brustkorb beweglicher und vermindert den Taillenumfang.

Knien Sie sich auf den Boden und setzen Sie sich dann nach links, so daß Ihre angewinkelten Beine rechts neben Ihnen zu liegen kommen. Dann verschränken Sie die Hände, heben sie über dem Kopf und atmen tief ein. Als nächstes lassen Sie den Körper möglichst tief nach rechts pendeln, wobei Sie einen Teil der Luft ausatmen. Pendeln Sie immer tiefer und atmen Sie weiter in kurzen Stößen aus. Die Haltung von Kopf und Armen bleibt unverändert, denn die Bewegung soll nur den Oberkörper erfassen und das Pendeln von der Taillengegend ausgehen. Sobald Sie vollkommen ausgeatmet haben, kehren Sie in die Sitzstellung zurück und wiederholen die ganze Übung noch einmal. Als nächstes verlagern Sie Ihr Gewicht auf die andere Seite, so daß die Beine nun links von Ihnen zu liegen kommen, und wiederholen die Übung in der umgekehrten Richtung, das heißt, Sie pendeln nun nach links.

Das seitliche Pendeln (Übung 25)

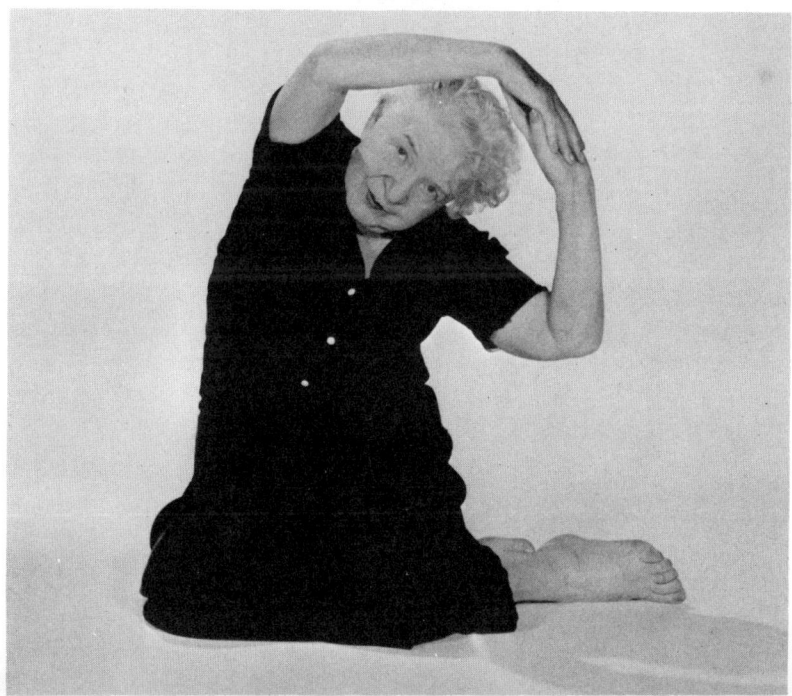

Übung 26: Zur besseren Ausscheidung

Diese Übung dient als Ersatz für die im Sanskrit Yoga-*Mudra* genannte Verneigung (Seiten 182–184) und ist besonders jenen zu empfehlen, die körperlich außerstande sind, den Lotos- oder Schneidersitz
einzunehmen.

Hierzu setzen Sie sich aufrecht auf eine Stuhlkante, spreizen Knie und
Füße so weit wie möglich, legen die geballten Hände etwas unterhalb
des Nabels auf den Bauch und atmen aus; dabei beugen Sie den Körper nach vorn und drücken beide Fäuste fest auf den Bauch. Halten Sie
den Atem an und bleiben Sie eine Weile in dieser Stellung. Dann setzen Sie sich wieder auf. Wiederholen Sie die ganze Übung und vergessen Sie nicht, sich möglichst weit nach vorn zu beugen und einen kräftigen Druck auf den Bauch auszuüben. Bei Verdauungsstörungen und
Darmträgheit sollte diese Übung morgens und abends fünf- bis sechsmal wiederholt werden – jedoch *selbstverständlich nie bei vollem
Magen!*

1. Stellung: Zur besseren Ausscheidung (Übung 26)

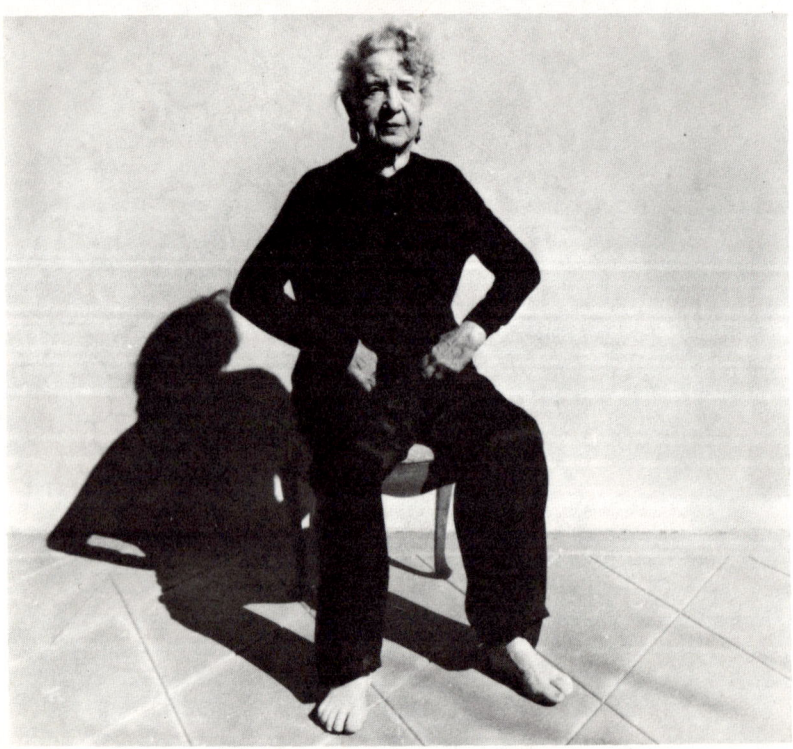

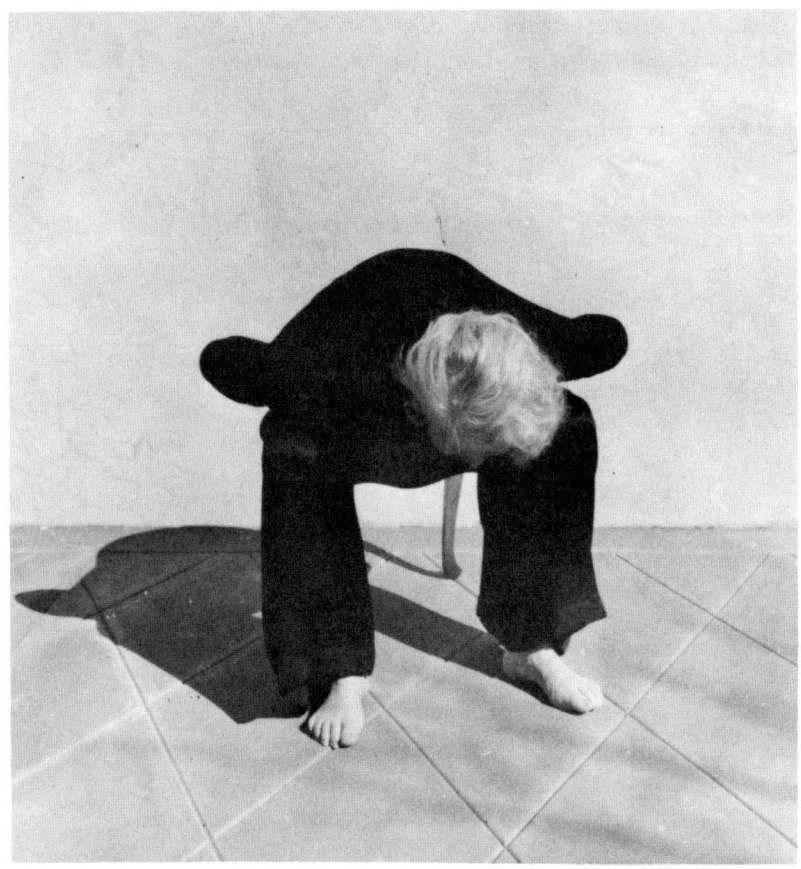

2. Stellung: Zur besseren Ausscheidung (Übung 26)

Übung 27: Bei Rückenschmerzen

Diese Übung ist hervorragend geeignet, Rückenschmerzen zu beheben und die Rückenmuskulatur zu stärken.

Legen Sie sich mit angewinkelten Beinen auf den Rücken. Die Füße stehen flach auf dem Boden und werden möglichst nahe an den Körper herangezogen. Zur besseren Entspannung schließen Sie die Augen und lassen die Arme ausgestreckt neben sich ruhen. Atmen Sie nun langsam und tief ein und heben Sie gleichzeitig Rumpf und Gesäß möglichst weit vom Boden ab. Verharren Sie bei angehaltenem Atem eine Weile in dieser Stellung und senken Sie schließlich bei gleichzeitigem Ausatmen den Körper wieder zu Boden. Wiederholen Sie dies mehrere Male, insbesondere wenn Sie an Rückenschwäche leiden oder zu Rückenschmerzen neigen. Die Übung kann gefahrlos fünf- bis zehnmal wiederholt werden.

Bei Rückenschmerzen (Übung 27)

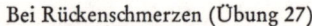

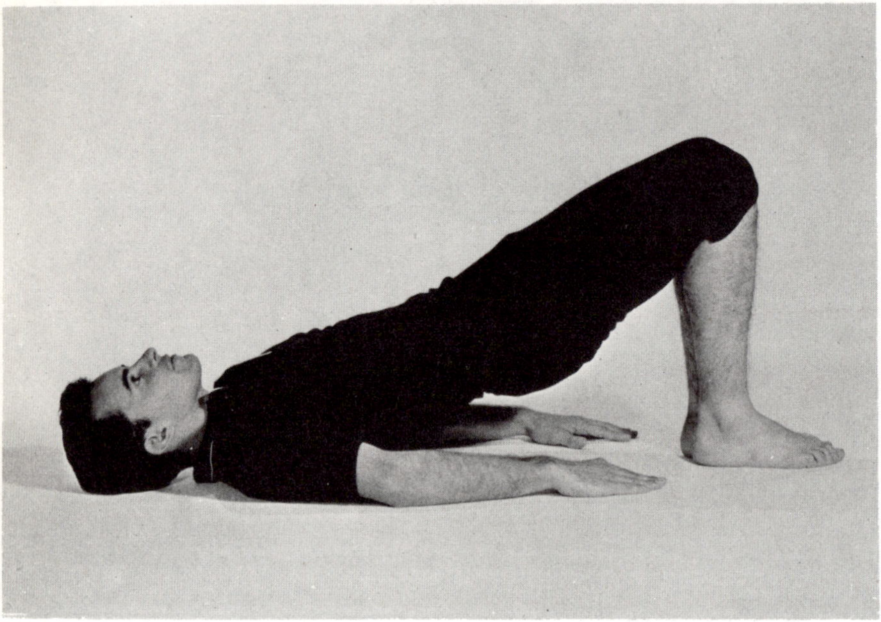

Übung 28: Bei Hängeschultern

Diese Übung ist hervorragend geeignet, Haltungsfehler zu korrigieren und die Rückenmuskulatur zu stärken. Alle Jugendlichen und insbesondere schwererziehbare Kinder sollten angehalten werden, diese Übung möglichst oft zu machen, da eine gekrümmte Körperhaltung die Sauerstoffversorgung der Lungen gefährdet und zu flacher Atmung führt. Wie wir bereits wissen, sind bei Kindern körperliche und geistige Entwicklungsstörungen, unnatürliche Neigungen und allgemeine Verhaltensfehler oftmals auf eine mangelnde Durchlüftung der Lungen zurückzuführen.

Stellen Sie sich gerade hin oder knien Sie sich so auf den Boden, daß das Gesäß auf den Fersen ruht. Nun verschränken Sie die Hände auf dem Rücken und strecken die Arme, indem Sie die Ellbogen nach innen drehen. Holen Sie tief Atem und beugen Sie bei gleichzeitigem Ausatmen den Rumpf nach vorn. Als nächstes heben Sie die Arme möglichst hoch und versuchen durch leichtes Hin- und Herschwingen, eine noch höhere Armstellung zu erreichen. Halten Sie dabei den Atem an! Schließlich richten Sie bei gleichzeitigem Einatmen den Körper langsam wieder gerade auf. Die Übung kann zwei- bis fünfmal wiederholt werden, doch ist dazwischen immer eine kleine Erholungspause einzulegen.

Bei Hängeschultern (Übung 28)

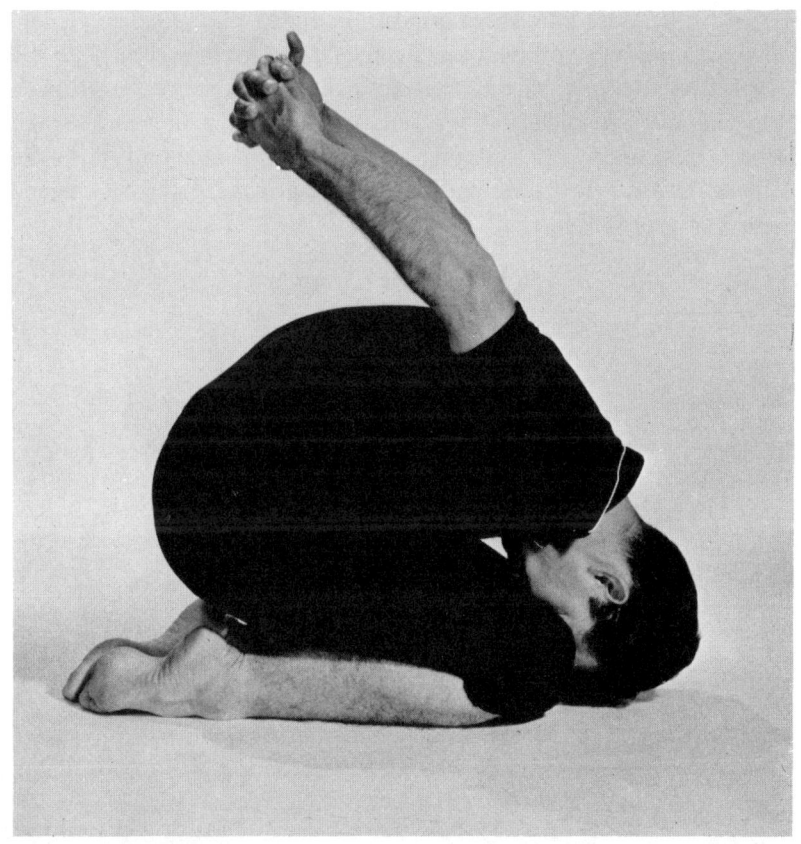

Übung 29: Seitliche Drehung bei Stauungen im Rücken, der Leber und der Milz

Setzen Sie sich mit gestreckten Beinen auf den Boden, ziehen Sie dann das rechte Knie an und stellen Sie den rechten Fuß an die Außenseite des linken Knies. Die Sohle des rechten Fußes muß dabei fest auf dem Boden stehen. Als nächstes strecken Sie die linke Hand aus und legen sie auf die Zehen des rechten Fußes. Der rechte Unterarm ruht dabei in der Höhe der Taille quer auf dem Rücken, so daß der Handrücken fast den linken Hüftknochen berührt.

Atmen Sie nun tief ein. Dann wenden Sie langsam und bei gleichzeitigem Ausatmen den Kopf, die Schultern und den ganzen Rumpf möglichst weit nach rechts und halten das Kinn hoch. Bleiben Sie bei angehaltenem Atem einige Sekunden in dieser Stellung und kehren Sie schließlich langsam zur Ausgangsposition zurück. Das Ganze wiederholen Sie zwei- oder dreimal und bringen dann Arme und Beine in die umgekehrte Stellung, so daß Sie die gleichen Drehbewegungen nach links ausführen können.

Diese Übung schafft Erleichterung bei Rückenschmerzen und stärkt die Adrenal-Drüsen, die Leber und die Milz. Auch für Asthma-Leidende ist sie von großem Nutzen.

Seitliche Drehung (Übung 29)

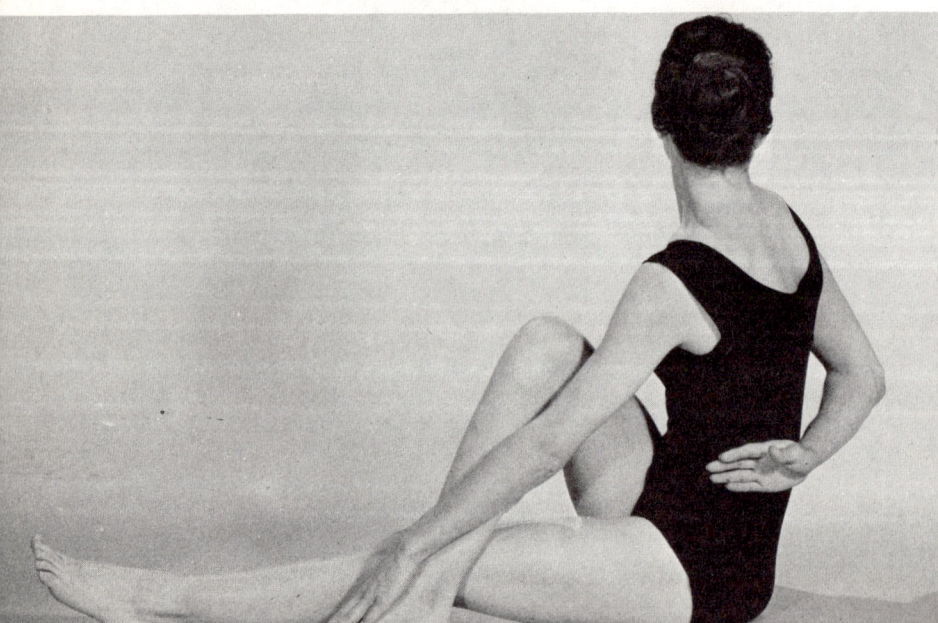

Dieselbe Übung gibt es auch in vereinfachter Form: Hierzu setzen Sie sich mit gestreckten Beinen auf den Boden, atmen tief ein und wenden dann bei gleichzeitigem Ausatmen den ganzen Körper – also Kopf, Schultern, Arme und Rückgrat – nach rechts. Der Körper stützt sich dabei rückwärts auf die Fingerspitzen beider Hände. Verharren Sie bei angehaltenem Atem eine kurze Weile in dieser Haltung, kehren Sie schließlich in die Ausgangsstellung zurück und holen Sie tief Atem. Als nächstes erfolgt eine Drehung nach links. Wiederholen Sie diese Übung mehrere Male und machen Sie anschließend eine Erholungspause.

Vereinfachte Form der seitlichen Drehung (Übung 29)

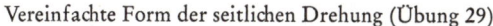

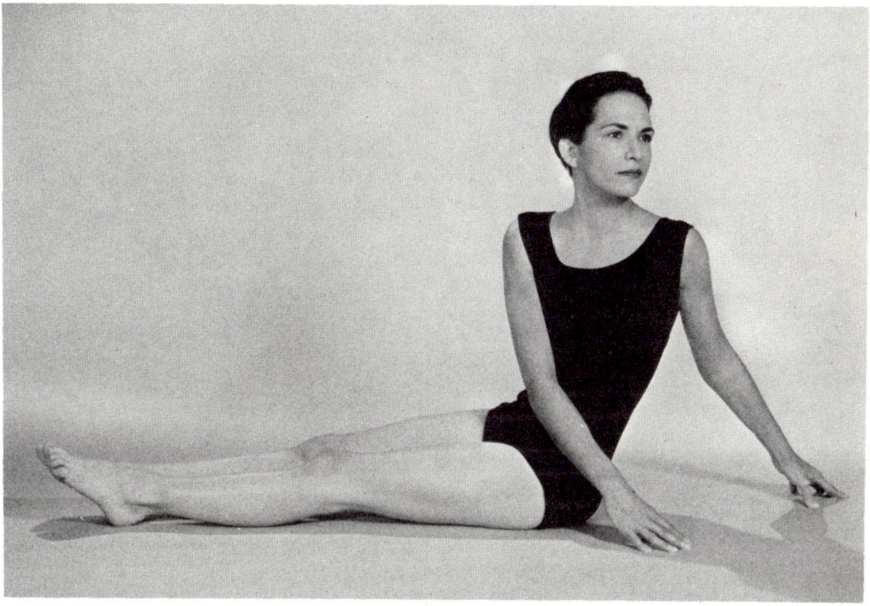

Übung 30: Bei Stauungen in der Nackengegend

Diese Übung schafft Erleichterung bei Stauungen im Nacken, stärkt die Nackenmuskulatur und verschönert die Nackenlinie. Sie ist besonders wohltuend für Menschen, die in gebeugter Haltung am Schreibtisch arbeiten, weil sie die dabei auftretenden Spannungen in der Nackengegend abbaut.

Legen Sie sich auf den Rücken und stützen Sie den Rumpf auf die Unterarme. Wölben Sie den Rücken und beugen Sie den Kopf dabei so weit zurück, bis der Scheitel fest auf dem Boden aufliegt. Bleiben Sie etwa eine halbe Minute lang in dieser Stellung, wobei Sie gleichzeitig die rhythmische Tiefatmung machen.

Bei Stauungen in der Nackengegend (Übung 30)

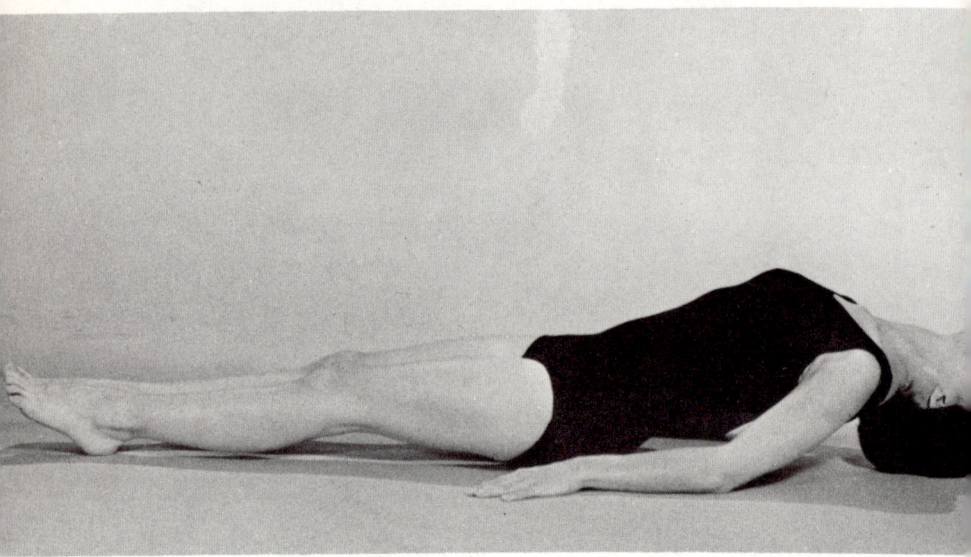

Übung 31: Zur Lockerung des Rückgrats

Diese Übung macht das Rückgrat geschmeidiger und fördert somit unmittelbar die Entspannung. Legen Sie sich mit dem Kopf zur Wand auf den Rücken, und zwar so, daß Ihr Kopf ungefähr eine Armlänge von der Wand entfernt ist (die jeweilige Entfernung richtet sich nach der Körpergröße). Atmen Sie tief ein und schwingen Sie die Beine über den Kopf, bis die Zehen die Wand berühren. Atmen Sie aus und »gehen« Sie gleichzeitig einige Schritte die Wand hinunter. Bleiben Sie eine kurze Weile in dieser Stellung und atmen Sie tief ein und aus. Wenn es Ihnen am Anfang noch nicht gelingt, die Beine gestreckt zu halten, so dürfen Sie diese leicht beugen.

Bald werden Sie soweit sein, daß Ihre Zehen den Boden berühren. Machen Sie jedoch keinerlei Gewaltanstrengungen, denn Ihre Beinmuskeln werden ganz von selbst allmählich geschmeidiger.

Zur Lockerung des Rückgrats (Übung 31)

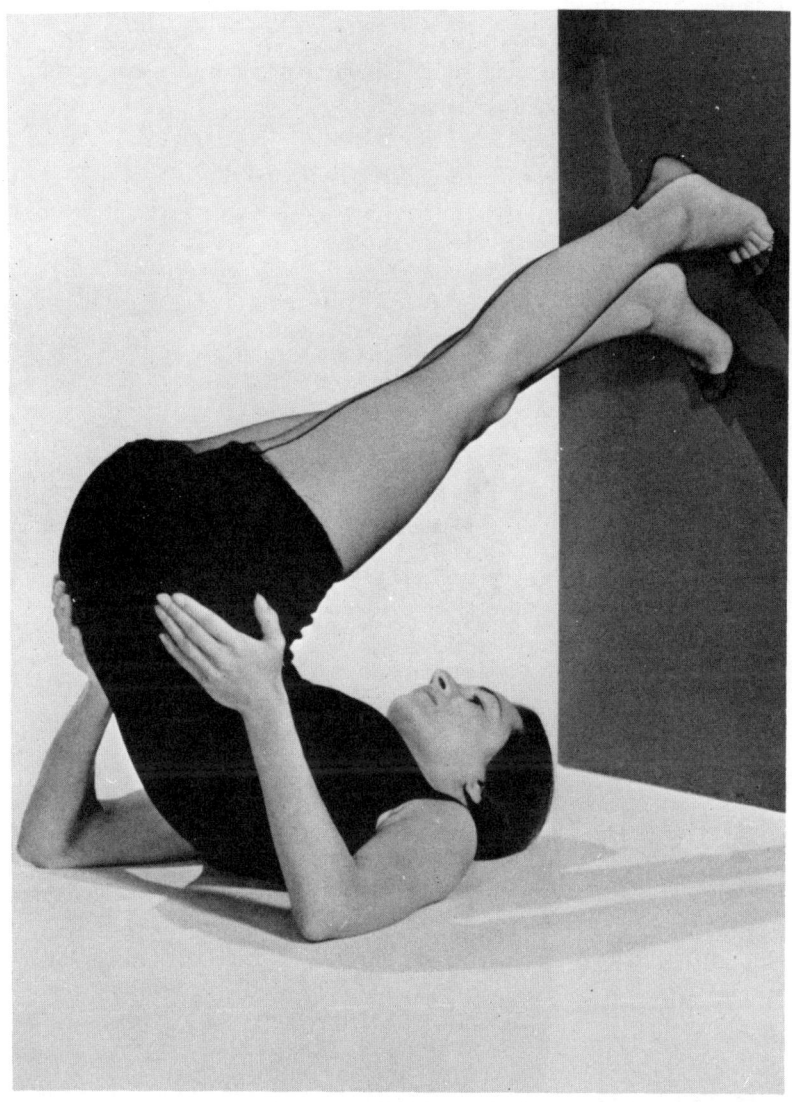

Übung 32: Für größere Standfestigkeit

Stellen Sie sich gerade hin und setzen Sie die rechte Fußsohle möglichst
hoch an den linken Oberschenkel. Legen Sie die beiden Handflächen
über dem Kopf oder in der Mitte vor der Brust zusammen und führen
Sie, auf dem linken Fuß stehend, die rhythmische Atemübung aus. Wiederholen Sie dann diese Übung, indem Sie die linke Fußsohle an den
rechten Oberschenkel setzen.
Sie werden feststellen, daß diese Übung Körper und Geist beruhigt
und Ihre Standfestigkeit verbessert.

Zur besseren Standfestigkeit (Übung 32)

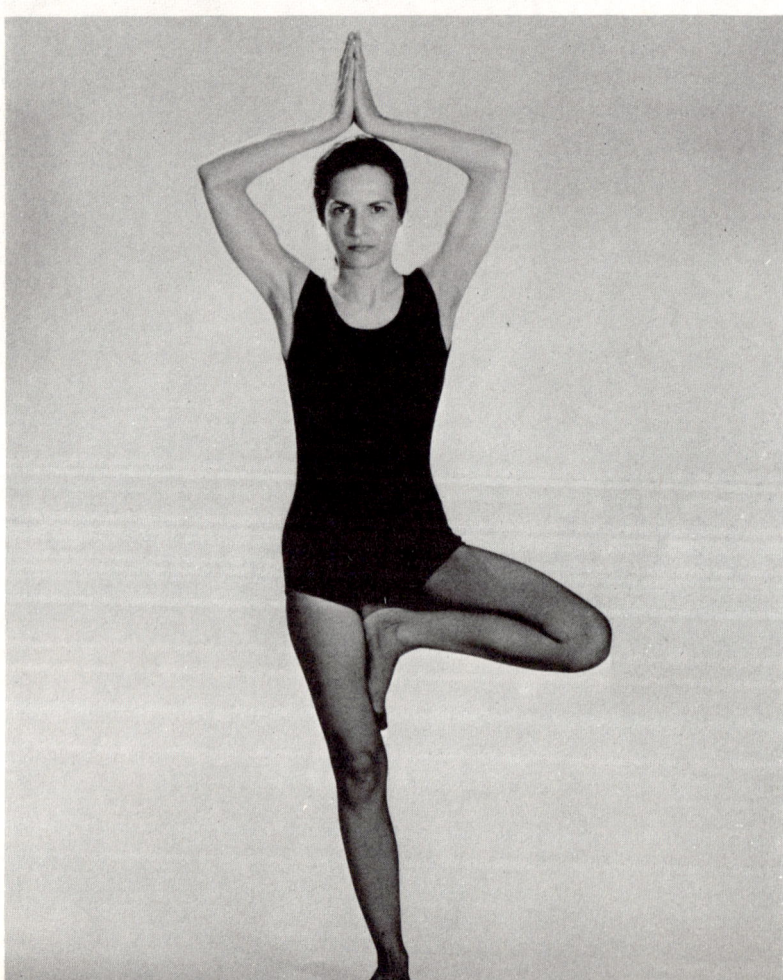

Übung 33: Das Dreieck

Zur Stärkung der Nervenstränge im Rückgrat und zur Anregung der Verdauungstätigkeit, insbesondere bei Verstopfung, ist das Dreieck zu empfehlen.

Stellen Sie sich mit weitgespreizten Beinen hin und strecken Sie die Arme in Schulterhöhe zur Seite. Atmen Sie tief ein und beugen Sie sich dann, indem Sie gleichzeitig ausatmen, vorwärts, bis die Finger der rechten Hand den Boden in Nähe der linken Zehen ganz oder fast berühren. Der linke Arm zeigt dabei nach oben, und die Beine müssen gestreckt bleiben. Kehren Sie dann in die Ausgangsstellung zurück und wiederholen Sie die Übung in der entgegengesetzten Richtung, so daß also die Finger der linken Hand den Boden in Nähe der rechten Zehen berühren.

Diese Übung kann gefahrlos mehrere Male wiederholt werden.

Das Dreieck (Übung 33)

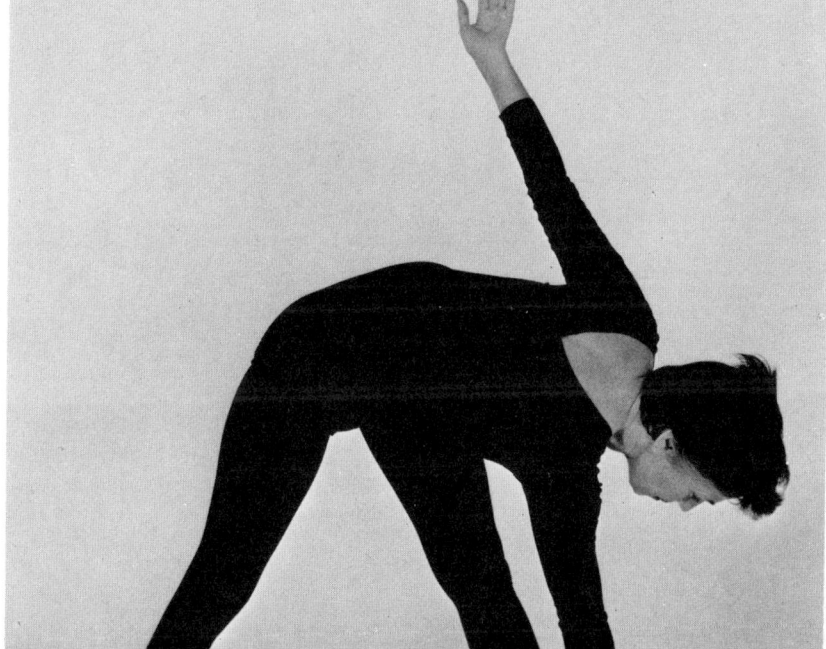

Übung 34: Der Winkel

Diese Übung hat etwa die gleichen Wirkungen wie die vorhergehende
und ähnelt ihr auch, mit der einzigen Ausnahme, daß hier die Arme im
Rücken verschränkt und nicht seitwärts ausgestreckt werden.
Stellen Sie sich mit gespreizten Beinen hin und verschränken Sie die
Arme im Rücken. Atmen Sie tief ein und beugen Sie sich anschließend
nach vorn, bis die Stirn das rechte Knie ganz oder fast berührt. Richten
Sie sich dann wieder auf und versuchen Sie als nächstes, mit der Stirn
nun das linke Knie zu berühren. Die Beine müssen dabei unbedingt gestreckt bleiben, selbst wenn es Ihnen zunächst nicht gelingt, sich genügend tief zu beugen.

Die Winkel-Übung (Übung 34)

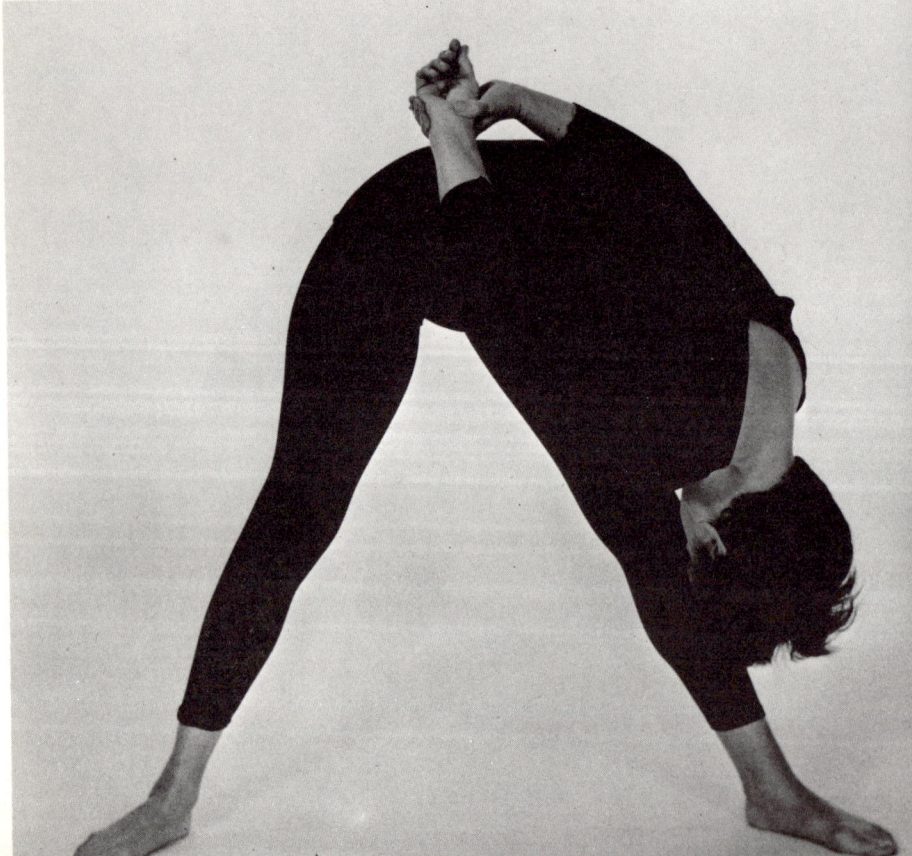

Übung 35: Der seitliche Winkel

Wie die zwei vorhergehenden Übungen hat auch diese eine kräftigende
Wirkung auf die Nervenstränge im Rückgrat und regt die Verdau-
ungstätigkeit an. Außerdem baut sie die Fettpolster an Hüfte und
Oberschenkeln ab.

Stellen Sie sich mit weitgespreizten Beinen aufrecht hin und strecken
Sie die Arme in Schulterhöhe seitwärts aus. Die rechte Fußspitze zeigt
dabei nach rechts. Atmen Sie tief ein und beugen Sie dann den Körper
nach rechts, indem Sie gleichzeitig ausatmen und das rechte Bein so weit
abwinkeln, bis die rechte Handfläche – oder zumindest die Fingerspitzen der rechten Hand – den Boden neben der großen Zehe berührt.
Kehren Sie dann in die Ausgangsstellung zurück und wiederholen Sie
die ganze Übung nach links.

Der seitliche Winkel (Übung 35)

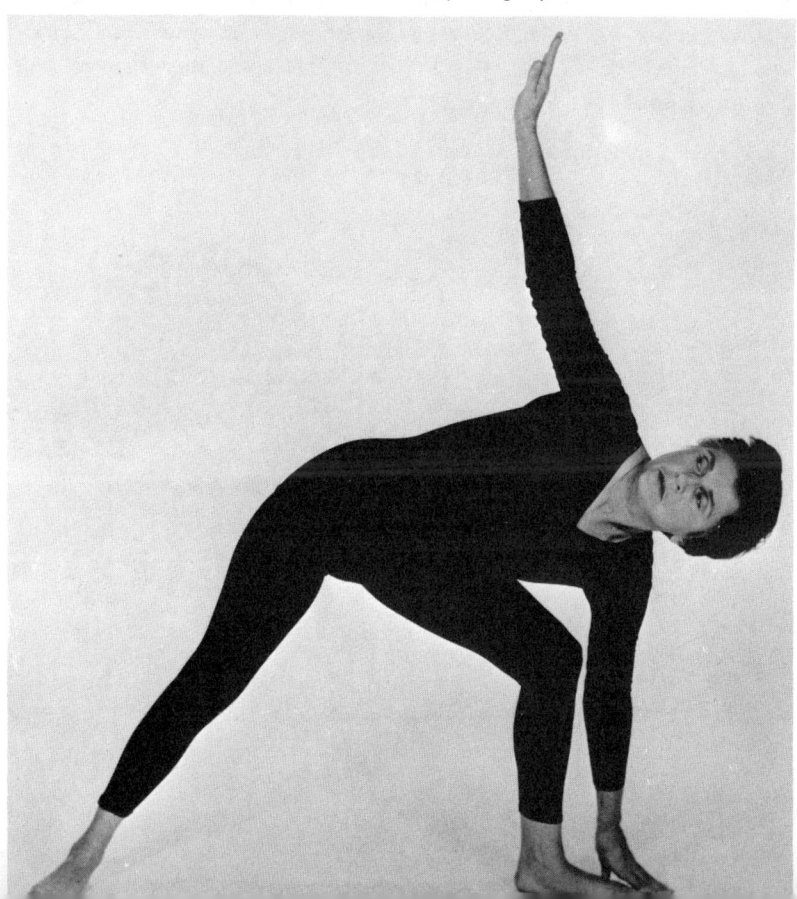

Übung 36: Das Holzhacken

Diese Übung stärkt das Rückgrat und hält es geschmeidig. Außerdem kräftigt sie den ganzen Organismus und läßt etwaigen Fettansatz am Bauch verschwinden.

Stellen Sie sich mit weitgespreizten Beinen aufrecht hin und verflechten Sie die Finger beider Hände so ineinander, als ob Sie eine schwere Axt hielten. Atmen Sie tief ein und heben Sie dabei langsam die Hände über den Kopf, bis sich der Oberkörper nach hinten neigt. Stellen Sie sich vor, die Axt sei sehr schwer. Halten Sie einen Augenblick den Atem an, bevor Sie, bei gleichzeitigem kräftigem Ausatmen durch den Mund, den Körper kräftig nach vorn schwingen – genau wie beim Holzhacken. Anstatt diese Bewegung aber plötzlich abzubrechen, sollten Sie die Arme leicht ausschwingen lassen. Arme und Rückgrat müssen dabei völlig gerade bleiben! Wiederholen Sie diese Übung mehrere Male und stellen Sie sich dabei immer vor, Sie würden tatsächlich Holz hacken.

Warnung: Alle, die ein schwaches Herz haben, und Frauen mit Unterleibsleiden sollten diese Übung besser unterlassen! Zumindest ist jede Überanstrengung zu vermeiden!

1. Bewegung: Das Holzhacken (Übung 36)

2. Bewegung: Das Holzhacken (Übung 36)

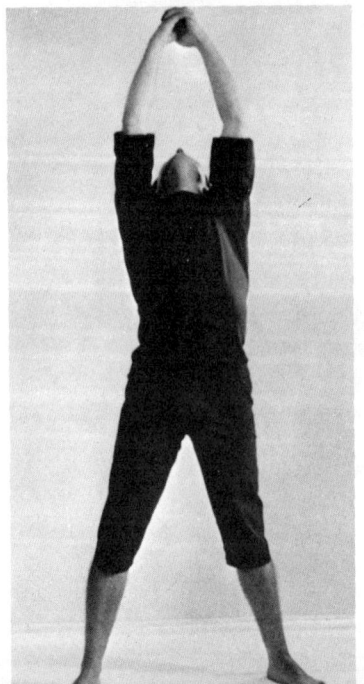

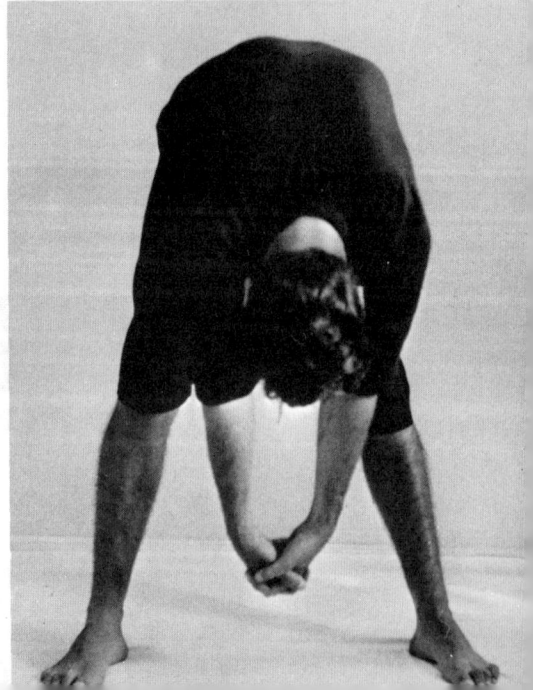

KAPITEL 9

Die Yoga-Stellungen

Dieses Kapitel enthält Übungen, die ich unter den zwölf Haupt-Yoga-Stellungen – oder *Asanas* – ausgewählt habe, weil sie eine besonders entspannende Wirkung auf Körper und Geist ausüben. Die anderen Techniken werden in allen Einzelheiten in meinen früheren Veröffentlichungen dargelegt.

Bei der Beschreibung der verschiedenen Yoga-Stellungen habe ich mich bemüht, nicht nur genaue Anleitungen zu geben, sondern darüber hinaus die Aufmerksamkeit des Lesers auch auf die wichtigen Grundsätze zu lenken, auf denen die jeweiligen Übungen aufgebaut sind. Ich tat dies aus der Überzeugung heraus, daß der Anfänger durch die genaue Kenntnis der hier waltenden Prinzipien und Kräfte ermuntert wird und die verschiedenen Übungen begeistert und regelmäßig ausführt.

Die Wirkung der *Asanas* beschränkt sich aber nicht allein darauf, daß sie steife Muskeln geschmeidig machen und schlaffe Muskeln stärken; ihre geheimnisvolle Kraft kommt erst durch die rhythmische Atmung zur Entfaltung, die bei allen diesen Übungen ausgeführt wird. Dieser lebendige Atem durchdringt unseren ganzen Körper: alle seine Drüsen, Organe, Nerven und Gewebe. Die Ausführung der Yoga-Stellungen ist somit nicht nur eine Frage der Physiologie, sondern eine Art Neuaufbau des ganzen Organismus.

Die Funktion der endokrinen Drüsen

Obwohl die Yogis früher noch keine genaue Kenntnis von den endokrinen Drüsen hatten, war ihnen die Bedeutung der verschiedenen Drüsenregionen durchaus bewußt. Sie entdeckten als erste die Drüsenzentren und ihren ungeheuren Einfluß auf alle Funktionen des menschlichen Körpers. Sie erkannten somit, daß die Gesundheit des ganzen Organismus vom normalen Funktionieren dieser Organe abhängt.

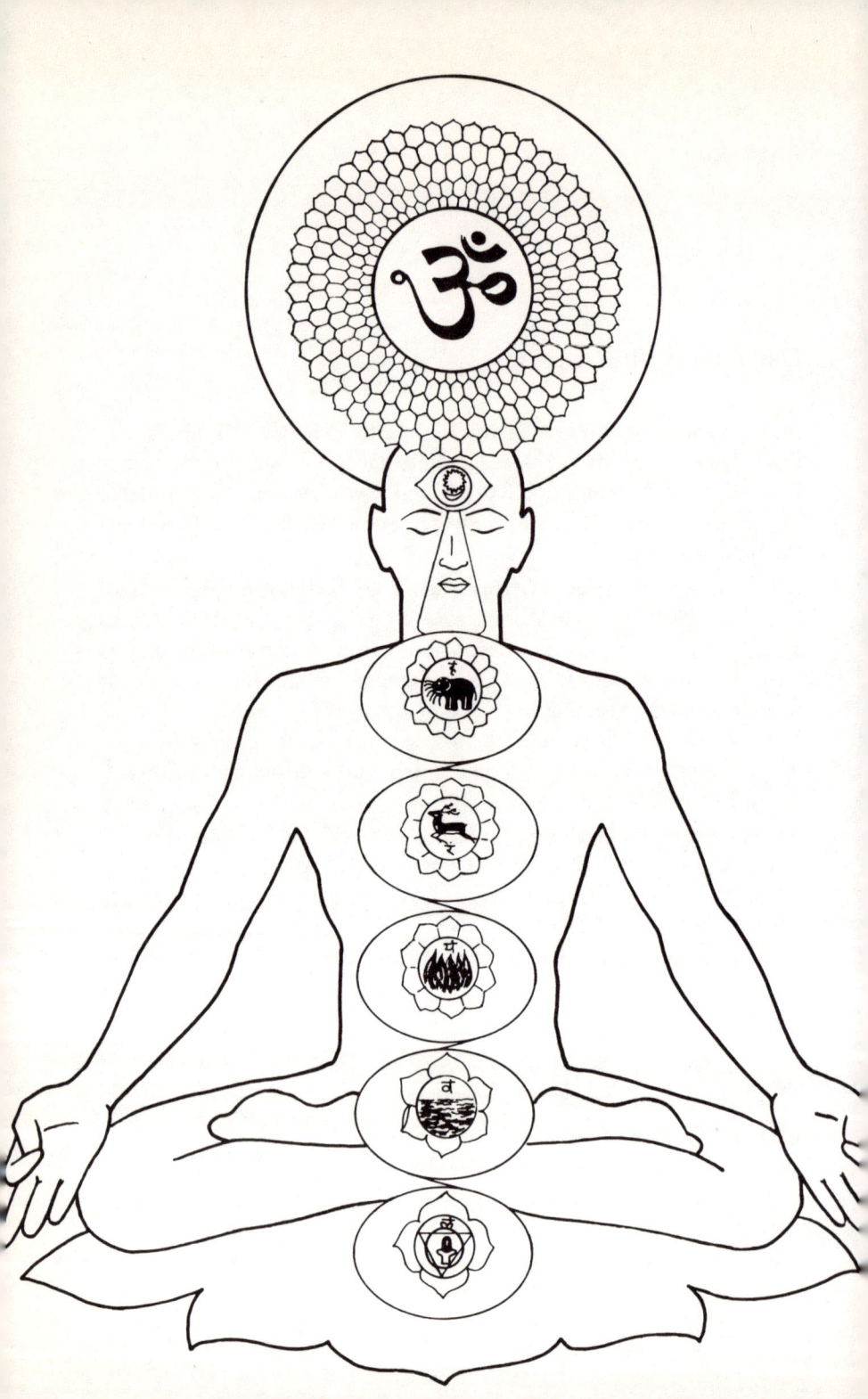

Wenn man sich die Lage der verschiedenen endokrinen Drüsen verge-
genwärtigt, wird sofort klar, daß die Yoga-Stellungen darauf abzielen, die Drüsentätigkeit anzuregen und ihre Gesundheit und Leistungsfähigkeit nicht nur zu erhalten, sondern noch zu verbessern.

Die Wichtigkeit des endokrinen Drüsensystems kann gar nicht genug
betont werden. Es hat einen beträchtlichen Einfluß auf unser Aussehen,
unsere seelische Verfassung, unsere Stimmungen und Verhaltensweisen
– ja, von ihm hängt es ab, ob wir mit den Wechselfällen des Lebens
fertigwerden. Ein Mensch mit einem gesunden und einwandfrei funktionierenden Drüsensystem ist im allgemeinen kräftig, widerstandsfä-
hig, optimistisch, scharfsinnig, schnell entschlossen – in einem Wort: er
ist ein glücklicher Mensch. Vom richtigen oder mangelhaften Funktionieren dieser Drüsen hängt es ab, ob jemand eine blühende oder fahle
Gesichtsfarbe hat, ob die Haut frisch oder welk ist, ob die Muskeln
voll jugendlicher Elastizität oder schlaff sind, ob die Augen strahlen
oder stumpf und glanzlos sind und ob der ganze Gesichtsausdruck
glücklich oder düster ist.

Die meisten Drüsenstörungen sind funktioneller und nicht organischer
Art. Dies bedeutet, daß die Drüsen selbst zwar gesund sind, aber infolge Unterernährung nicht mit genügend Nervenenergie versorgt werden. Dieser Mangel beruht seinerseits darauf, daß das Blut nicht genügend mit Sauerstoff angereichert wird.

Im Ganzen gesehen, besteht die Wirkung der Yoga-Übungen also darin, daß sie die Drüsen gesund erhalten und alles ausschalten, was ihre
einwandfreie Tätigkeit stören könnte. Drüsenbedingte Fettleibigkeit,
Reizbarkeit, Unsicherheit, Furchtsamkeit, Niedergeschlagenheit, Men-
struationsleiden, Impotenz, Beschwerden in den Wechseljahren, geistige
und körperliche Entwicklungsstörungen bei Kindern – das alles kann
durch die Ausführung von Yoga-Stellungen und die Anwendung von
Yoga-Atemübungen vermieden oder geheilt werden.

Das endokrine System besteht aus den folgenden Drüsen:

Die *Hypophyse,* die als die Hauptdrüse anzusehen ist, bestimmt das
körperliche Wachstum und die Geschlechtsentwicklung und reguliert die
Tätigkeit der übrigen Drüsen. Außerdem verhindert sie die übermäßige
Ablagerung von Fett und hat entscheidenden Einfluß auf die Funktion
des Gesamtorganismus.

Die *Zirbeldrüse*, die die verschiedenen körperlichen Vorgänge ausgleicht und aufeinander abstimmt, beeinflußt ebenfalls die Entwicklung der übrigen Drüsen und regelt deren Tätigkeit. Die Yogis sehen diese Drüse in ihrer Vermittlungsfunktion zwischen Mikrokosmos und Makrokosmos und messen ihr deshalb eine große geistig-seelische Bedeutung zu.

Die *Schilddrüse* kontrolliert die Wasserausscheidung, die Beschaffenheit der Gewebe und die Struktur der Knochen. Von ihr hängt wesentlich ab, ob ein Mensch geistig beweglich oder schwerfällig, schnell oder langsam, fröhlich oder niedergeschlagen, geistig interessiert oder gleichgültig ist.

Die *Nebenschilddrüsen* steuern den Stoffwechsel, indem sie dem Organismus die richtigen Mengen Kalk und Phosphor zuführen. Steht die Zufuhr dieser Stoffe im richtigen Verhältnis, so empfindet der Mensch ein Gefühl von Ruhe und Frieden.

Die *Thymus-Drüse* erfüllt ihre eigentliche Aufgabe während der Kindheit und schrumpft in der Pubertätszeit ein. Diese Drüse verhindert die vorzeitige Verhärtung der Knochen und gewährleistet eine normale körperliche Entwicklung.

Die *Nebennierendrüsen* schaffen Energie. Ihre Hormone beeinflussen wesentlich Beobachtungsgabe und Wahrnehmungsschärfe und ebenso Kraft und Mut eines Menschen.

Die *Geschlechtsdrüsen*, die der Entwicklung und Erhaltung der Geschlechtsreife dienen, verleihen uns eine anziehende Persönlichkeit und die Fähigkeit, Liebe zu erwecken. Strahlende Augen, gesundes Selbstbewußtsein und das Vertrauen in die eigene Kraft sind sichere Anzeichen dafür, daß diese Drüsen richtig funktionieren.

Die Yogis entwickelten ihre verschiedenen Stellungen und Übungen aus einer rein intuitiven Kenntnis der leiblich-seelischen Zusammenhänge – eine Kenntnis, die sie im übrigen zweifellos ihrer bis zur höchsten Vollendung entwickelten Beobachtungsgabe zu verdanken hatten.

Wir moderne Menschen stützen unser Wissen auf erwiesene medizinische Tatsachen und stellen dabei doch immer wieder fest, daß viele Jahrhunderte alte Erkenntnisse auch heute noch ihre volle Gültigkeit bewahrt haben.

Die Begrüßung der Sonne

Surya Namaskar – so heißt die vorgenannte Übung im Sanskrit – ist zusammengesetzt aus den Wörtern *Surya* = Sonne und *Namaskar* = Begrüßung. In Indien nimmt man diese Stellung meist bei Sonnenaufgang ein, wobei der Yoga-Schüler seine Augen auf die Sonne richtet. Wird die Übung zu Hause gemacht, tritt an die Stelle der Sonne oft irgendein heiliges Bild oder ein ehrwürdiges Symbol.

Die Begrüßung der Sonne vereinigt neun verschiedene Übungen in sich und wirkt deshalb kräftigend und belebend auf die meisten Organe und lebenswichtigen Teile des Körpers. Sie ist gut für Lunge, Herz, Magen, Leber, Nieren und Eingeweide, für das Nervensystem und das Rückgrat wie auch für Beine, Arme, Schultern, Nacken, für den Rükken und den ganzen Rumpf.

Der verstorbene Radscha von Aundh* hatte eine sehr hohe Meinung von *Surya Namaskar* und führte diese Übung in allen Schulen seines Staates ein. Er bezeichnete sie als »einen Weg zur Gesundheit, Leistungsfähigkeit und Langlebigkeit« und schrieb sogar zwei Bücher zu diesem Thema.

Die Begrüßung der Sonne wird Ihre körperliche Behendigkeit und Geschmeidigkeit ganz wesentlich verbessern, selbst wenn Ihnen diese Übung am Anfang noch nicht vollendet gelingt. Abgesehen von den bereits erwähnten günstigen Auswirkungen, regt *Surya Namaskar* auch auf einzigartige Weise die Nervenzentren an und verleiht ein Gefühl der Heiterkeit. Beachten Sie aber die folgende Warnung: *Ehe Sie sich an diese Übungen machen, sollten Sie Ihren Arzt fragen, ob Ihr Gesundheitszustand diese oder irgendwelche anderen körperlichen Übungen gestattet!* Und noch etwas: *Vermeiden Sie jede körperliche Überanstrengung!* Legen Sie nach jeder Übung eine kleine Ruhepause ein, so daß Sie sich stets froh, erfrischt und neu gestärkt fühlen.

Am Anfang ist es ratsam, die Übungen nicht länger als zehn Minuten

* Verfasser von *»The Ten-Point Way to Health«* (»Zehn Schritte zu Gesundheit«), J. M. Dent & Sons, London.

täglich auszudehnen und sie am besten in nüchternem Zustand, also am Morgen nach dem Aufstehen zu machen. Ich selbst begebe mich für diesen Zweck bei Sonnenaufgang auf den Rasen vor meiner Schlafzimmerveranda (natürlich nur, wenn es nicht naß oder zu kalt ist). Wenn Sie *Surya Namaskar* oder irgendeine andere Yoga-Stellung einnehmen, sollten Sie sich dabei auf den Sinn konzentrieren, der jeder Bewegung zugrunde liegt – wie sie also auf dieses oder jenes Organ oder eine bestimmte Körpergegend wirkt. Sammeln Sie sich und richten Sie Ihre Gedanken auf diejenigen Körperstellen, die Sie besonders beeinflussen wollen, denn dadurch wird die heilsame Wirkung der betreffenden Übung beschleunigt und verstärkt.

Sie werden bald feststellen, daß Sie mit Hilfe dieser geistigen Einstellung in wenigen Wochen zu- oder abnehmen können oder stärker, gesünder, jünger, unternehmender, vitaler oder muskulöser werden. Sobald es Ihnen einmal gelingt, die körperlichen Funktionen durch geistige Kräfte zu steuern, werden Sie wahrhaft erstaunliche Erfolge erzielen.

Ein Erwachsener, der *Surya Namaskar* richtig ausführt, kann diese Übung am Anfang bis zu ungefähr 25mal täglich wiederholen – doch dürfen nebenher nicht auch noch andere Übungen in Angriff genommen werden. Im Lauf der Zeit kann die Anzahl der Wiederholungen langsam gesteigert werden; manche schaffen bis zu 300 pro Tag. Wenn man aber älter als 65 ist oder gar die 70 überschritten hat, ist es ratsam, die Zahl der Übungen zu vermindern und dem jeweiligen körperlichen Zustand anzupassen.

In Indien wird *Surya Namaskar* von hymnischen Gesängen und der Anrufung der Sonne mit ihren verschiedenen Namen begleitet, wie zum Beispiel mit *Mitraya, Ravaye, Suryaya* usw. Als Abendländer können Sie jedoch, da Ihnen die Wörter ja fremd sind und nichts bedeuten, auf diese klangliche Untermalung ohne weiteres verzichten.

Die Begrüßung der Sonne wird folgendermaßen ausgeführt:

1. Breiten Sie eine Matte oder ein Handtuch aus und stellen Sie sich auf dem Boden so hin, daß die Zehen den Rand der Unterlage berühren. Kopf und Rücken werden geradegehalten, und die Füße sind geschlossen. Falten Sie die Hände vor der Brust und pressen Sie die aufwärts gerichteten Handflächen fest aufeinander.

Surya Namaskar: 1. und 9. Stellung

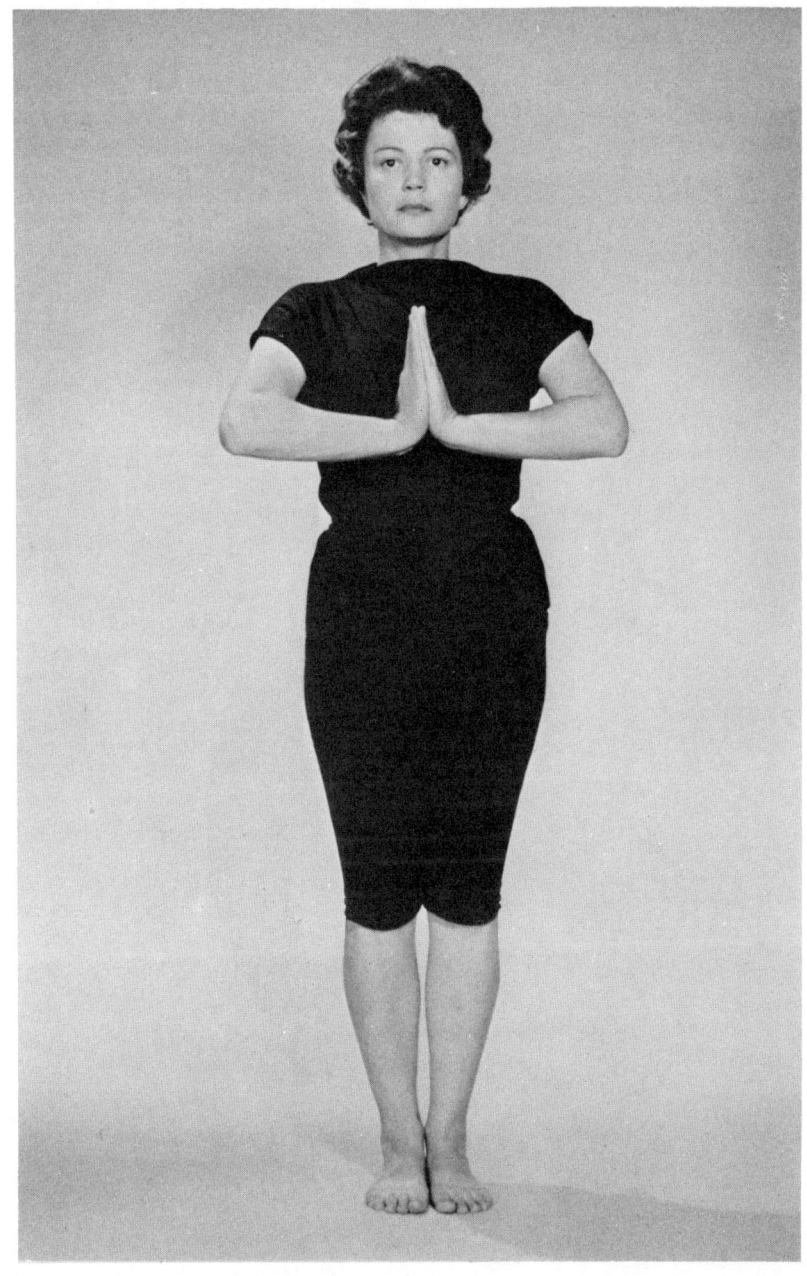

2. Atmen Sie tief ein und halten Sie dann die Luft an, während Sie die Arme heben und den Körper nach rückwärts beugen.

3. Beugen Sie sich dann bei gleichzeitigem Ausatmen nach vorn, legen Sie die Handflächen auf die Matte und berühren Sie die Knie mit der Stirn. (Von jetzt ab bis zum Ende der Übung müssen die Handflächen am Boden »kleben« bleiben.)

Surya Namaskar: 2. Stellung

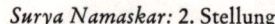

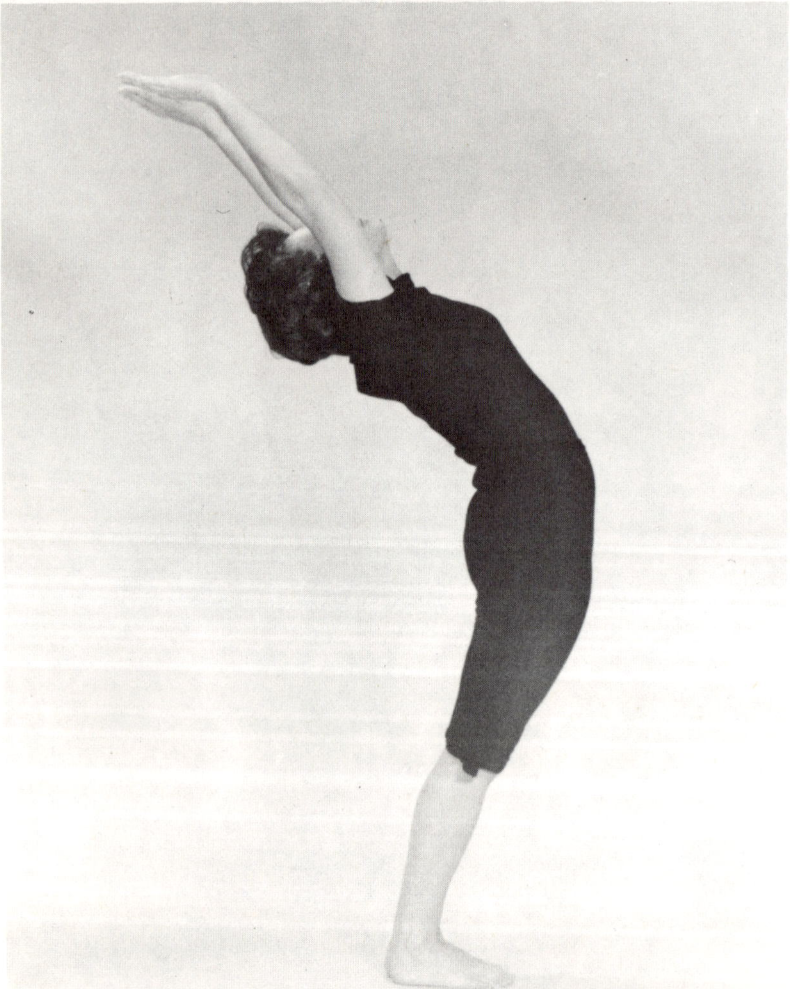

4. Nun holen Sie noch einmal tief Luft, halten den Atem an und strekken gleichzeitig das leicht gebeugte rechte Bein nach hinten. Das
linke Bein, das dadurch zunächst gegen den Oberkörper gepreßt ist
und so die Milz massiert, muß nun sofort ebenfalls nach hinten ge-

Surya Namaskar: 3. Stellung

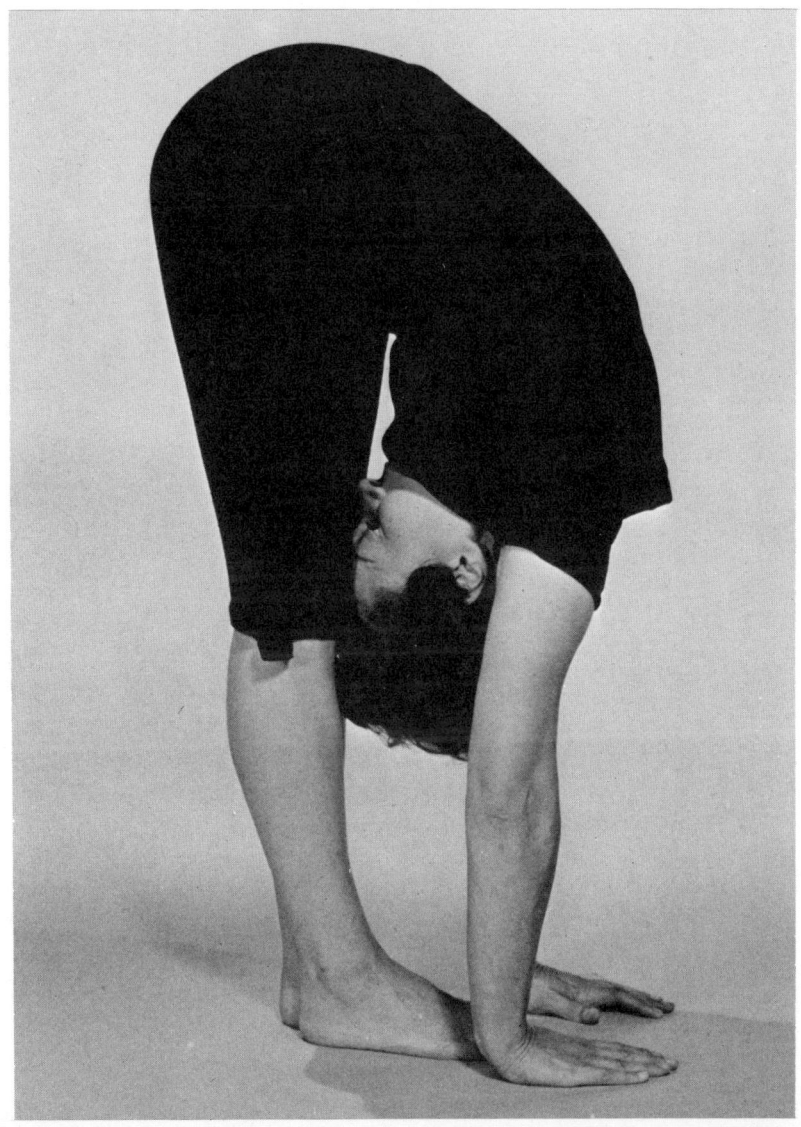

streckt werden, und zwar so, daß die Füße dicht nebeneinander liegen, die Zehen nach innen eingeknickt sind und die Knie den Boden
berühren. Der Kopf wird dabei möglichst weit zurückgeworfen.

5. Als nächstes heben Sie die Knie vom Boden, wobei Sie aber den ganzen Körper steifhalten, und beginnen langsam auszuatmen, während
Sie gleichzeitig – wie im Liegestütz – die Arme beugen und den Kör-

Surya Namaskar: 4. und 8. Stellung

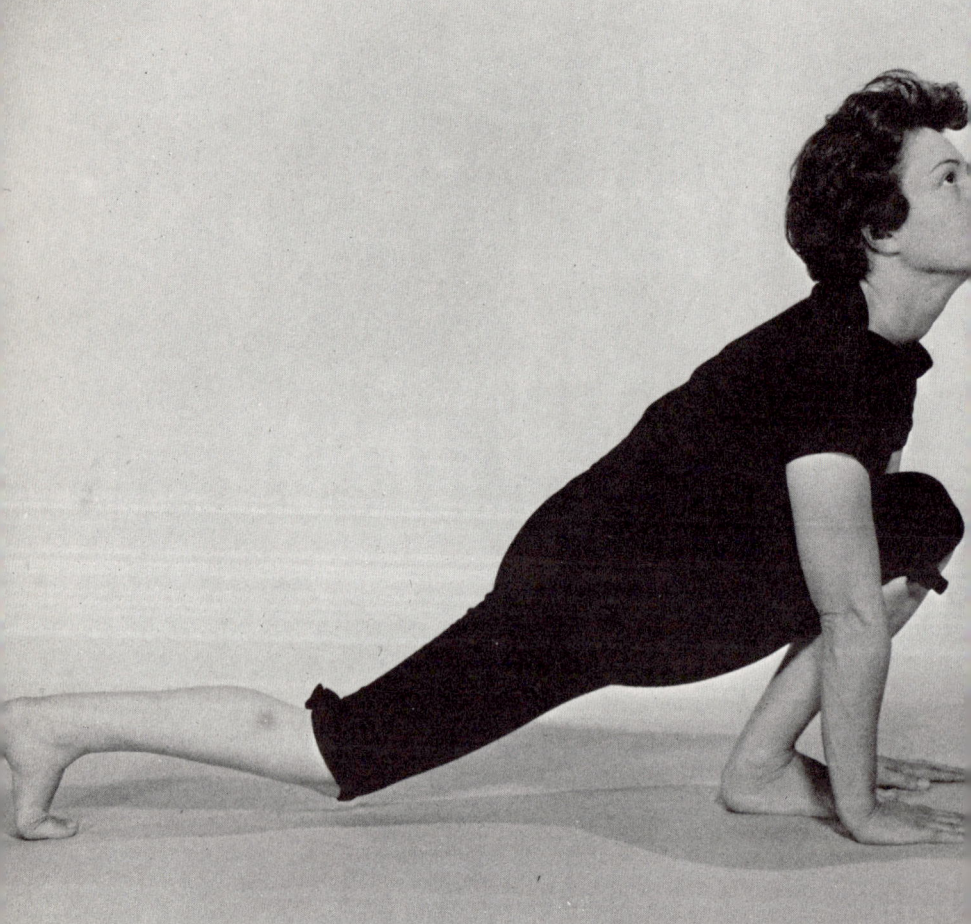

per langsam senken. Kinn und Brust sollten noch vor dem Bauch den Boden berühren.

Surya Namaskar: 5. Stellung

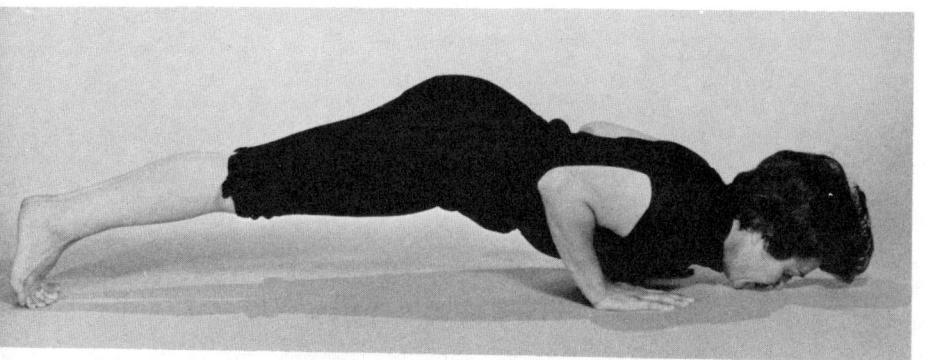

6. Atmen Sie nun ein drittes Mal tief ein, stemmen Sie dabei den Oberkörper wieder in die Höhe und werfen Sie den Kopf möglichst weit in den Nacken.

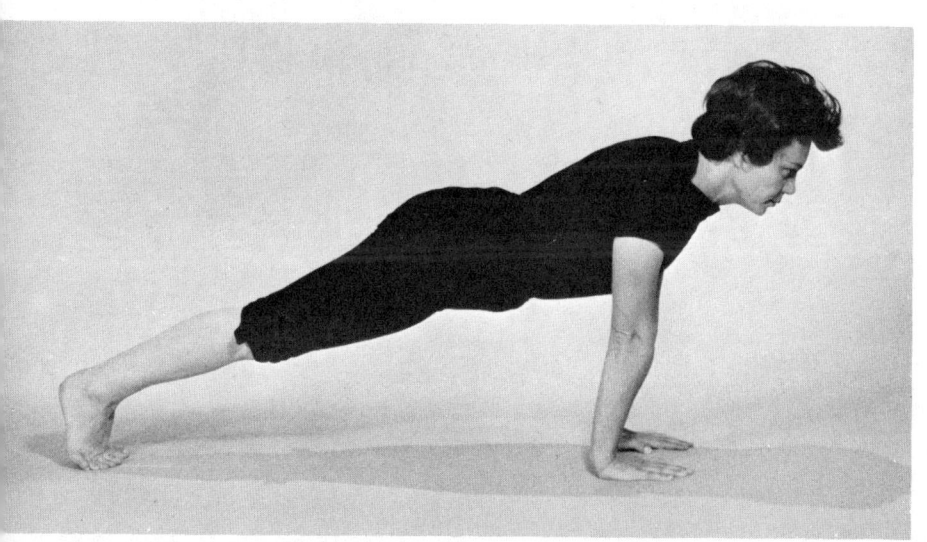

Surya Namaskar: 6. Stellung

7. Halten Sie weiterhin den Atem an, strecken Sie die Beine und heben
   Sie das Gesäß so weit, bis Ihre Körperstellung einem umgekehrten V
   gleicht. Das Gewicht ruht dabei auf den Handflächen und Fußsohlen, die völlig flach auf dem Boden aufliegen müssen.

Surya Namaskar: 7. Stellung

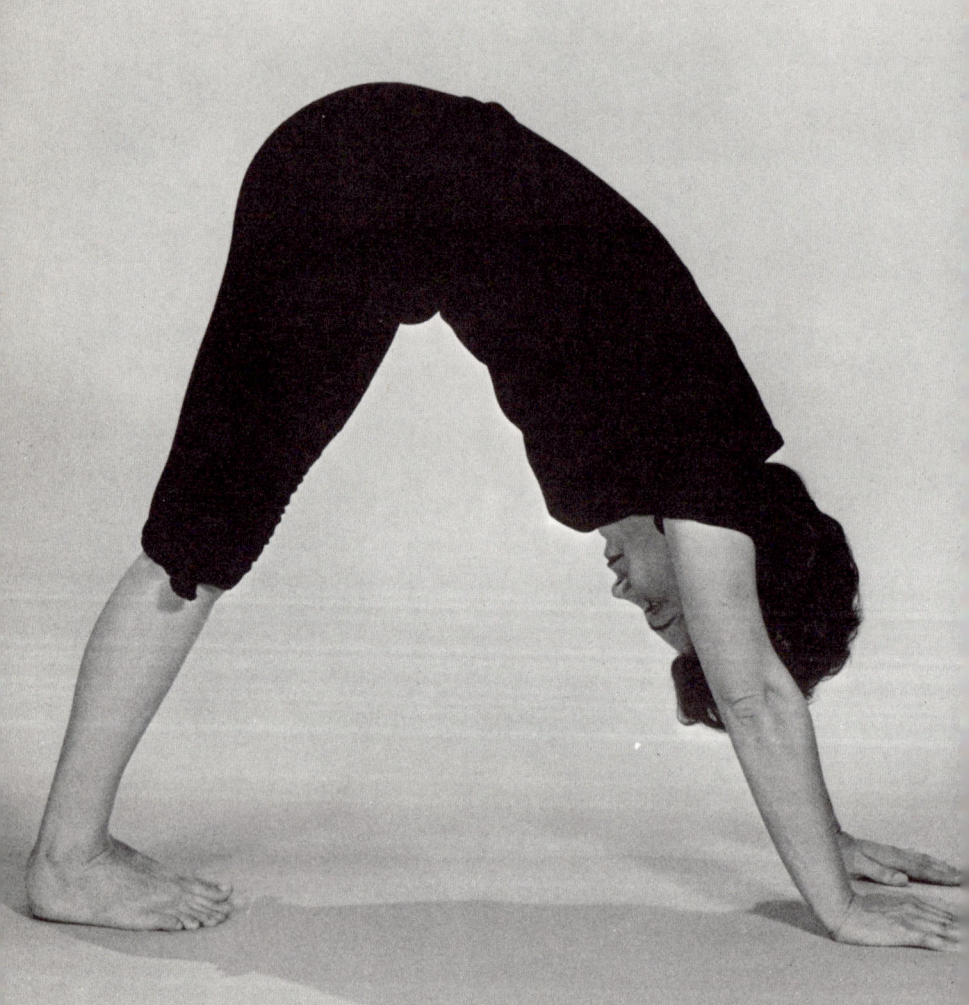

8. Setzen Sie als nächstes – bei immer noch angehaltenem Atem – den rechten Fuß nach vorn und massieren Sie die Leber, indem Sie den rechten Oberschenkel an die rechte Körperseite pressen. Dann stehen Sie auf und beugen sich bei gleichzeitigem Ausatmen nach vorn, bis die Stirn die Knie ganz oder fast berührt.

9. Zum Abschluß richten Sie sich wie zu Beginn wieder zu völlig gerader Haltung auf und falten die Hände vor der Brust.

Bei der zweiten Runde wiederholen Sie dieselben Bewegungen, jedoch in umgekehrter Reihenfolge. Sie strecken nun zuerst das linke Bein aus und bringen es auch bei der Rückkehr zur Ausgangsstellung wieder als erstes nach vorn. Bei jeder Wiederholung wird also zwischen rechtem und linkem Bein abgewechselt.

Diese Übung ist nicht schwer zu erlernen, vorausgesetzt, man geht langsam und schrittweise vor. Sobald Sie einmal die Grundlagen beherrschen, sollten Sie sich bemühen, den Ablauf der Übungen zu beschleunigen, so daß zwischen den einzelnen Bewegungen *keine Pausen* entstehen und die drei tiefen Atemzüge genügen.

Legen Sie sich nach *Surya Namaskar* eine Weile hin und erholen Sie sich. Wenn Sie diese Übung regelmäßig machen, werden Sie bald feststellen, daß sie den Blutkreislauf anregt und das ganze Nervensystem, alle Drüsen und Organe und die gesamte Körpermuskulatur stärkt, Fettpolster am Bauch abbaut und Ihre jugendliche Figur und den klaren Teint erhält oder wiederherstellt.

Die Stellung der Kobra

Diese Stellung erinnert – und daher rührt auch der Name – an die Haltung einer Kobra-Schlange, ehe sie auf ihr Opfer zustößt. Im Sanskrit wird sie als *Bhujangasana* bezeichnet und gilt als eine der Grundstellungen des Yoga. Sie bringt Erleichterung bei Rückenschmerzen, die durch zu langes Stehen oder Sitzen ausgelöst werden, und stärkt darüber hinaus das sympathische Nervensystem, das zu beiden Seiten der Wirbelsäule verläuft. Auch bei Frauenleiden hat diese Übung eine sehr wohltuende Wirkung, denn sie normalisiert die Funktion der (oberhalb der Nieren liegenden) Nebennierendrüsen.

Legen Sie sich auf den Bauch und stützen Sie das Kinn auf die Matte. Die Füße sind eng nebeneinander nach hinten gestreckt, die Handflä-

chen liegen in Schulterhöhe flach auf der Matte, und die Arme werden
so gebeugt, daß die Ellbogen in der Luft bleiben. Atmen Sie nun tief
ein und heben Sie gleichzeitig den Kopf, die Schultern, die Brust und
die obere Hälfte des Bauches in die Höhe. Der Unterkörper vom Nabel
abwärts bleibt flach auf dem Boden liegen. Beugen Sie sich so weit wie
möglich zurück, *ohne* dabei die Ellbogen durchzudrücken. Verharren
Sie bei angehaltenem Atem einige Sekunden in dieser Stellung und beginnen Sie dann auszuatmen, während Sie *gleichzeitig* den Körper
langsam zu Boden senken. Wiederholen Sie diese Übung ein- oder zweimal und erholen Sie sich dann in der weiter unten beschriebenen Beuge-
stellung.

Die Stellung der Kobra wirkt auf die Wirbelsäule in ihrer ganzen Länge. Während Sie nacheinander den Kopf, die Schultern und schließlich
den Oberkörper von der Taille aufwärts hochheben, werden Sie einen
gewissen Druck verspüren, der dem Rückgrat entlang nach unten allmählich zunimmt und sich in der Lendengegend am stärksten bemerkbar macht. Die günstigen Wirkungen dieses *Asana* werden noch wesentlich verstärkt, wenn Sie Ihre Gedanken – entsprechend dem Verlauf der Übung – zuerst völlig auf die Nackengegend konzentrieren.
Lassen Sie dann, während sich der Rücken u-förmig nach hinten wölbt,
Ihre Gedanken langsam dem Lauf des Rückgrats nach unten folgen,
bis sie die Nierengegend erreichen, auf die Sie sich dann während des
Restes der Übung konzentrieren müssen.

Die Stellung der Kobra

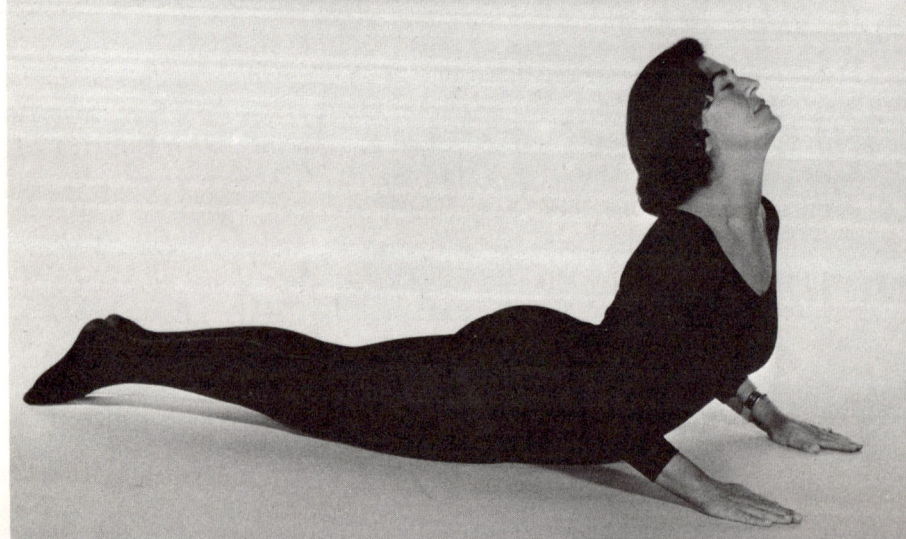

Die Beuge-Stellung zur Entspannung

Dies ist eine ungemein entspannende und erholsame Stellung, die insbesondere denen empfohlen sei, die ein Hohlkreuz haben.

Knien Sie sich zuerst nieder und setzen Sie sich dann, wenn möglich, auf die Fersen. Beugen Sie den Oberkörper nach vorn, bis der Kopf auf der Matte ruht. Halten Sie die Arme so, wie es Ihnen am bequemsten ist. Machen Sie einige leichte rhythmische Atemübungen, nehmen Sie dann Ihre normale Atmung wieder auf und verharren Sie in dieser Position, solange Sie sich ausruhen wollen. Wenn Ihr Rücken leicht ermüdet, sollten Sie die Stellung der Kobra und die Übung 27 ausführen, ehe Sie die eben beschriebene Erholungsstellung einnehmen.

Die Streck-Stellung

Auch diese Übung, im Sanskrit als *Paschimatanasana* bezeichnet, gehört zu den Grundstellungen des Yoga. Sie ist insbesondere für all jene geeignet, die an Hexenschuß, Ischias, Versteifung des Rückens, Verstopfung oder Fettleibigkeit leiden.

Setzen Sie sich mit gestreckten Beinen und eng aneinanderliegenden Füßen auf die Matte. Halten Sie den Rücken gerade und die Arme an der Seite. Atmen Sie tief ein, heben Sie dann Brustkorb und Schultern leicht an und beugen Sie sich anschließend bei *gleichzeitigem* Ausatmen nach vorn, bis die Hände die Zehen zu fassen bekommen und die Stirne auf den Knien liegt. (Meistens gelingt diese Stellung erst nach längerer Übung.) Atmen Sie ein, halten Sie den Atem an und verharren Sie solange in dieser Position, wie Ihnen dies ohne Mühe möglich ist. Dann richten Sie ganz langsam und unter Vermeidung jeglicher ruckartigen Bewegung Rückgrat, Schultern und Kopf wieder auf.

Die Zehenspitzen weisen während der ganzen Übung nach oben, und die Beine müssen unbedingt gestreckt bleiben. Wenn es Ihnen ohne Abbeugen der Knie nicht gelingt, die Zehen zu fassen, so begnügen Sie sich vorerst damit, nach den Fußknöcheln oder Waden zu greifen. Sie können auch einen Riemen quer über die Fußsohlen legen, ihn mit beiden Händen wie einen Zügel halten und Ihren Oberkörper daran etwas weiter nach vorn ziehen.

Während dieser Streckübung sollten Sie Ihre Gedanken auf diejenige Körpergegend konzentrieren, die Ihrer Meinung nach besondere Auf-

merksamkeit verdient. Neben den bereits erwähnten Wirkungen regt
diese Yoga-Stellung nämlich auch den Verdauungsprozeß an, massiert
Bauch- und Beckengegend, strafft die erschlaffte Muskulatur in der
Kniekehle und baut die Fettpolster am Bauch ab.
Sie können diese Übung auch im Stehen ausführen. Sie schließen auch
hierbei Beine und Füße, holen tief Atem und beugen sich bei gleichzeitigem Ausatmen vor, bis Sie die Zehen oder Knöchel berühren, und legen die Stirne an die Knie.
Wiederholen Sie eine dieser beiden Variationen zwei- oder dreimal und
legen Sie sich dann hin, bis Ihr Atem wieder normal geht.

Die Streck-Stellung

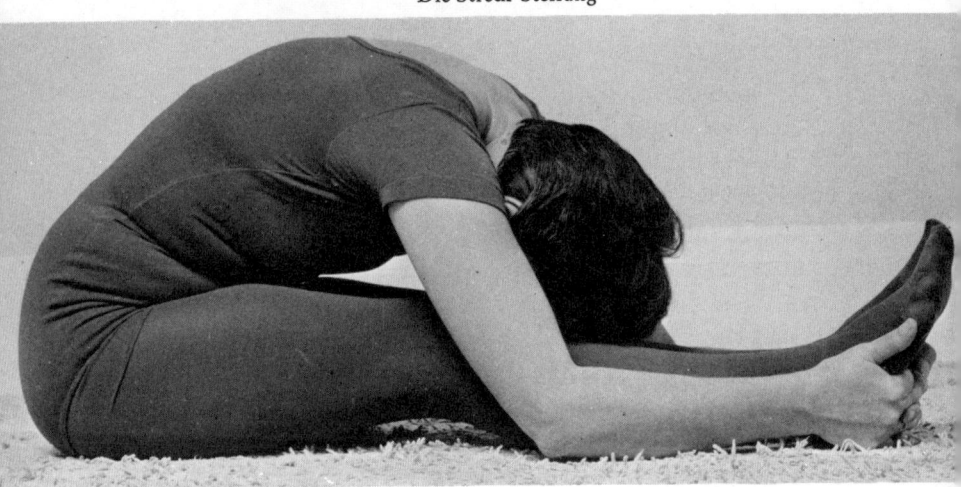

Die Umgekehrte Stellung

Die Umgekehrte Stellung, im Sanskrit *Viparita Karani Mudra*, ist dafür bekannt, daß sie auf alle Organe und den ganzen Körper verjün-
gend wirkt; sie verschönert auch den Teint und die gesamte äußere Erscheinung. Die an Zauberei grenzende körperliche Verwandlung, die
diese Übung zu bewirken vermag, erklärt sich in Anbetracht ihres Ein-
flusses auf die Schilddrüse und die Geschlechtsdrüsen, deren Hormone
uns vital und im Aussehen jung erhalten. Während Sie diese Stellung
einnehmen, sollten Sie sich fest und vertrauensvoll auf ihre gesund-
heitsfördernde, verjüngende und kräftigende Wirkung konzentrieren.

Strecken Sie sich auf dem Rücken aus und heben Sie bei gleichzeitigem Einatmen Beine und Gesäß kerzengerade nach oben, wobei Sie die Hände in Taillenhöhe an den Hüften anstemmen, um den Körper in dieser ungewohnten Lage aufrecht zu halten. Rücken Sie die Ellbogen möglichst nahe zusammen, schließen Sie dann die Augen und atmen Sie in dieser Stellung einige Sekunden lang tief ein und aus. Im Laufe der Zeit kann diese Übung ganz allmählich und schrittweise bis auf elf oder zwölf Minuten ausgedehnt werden.

Die Umgekehrte Stellung

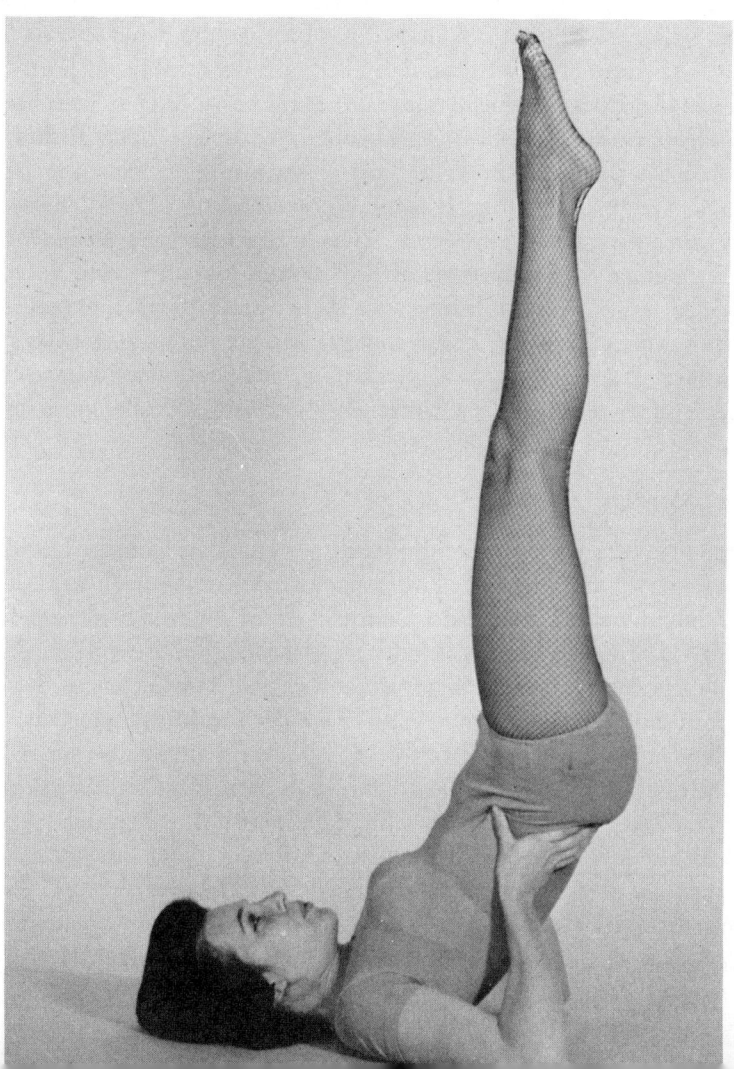

Die Umgekehrte Stellung ist von besonderer Bedeutung für all jene, die sich ihre Jugend erhalten oder ihre jugendliche Kraft und Frische wiedergewinnen wollen. Auch in den Wechseljahren und bei Menstruationsbeschwerden ist diese Übung äußerst wohltuend. Außerdem erhält sie die Manneskraft oder stellt sie wieder her. Besonders hervorzuheben ist ihre entspannende Wirkung auf den Gesamtorganismus. Wer in Ausübung seines Berufes dauernd sitzt oder viel stehen muß, sollte diese Übung unter keinen Umständen unterlassen.

Wenn Ihnen am Anfang die Umgekehrte Stellung schwerfällt, können Sie sich diese Übung mit Hilfe eines stabilen Tisches wie folgt erleichtern: Sie setzen sich auf den Boden und strecken die Beine so weit unter den Tisch, daß Ihre Stirne den Tischrand berührt. Dann legen Sie sich auf den Rücken, schieben sich noch etwas näher an den Tisch heran und stemmen die Fußsohlen gegen – aber niemals auf – den Tischrand. Stützen Sie nun den Körper in Taillenhöhe mit den Händen und heben Sie Gesäß und Rückgrat langsam vom Boden. Sie werden sehen, daß Ihnen diese Bewegung jetzt nicht mehr so schwerfällt. Stemmen Sie die Fußsohlen weiterhin gegen den Tischrand und verharren Sie eine Weile in dieser Position. Haben Sie diese Variante der Umgekehrten Stellung einige Tage lang geübt, so versuchen Sie einmal zuerst das eine und dann das andere Bein zu strecken, um auf diese Art auszuprobieren, ob Ihnen die eigentliche Umgekehrte Stellung nicht bereits gelingt.

Der Lotos-Sitz

Der Lotos-Sitz ist zwar therapeutisch nicht von Bedeutung, hat aber eine ungemein beruhigende Wirkung auf den Geist. Deshalb wird diese Stellung in vielen Ländern des Orients beim Meditieren eingenommen. Während es den einen kaum oder überhaupt nicht schwerfällt, diese Stellung einzunehmen, bringen sie andere selbst beim besten Willen nicht zustande. Das Ganze ist eine Frage der Geschmeidigkeit der betreffenden Gelenke. Um festzustellen, ob diese Stellung überhaupt für Sie infrage kommt, setzen Sie sich mit nach vorn ausgestreckten Beinen auf den Boden. Fassen Sie den rechten Fuß mit beiden Händen und legen Sie ihn möglichst hoch in die Leistenfalte des linken Schenkels. Das rechte Knie darf dabei nicht vom Boden abgehoben werden. Wenn Ihnen letzteres nicht gelingt, müssen Sie *jede Gewaltanstrengung vermeiden. Es besteht sonst die Gefahr, daß Sie sich eine Muskelzerrung*

oder sogar einen Muskelriß zuziehen! Sind Sie jedoch genügend gelenkig, so können Sie einen Schritt weitergehen: Nun winkeln Sie das linke Bein ab, fassen den linken Fuß mit beiden Händen, heben ihn hoch,
legen ihn auf den rechten Oberschenkel und schieben dann den Fuß
nach oben, bis er sich in die rechte Leistenfalte einbettet.
Damit haben Sie den Lotos-Sitz eingenommen. Anfangs werden Sie
wohl kaum länger als ein paar Sekunden in dieser Stellung verharren
können. Bei täglicher Übung werden Sie jedoch allmählich lernen, längere Zeit und ohne Beschwerden in dieser zur Meditation bestens ge-
eigneten Haltung zu sitzen. Die meisten Abendländer machen aller-

Der Lotos-Sitz

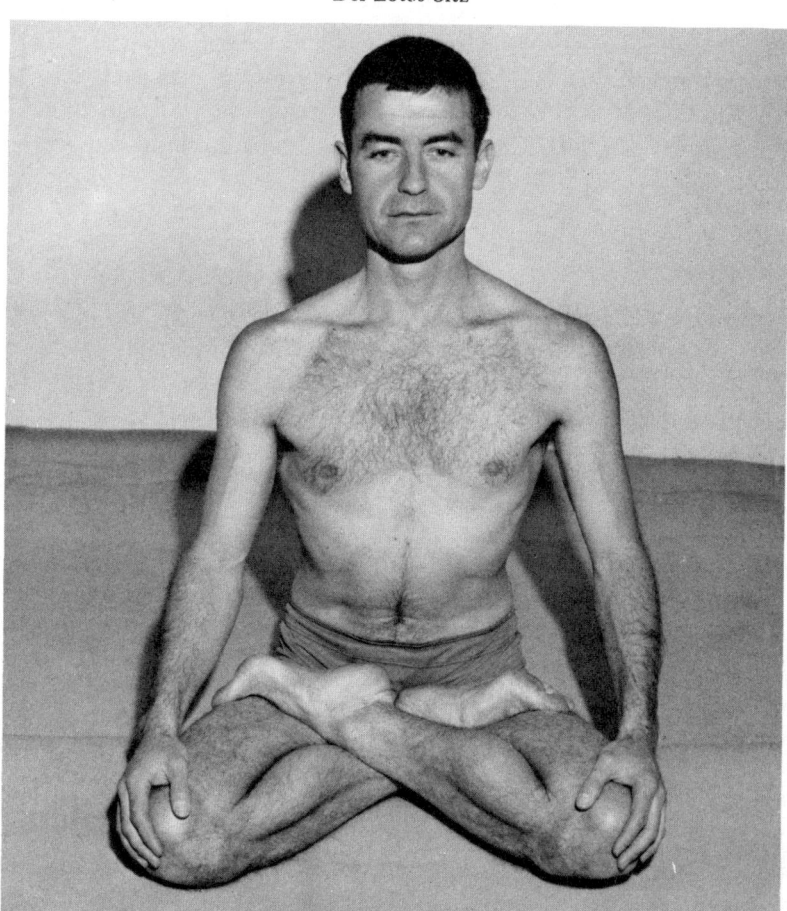

dings die Erfahrung, daß sich das Knie in dem Augenblick vom Boden abhebt, in dem man versucht, den Fuß auf den anderen Schenkel zu legen. Trifft dies auch auf Sie zu, so wird die folgende Vorübung es Ihnen schließlich doch ermöglichen, den klassischen Lotos-Sitz einzunehmen.

Setzen Sie sich wiederum mit nach vorn gestreckten Beinen auf den Boden. Nun ziehen Sie den rechten Fuß mit den Händen an und heben ihn möglichst hoch auf den linken Schenkel. Wippen Sie jetzt das rechte Knie locker auf und nieder. Nach ein paar Minuten wechseln Sie die Fuß- und Beinstellung und machen dieselbe Übung mit dem linken Knie. Der Oberkörper muß dabei völlig gerade aufgerichtet bleiben!

Sollten Sie den Fuß nicht *auf* den Schenkel heben können, so legen Sie ihn *daneben* – aber *nicht darunter* – und bewegen dann das Knie auf und nieder. Sie können diese Übung auch mit beiden Beinen gleichzeitig machen, indem Sie die Fußsohlen aneinanderlegen, sie mit den Händen zusammenhalten und gleichzeitig beide Knie auf und nieder bewegen. Auf diese Weise werden die Gelenke geschmeidig, so daß es schließlich auch Ihnen gelingen wird, ohne Mühe und bequem in der Lotos-Stellung zu sitzen.

Die Verneigung

Die im Sanskrit *Yoga Mudra* genannte Verneigung wird nicht nur von fortgeschrittenen Yoga-Schülern ausgeführt, sondern sogar von den Yogis selbst, die die ungeheure geistige Bedeutung dieser Stellung wohl zu schätzen wissen. Schon der Name dieser Übung – »Symbol« oder »Geste« des Yoga – weist auf ihre grundlegende Bedeutung und ihren außergewöhnlichen therapeutischen Wert hin. Sie reinigt den Dickdarm und befreit somit den Körper von giftigen Abfallprodukten. Außerdem stärkt sie Becken- und Bauchgegend und schafft Erleichterung bei Verstopfung.

Die klassische Stellung des *Yoga Mudra* wird folgendermaßen ausgeführt: Sie nehmen den Lotos-Sitz ein, legen die Arme auf den Rücken und umfassen mit der rechten Hand das linke Handgelenk. Halten Sie dabei den Rücken völlig gerade! Nun atmen Sie tief ein und beugen dann bei gleichzeitigem Ausatmen den Rumpf langsam nach vorn, bis die Stirne den Boden berührt. Verharren Sie eine Weile mit angehaltenem Atem in dieser Stellung. Ist Ihr Sauerstoffvorrat aufgebraucht und Sie wollen die eingenommene Position trotzdem beibehalten, so gehen

Sie einfach zur Tiefatmung über. Anschließend kehren Sie in die Ausgangsstellung zurück und atmen tief ein. Wiederholen Sie diese Übung zwei- oder dreimal, es sei denn, Sie konnten die *Yoga-Mudra*-Stellung schon von Anfang an mühelos für längere Zeit einnehmen; in diesem Fall können Sie auf die Wiederholung verzichten. Achten Sie aber darauf, daß die Beugung nach vorn von unterhalb der Taille ausgeht. Dabei neigt sich *der ganze Oberkörper* vor – nicht allein die Schultern oder nur der Kopf. Der obere Teil des Körpers muß stets völlig gerade bleiben!

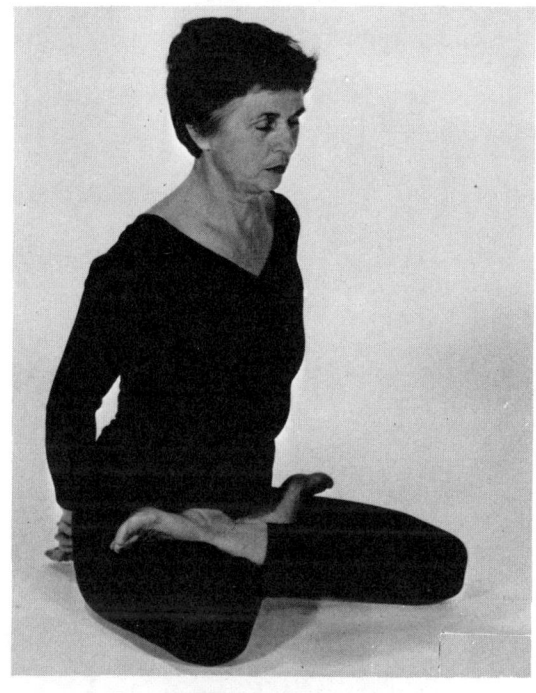

Yoga Mudra
(Die Verneigung):
1. Stellung

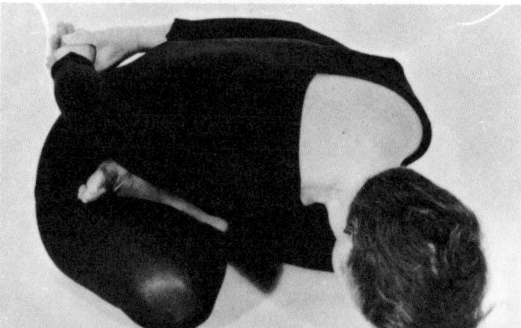

Yoga Mudra
(Die Verneigung):
2. Stellung

Sollte es Ihnen unmöglich sein, den Lotos-Sitz richtig auszuführen –
so daß die nach oben gewandten Fersen den Magen berühren –, dann
»erhöhen« Sie die Hacken mit den geballten Fäusten, damit wenigstens
diese beim Vorbeugen gegen den Magen gepreßt werden. Und falls
Sie den Lotos-Sitz überhaupt nicht einnehmen können, so setzen
Sie sich mit gekreuzten Beinen – also im Schneidersitz – auf den Boden
und pressen die geballten Fäuste in der Leistengegend auf den Bauch.
Bleiben Sie mit angehaltenem Atem eine Weile in dieser Stellung. Dann
richten Sie sich gerade auf und wiederholen die Verneigung.
Während dieser Übung sollten Sie Ihre Gedanken auf die Magengegend
und den Dickdarm richten. Ein Yogi würde sich auf *Kundalini* konzentrieren, eine Kraft, über die wir im Kapitel »Der Wesenskern des Yoga«
noch sprechen werden.

Yoga Mudra
1. Stellung, erleichterte Übung
für Anfänger

Yoga Mudra
2. Stellung, erleichterte Übung
für Anfänger

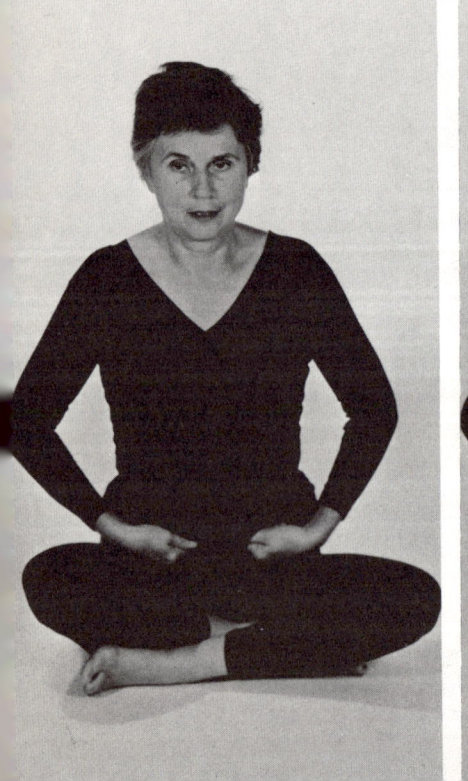

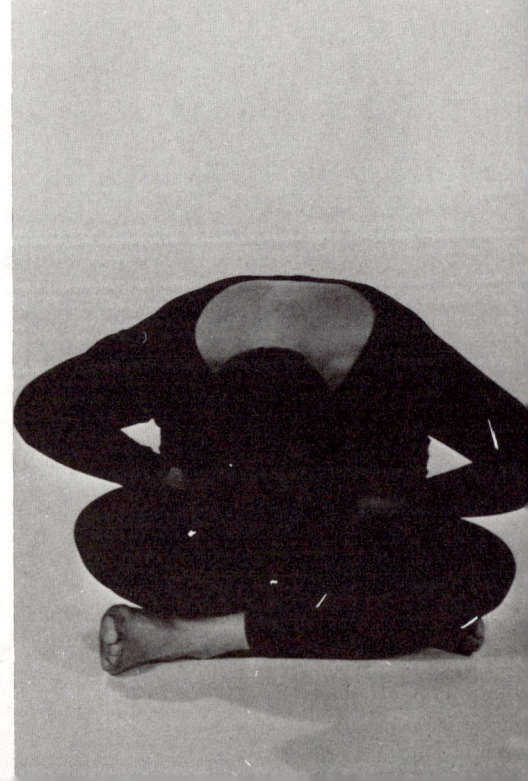

Die Zusammenziehung des Bauches

Die Zusammenziehung des Bauches, im Sanskrit *Uddyiana Bandha*, ist eine äußerst wichtige Übung, da sie das Sonnengeflecht* stärkt und eine ungemein entspannende und beruhigende Wirkung hat. Darüber hinaus erhält sie die jugendliche Kraft bzw. stellt diese wieder her. Außerdem strafft sie die Bauchmuskulatur und schafft Erleichterung bei Magenverstimmung, Verstopfung, Blähungen und Leberleiden. Am bedeutungsvollsten ist jedoch die Tatsache, daß diese Übung die geistigen und seelischen Kräfte zur vollen Entfaltung bringt.

Die Zusammenziehung des Bauches darf nur in völlig nüchternem Zustand, am besten also sofort nach dem Aufstehen, ausgeführt werden. Stellen Sie sich gerade hin und spreizen Sie die Beine etwa 30 cm. Holen Sie tief Luft und atmen Sie dann aus, bis die Lungen *völlig* entleert sind. Anschließend ziehen Sie bei angehaltenem Atem den Bauch mit aller Kraft ein, beugen als nächstes leicht die Knie, legen die Hände direkt oberhalb der Knie auf die Schenkel und neigen den Rumpf etwas nach vorn. Durch die Hebung des Zwerchfells bildet sich zwischen den unteren Rippen eine Höhlung. Bleiben Sie so lange in dieser Stellung, bis Ihr Luftvorrat verbraucht ist. Richten Sie sich dann langsam wieder auf, atmen Sie frei ein und aus und ruhen Sie sich aus. Anfänger dürfen diese Übung nicht mehr als einmal wiederholen! Im Lauf der Zeit kann die Anzahl um eine Übung pro Woche auf insgesamt sieben Wiederholungen gesteigert werden.

Sie können aber auch folgendermaßen verfahren: Nachdem Sie die oben beschriebene Haltung eingenommen haben, verharren Sie nicht etwa so lange in dieser Stellung, wie Ihr Atem reicht, sondern Sie straffen und lockern statt dessen abwechselnd Ihre Bauchmuskeln. Anschließend richten Sie sich wieder auf und schöpfen von neuem Atem. Das Einziehen und Lockern des Bauches muß in schnellem Wechsel erfolgen, und zwar *nachdem* Sie völlig ausgeatmet haben und solange die Lunge völlig luftleer ist! Zu beachten ist, daß der Bauch zwar kraftvoll eingezogen wird, dann aber nicht etwa gewaltsam nach vorn geschnellt werden darf; vielmehr lassen Sie ganz einfach die Bauchmuskulatur locker und schlaff werden.

Um zu prüfen, ob Sie Magen und Bauch wirklich weit genug einziehen,

---

* Das Sonnengeflecht (plexus solaris) ist das größte Knotengeflecht des Lebensnervensystems und liegt direkt unter dem Zwerchfell auf der Vorderseite der Hauptschlagader.

können Sie sich während dieser Übung in einem Spiegel kontrollieren, den Sie am besten auf einen Stuhl oder ein Sofa stellen. Ist er nämlich zu niedrig angebracht, so besteht die Gefahr, daß Sie sich bei Ihrer Selbstbeobachtung zu weit nach vorn beugen und eine falsche Haltung einnehmen.

Warnung: Bei Herzschwäche, schweren Kreislaufstörungen und Unterleibsleiden ist von dieser Übung unbedingt abzuraten!

Die Einziehung des Bauches

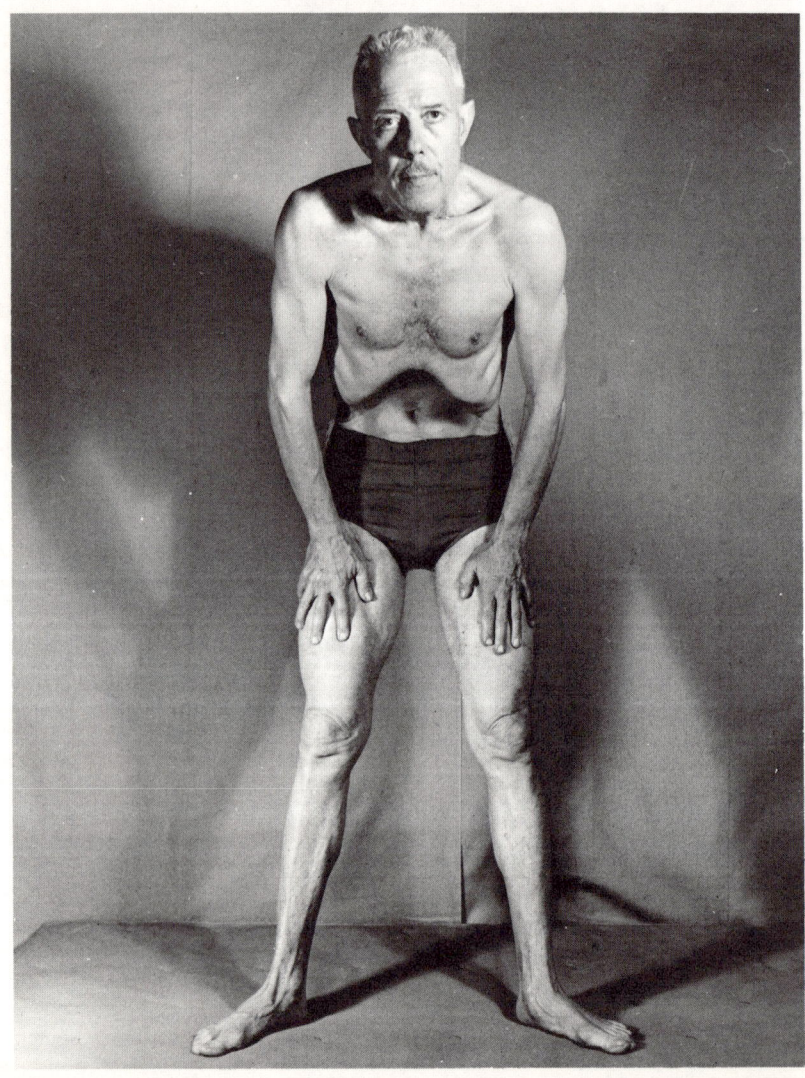

Die Heroische Stellung

Die Heroische Stellung – *Virasana* – ist wie der Lotos-Sitz für die Meditation geeignet und im Gegensatz zu jenem jedenfalls leicht auszuführen. Setzen Sie sich mit nach vorn ausgestreckten Beinen auf den Boden. Beugen Sie nun das linke Knie und schieben Sie den Fuß unter den rechten Schenkel. Als nächstes legen Sie das rechte Knie auf das linke und bedecken es mit den aufeinandergelegten Händen. Diese Stellung wird auf unserem Bild vorgeführt.

Die Heroische Stellung

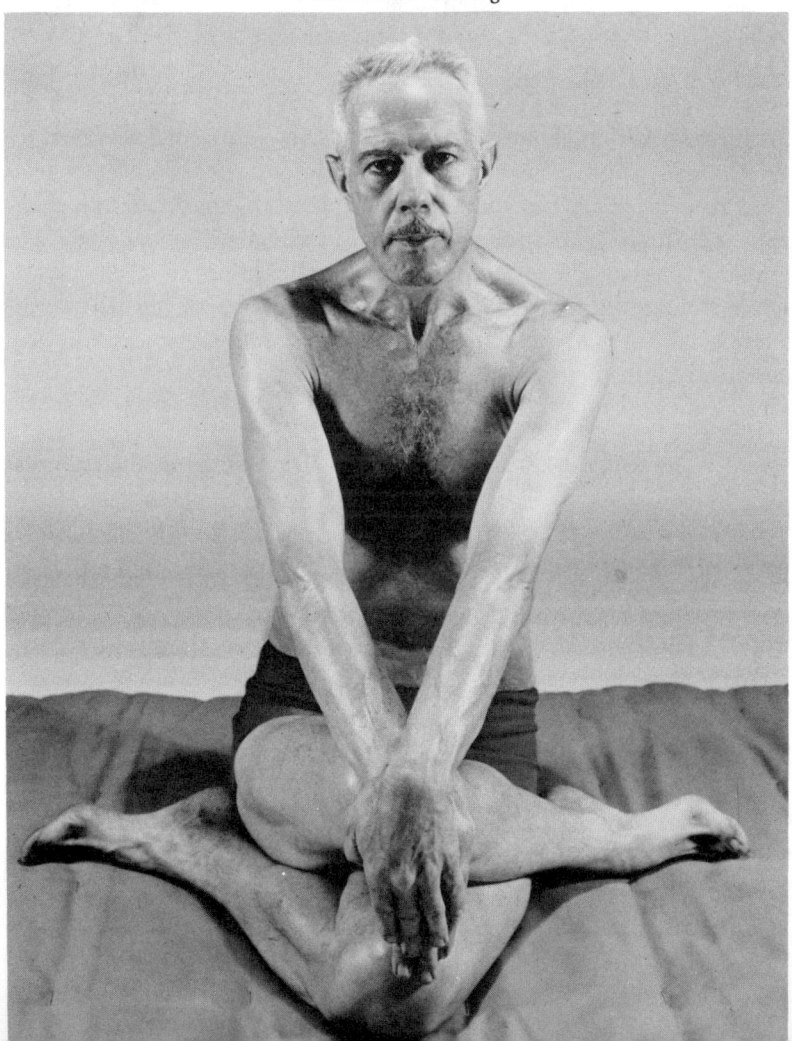

Der Kopfstand

Der Kopfstand ist der »König« unter allen Yoga-Stellungen und übertrifft jede andere an geistigem und körperlichem Wert. Die Sanskrit-Bezeichnung ist *Shirshana*. Diese Übung ist von außergewöhnlich vielfältigem Nutzen, da sie die Funktionen der Zirbeldrüse und der Hypophyse normalisiert, die ihrerseits alle anderen Drüsen im Körper steuern und den Gesundheitszustand entscheidend beeinflussen. Darüber hinaus wirkt diese Stellung der Schwerkraft entgegen und ist deshalb ungemein entspannend.

Der Kopfstand sollte insbesondere von all denen ausgeführt werden, die an nervösen Spannungszuständen, an Ermüdung, Schlaflosigkeit, Nervosität, Kreislaufstörungen, Gedächtnisschwäche, Kopfschmerzen, Verstopfung, Asthma, beginnenden Nasen- und Augenerkrankungen oder Stauungen in der Kehle, der Leber oder Milz leiden. Auch bei mangelnder Unternehmungslust und Vitalität, geringem Selbstvertrauen und überhaupt bei mangelnder Lebenslust ist diese Stellung wärmstens zu empfehlen. Hervorragend geeignet ist sie auch bei Frauenleiden und Muskelerschlaffung nach der Entbindung. Mit anderen Worten: Der Kopfstand ist *die* Yoga-Stellung schlechthin.

Diese Stellung ist bei weitem nicht so schwierig, wie sie aussieht – vorausgesetzt, daß man sie richtig in Angriff nimmt und zunächst mit dem einfachen Halben Kopfstand beginnt.

1. Stellung des Halben Kopfstandes. Dies ist auch die Ausgangsstellung für den richtigen Kopfstand.

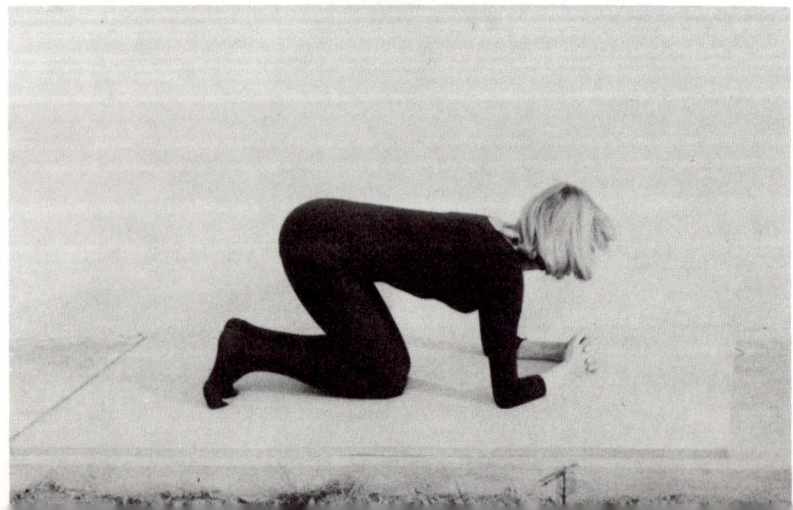

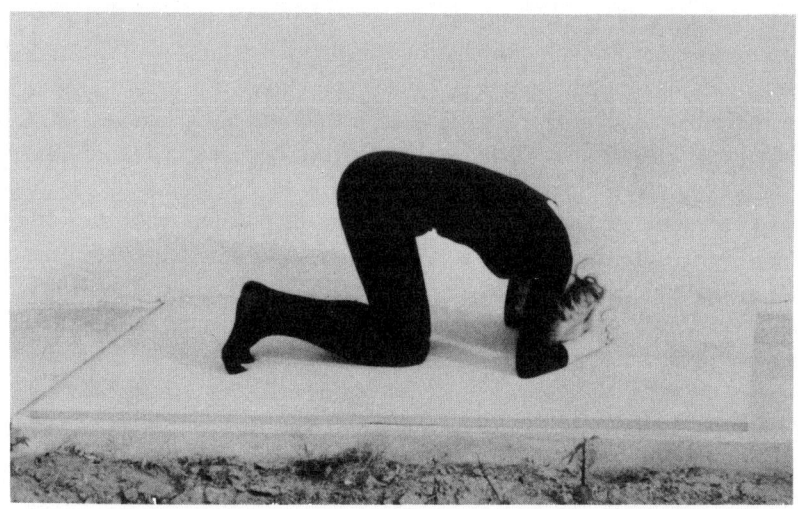

2. Stellung des Halben Kopfstandes und des eigentlichen Kopfstandes

3. Stellung des Halben Kopfstandes und des eigentlichen Kopfstandes

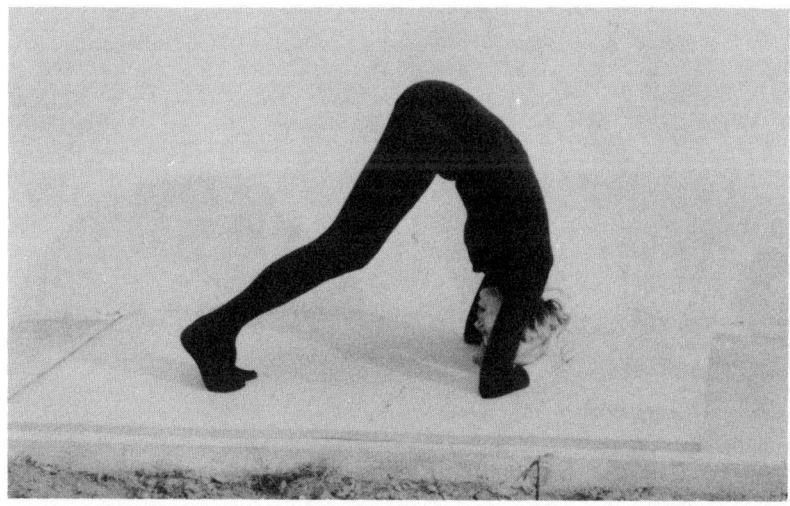

Der Halbe Kopfstand: Legen Sie eine weiche, aber nicht zu dicke Unterlage auf den Boden – ein Kissen zum Beispiel würde zu leicht nachgeben. Dann verflechten Sie die Finger ineinander, knien sich hin und legen die Hände, Vorderarme und Ellbogen auf die Unterlage (siehe Abbildung). Nun lassen Sie den Kopf in den gehöhlten Handflächen ruhen (siehe Abbildung) – *und nicht etwa auf den Fingern* –, strecken die Beine und machen ein paar kleine Schritte auf den Kopf zu (siehe Abbildung). Bleiben Sie einige Sekunden in dieser Stellung und atmen Sie dabei tief ein und aus. Knien Sie sich anschließend wieder hin. Dann stehen Sie langsam auf, heben bei gleichzeitigem tiefen Einatmen die Arme in die Höhe, legen sich dann hin und entspannen sich etwas. Setzen Sie diese Vorübung eine Woche oder noch länger fort, bis Ihnen diese ungewohnte Stellung vertraut geworden ist und Sie jede Angst verloren haben.

Als nächstes versuchen Sie dann den eigentlichen Kopfstand. Wählen Sie sich eine geeignete Ecke aus und lassen Sie sich am besten von jemand anderem helfen. Legen Sie die Unterlage direkt in die Ecke, verflechten Sie die Finger und stützen Sie die hohlen Hände so auf den Boden, daß sie nahezu die Wände berühren. Nun führen Sie den Halben Kopfstand aus.

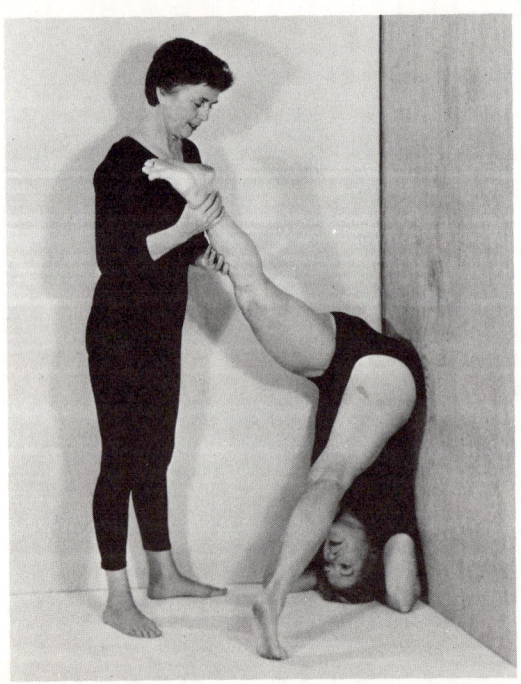

1. Stellung:
Der Kopfstand
in der Ecke

Sobald Sie die in der Illustration gezeigte Stellung eingenommen haben, heben Sie das eine Bein möglichst hoch, wobei es der Hilfeleistende am Knöchel festhält, und zählen Sie: eins – zwei – drei – hopp! Bei »hopp« schwingen Sie gleichzeitig das andere Bein nach oben. Ihr Partner hat inzwischen das zuerst emporgestreckte Bein an die Wand gelehnt, und Sie werden sehen, daß das zweite Bein nahezu von selbst nachfolgt, wenn Sie ihm nur einen kleinen Schwung geben. Gestützt von Ihrem Assistenten, bleiben Sie nun fünfzehn bis zwanzig Sekunden in dieser Stellung. Senken Sie dann *langsam* zuerst den einen und dann den anderen Fuß und vergessen Sie dabei nicht, die Zehen einzuziehen (Sie könnten sich sonst leicht verletzen). Wenn es Ihnen lieber ist, kann Ihr Partner auch den einen Fuß so lange am Knöchel festhalten, bis Sie mit dem anderen wieder am Boden sind.

Ist es nicht viel einfacher, als Sie dachten? Sie müssen nur darauf achten, daß der ganze Körper und insbesondere die Nacken- und Beinmuskeln entspannt bleiben. Sonst werden Sie diese Stellung nämlich als äußerst unbequem empfinden und sich vielleicht sogar Kopf- und Nackenschmerzen zuziehen. Vergessen Sie auch nicht, nach dem Aufstehen stets die Arme hochzuheben und gleichzeitig tief einzuatmen. Legen Sie sich dann eine Weile hin und entspannen Sie sich.

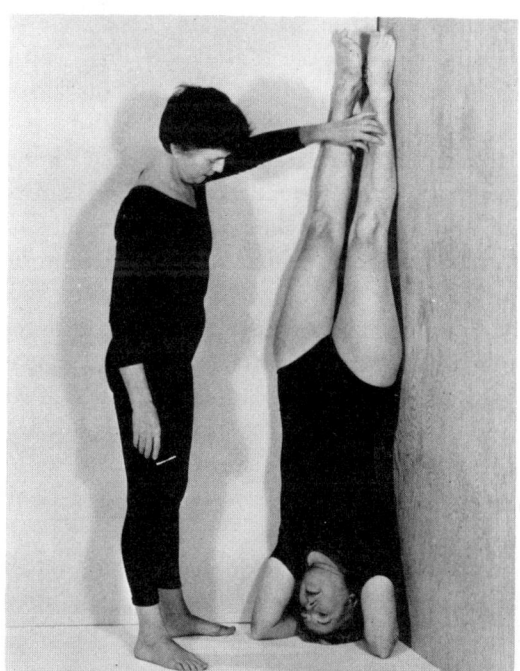

2. Stellung:
Der Kopfstand
in der Ecke

*Hier jedoch eine wichtige Warnung: Machen Sie den Kopfstand keines-
falls, wenn Ihr Blutdruck unter 100 oder über 150 ist!* Sorgen Sie unbedingt zuerst dafür, daß sich Ihr Gesundheitszustand bessert, indem
Sie bei niedrigem Blutdruck die Kobra-Stellung und Tiefatmungsübungen ausführen, bei hohem Blutdruck dagegen die Entspannungsstellung
und rhythmische Atemübungen.

Auch allen jenen ist vom Kopfstand abzuraten, die an Verstopfung und
zu trockenem Stuhl leiden, denen diese Stellung Herzklopfen verursacht, die chronischen Nervenkatarrh, nässende oder eiternde Ohrlei-
den, sehr schwache Augenkapillarien und organische Schäden an der
Hypophyse, der Zirbeldrüse oder der Schilddrüse haben. Für jedermann sonst ist diese Übung völlig gefahrlos, und Sie werden ebenso
viel Freude daran finden wie beispielsweise meine 83jährige Mutter
(siehe Abbildung Seite 196) und meine sechs Jahre alte Nichte.

Sobald Sie beim Kopfstand in der Ecke ein sicheres Gefühl und das nötige Selbstvertrauen für den nächsten Schritt gewonnen haben, gehören
Sie bereits zu den »Fortgeschrittenen« und können nun den Kopfstand
an der Wand versuchen. Verflechten Sie wiederum die Finger ineinander
und legen Sie die hohlen Hände auf die Unterlage. Der Abstand zur
Wand soll der Länge Ihres Unterarms vom Handgelenk bis zum Ellbogen entsprechen. *Messen Sie zuerst diese Entfernung ab,* bevor Sie
den Kopf so auf die Matte legen, daß er ungefähr drei Zentimeter
oberhalb der Stirn in den hohlen Handflächen zu ruhen kommt, und
führen Sie dann den Halben Kopfstand aus. Halten Sie die Ellbogen
dabei möglichst nahe beisammen (siehe Abbildung), denn das Körpergewicht soll gleichermaßen auf Hände und Kopf verteilt werden. Als
nächstes strecken Sie die Beine, machen ein paar kleine Schritte auf den
Kopf zu, atmen tief ein und beugen leicht die Knie. Dann schwingen
Sie die Beine nach oben und stützen die Füße gegen die Wand. Die
Beine bleiben leicht angewinkelt, denn so finden die Füße sicheren Halt
und der Rücken ist völlig gerade und entspannt. Versuchen Sie nicht
gleich zu Anfang, die Beine gerade in die Höhe zu strecken! Es ist ratsam, damit einige Zeit zu warten, bis Sie sicherer geworden sind und
gelernt haben, das Gleichgewicht zu halten. *Lehnen Sie sich niemals*
mit den gestreckten Beinen an die Wand, denn dabei würde der ganze
Körper in eine falsche und anstrengende Lage geraten. Ziehen Sie das
Gesäß ein und hüten Sie sich insbesondere davor, das Rückgrat zu
krümmen; gerade dieser Fehler wird nämlich sehr häufig gemacht.

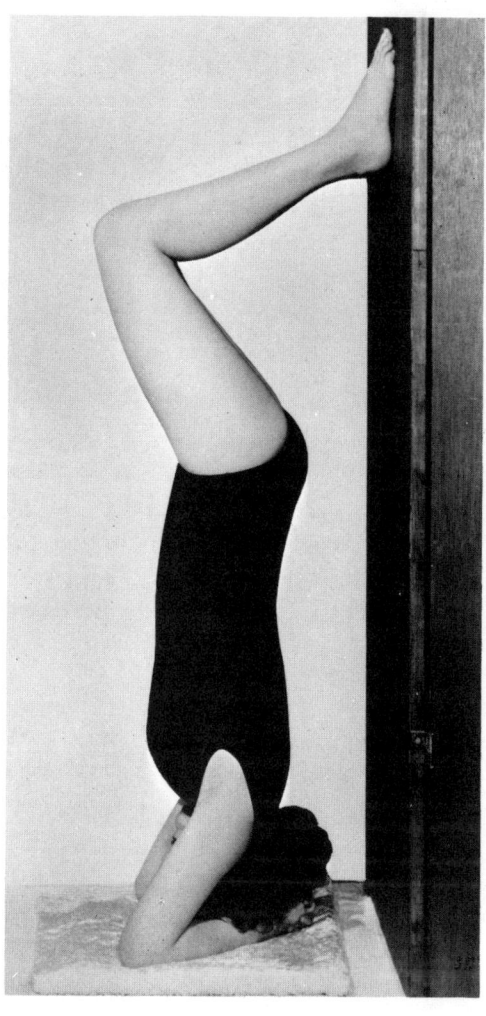

Der Kopfstand an der Wand

Sobald Ihnen der Kopfstand mit gebeugten Knien und gegen die Wand gestützten Füßen nicht mehr schwerfällt, können Sie einen Schritt weitergehen: Strecken Sie die Beine gerade in die Höhe und bleiben Sie eine Zeitlang in dieser Stellung – der Körper darf aber dabei nicht steif werden! Sobald Sie unsicher werden und merken, daß Sie das Gleichgewicht verlieren, beugen Sie sofort die Knie und stützen die Füße wieder gegen die Wand. Senken Sie den Körper dann wieder lang-

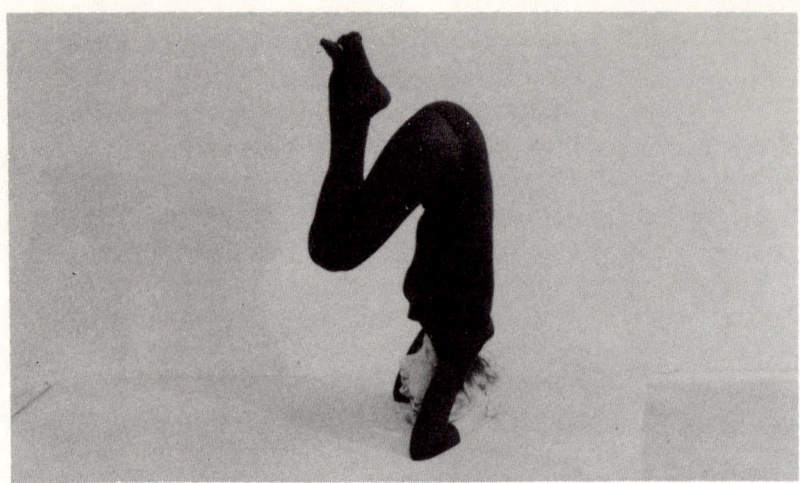

4. Stellung des Kopfstandes:
Das Gesäß wird eingezogen, ehe sich
die Beine strecken.

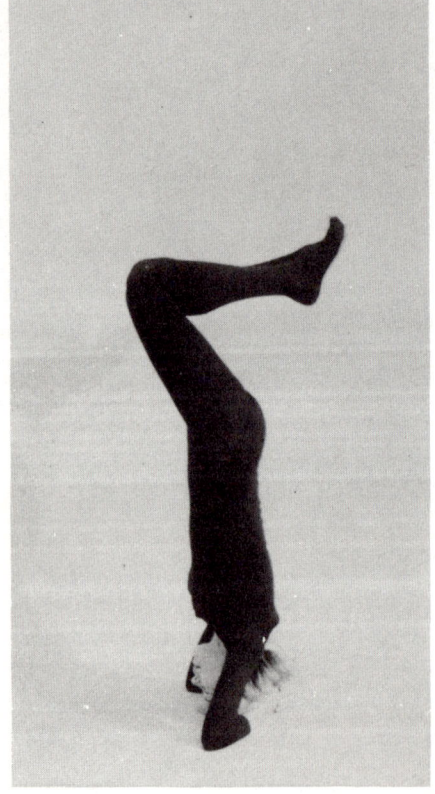

5. Stellung des Kopfstandes

sam zu Boden und vergessen Sie dabei nicht, die Zehen einzuziehen, um Verletzungen zu vermeiden. Stellen Sie sich aufrecht hin, atmen Sie mit emporgestreckten Armen tief ein und legen Sie sich dann zur Erholung ein wenig hin.

Verlängern Sie den Kopfstand um jeweils fünfzehn Sekunden pro Woche – aber nicht mehr! Werden noch andere Übungen ausgeführt, so beträgt die Höchstdauer beim Kopfstand zwölf Minuten.

Wenn Sie sich schließlich zutrauen, den Kopfstand ohne Stütze mitten im Zimmer ausführen zu können, so legen Sie zunächst einmal hinter Ihre Unterlage ein großes Kissen, denn Ihr erster Versuch kann durchaus in einem Purzelbaum enden. Gehen Sie dann folgendermaßen vor: Zuerst machen Sie den Halben Kopfstand. Nun atmen Sie tief ein, stoßen beide Beine leicht vom Boden ab und heben sie langsam und mit

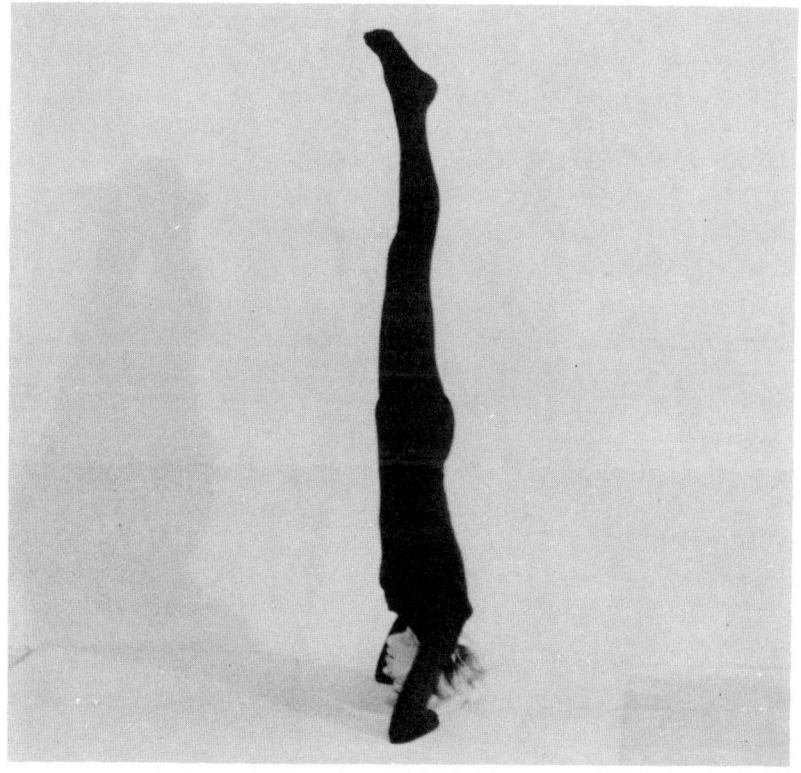

6. Stellung des Kopfstandes

gebeugten Knien in die Höhe, gerade als ob Sie die Füße wieder gegen
die Wand stützen wollten. Ziehen Sie das Gesäß ein, *ehe* Sie die Beine
ausstrecken (siehe Abbildung); sonst werden Sie bestimmt das Gleichgewicht verlieren. Der Rücken und der ganze Körper müssen eine senk-
rechte Linie bilden, die Zehenspitzen weisen nach oben und die Ellbogen bleiben möglichst nahe beisammen, so daß sich das Körpergewicht gleichmäßig auf Unterarme und Kopf verteilt. Entspannen Sie

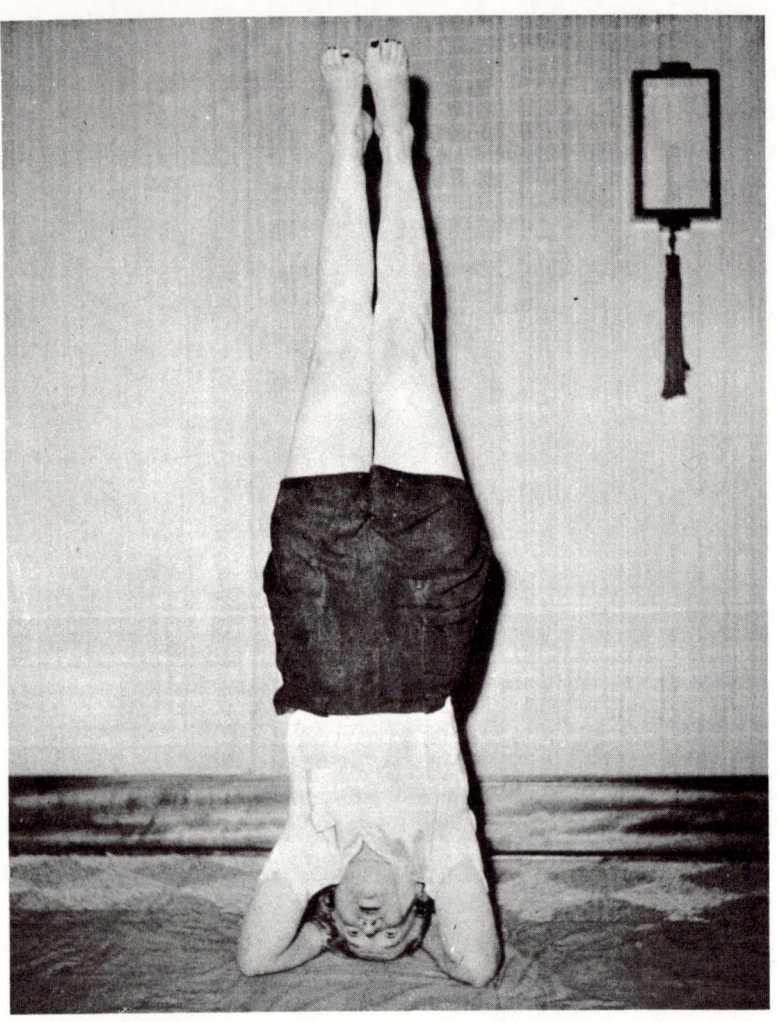

Der Kopfstand, vorgeführt von der 83jährigen Mutter der Autorin die Nackenmuskeln und schließen Sie die Augen. In dieser Stellung atmen Sie eine Weile tief ein und aus, senken dann den Körper langsam zu Boden und stehen wieder auf. Heben Sie bei gleichzeitigem tiefen Einatmen die Arme und entspannen Sie sich anschließend im Liegen.

Sobald Ihnen der Kopfstand unbequem wird, brechen Sie sofort ab und wiederholen die Übung nach einer kleinen Pause. Die volle segensreiche Wirkung dieser Übung kommt Ihnen erst zugute, wenn Sie auf dem Kopf ebenso bequem stehen wie auf den Füßen! Falls Sie am Anfang noch öfters das Gleichgewicht verlieren und Purzelbäume schlagen, soll Sie dies nicht enttäuschen. Alles braucht seine Zeit; übereilen Sie also nichts! Bald werden auch Sie diese Übung zu Ihrem Besten ausführen können und Ihre Freude daran haben.

Wie alle anderen Yoga-Stellungen sollte auch diese in nüchternem Zustand ausgeführt werden, und zwar am besten zu Beginn der Übungs-

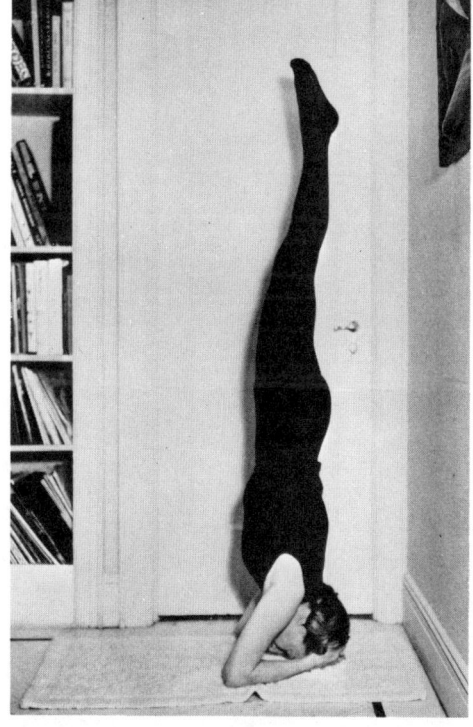

Der Kopfstand

zeit, solange man noch frisch und bei Kräften ist. Für die meisten Menschen ist dies offensichtlich das Beste, obwohl mir mein Lehrer, Sri Krishnamacharya, oft sagte: »Machen Sie den Kopfstand, wenn Sie müde
sind und einer Stärkung bedürfen, wenn Sie nicht einschlafen können
oder hungrig, nervös oder unglücklich sind. Machen Sie diese Übung,
wenn Sie Entspannung brauchen, sich niedergeschlagen fühlen oder Ihr
Gehirn übermüdet ist. Und auch dann, wenn Sie zerstreut sind und weder meditieren noch Ihre Gedanken sammeln können!«
Viele meiner Schüler sagten mir, daß es ihnen nach vorab ausgeführtem
Kopfstand viel leichter falle, zu meditieren und sich zu entspannen.
Überfällt Sie einmal ein Gefühl der Angst, Enttäuschung, Niedergeschlagenheit oder nervöser Spannung, so bedenken Sie stets: Der Kopfstand hat schon so vielen Menschen geholfen – warum nicht auch Ihnen?

KAPITEL 10

Der Wesenskern des Yoga

Die in diesem Buch beschriebenen Entspannungs- und Atemübungen beruhen bis auf wenige Ausnahmen auf Yoga-Methoden. Es wird Sie daher interessieren, über die uralte Yoga-Kunst und -Wissenschaft etwas mehr zu erfahren. Manches wird Ihnen zwar nach den vorangegangenen Kapiteln nicht mehr ganz neu sein, aber ich möchte hier in einem knappen Abriß der Yoga-Philosophie die wesentlichsten Tatsachen noch einmal geordnet zusammenfassen.

Die Anfänge des Yoga liegen im Dunkel der frühen Menschheitsgeschichte verborgen. Der deutsche Gelehrte Professor Max Müller setzt den Zeitraum zwischen 4000 und 6000 v. Chr. an, die Hindus aber behaupten, daß nach der alten Hindu-Überlieferung Shiwa, der Gott der Zerstörung und der Zeugung, die Yoga-Lehre Brahma, dem Gott der Schöpfung, mitgeteilt habe, als dieser ihn um Rat fragte, wie wohl der Mensch den Schmerzen und Leiden des Lebens entkommen könnte. Aus diesem Grund wird Shiwa oft als ein Yogi dargestellt, der im Besitz all der vollkommenen Eigenschaften ist, die man durch Yoga erwerben kann.

Seit vielen Jahrhunderten hat Yoga Millionen von Menschen geholfen, ihre Gesundheit, ihre Jugend und ihren Seelenfrieden zu erhalten oder wiederzugewinnen. Auch mich selbst muß ich voll Dankbarkeit zu diesen glücklichen Menschen zählen, denn, wie bereits erwähnt, wurde ich vier Jahre lang von einem nervösen Herzleiden heimgesucht, bis ich durch Yoga Heilung fand.

Yoga ist weder eine Religion noch eine bloße Gymnastik-Methode oder gar eine Kultform der Magie! In seinem indischen Ursprungsland wird er als Wissenschaft bezeichnet – die Wissenschaft nämlich, ein gesundes und sinnvolles Leben zu führen. Yoga führt uns, indem Körper, Geist und Seele als harmonische Einheit begriffen werden, zur Erkenntnis unseres wahren Selbst. Das Yoga-System, so wie es von den alten indidischen Philosophen und Weisen entwickelt wurde, kennt keine Tempel, keine religiösen Glaubensbekenntnisse oder Riten. Ein Yogi oder eine Yogine sind weder Zauberer noch Priester noch Propheten, sondern ganz einfach Menschen (Mann oder Frau), die einen hohen Grad körperlicher, geistiger und seelischer Vollendung erreicht haben. Dabei ist die Frage ihrer Religionszugehörigkeit ganz unerheblich, und deshalb ist es gleichgültig, ob es sich um Christen, Hindus oder Buddhisten, um Juden, Mohammedaner, Angehörige der Lehren Zarathustras oder auch Konfessionslose handelt. Yoga ist eine Philosophie und eine dementsprechende Lebensweise – keine Religion oder Konfession! Somit steht es natürlich andererseits jeder Glaubensgemeinschaft – aber ebensogut auch einer Schule, einem Sportverein oder sonst einer Organisation – völlig frei, die eine oder andere Yoga-Disziplin zu übernehmen. Das Wort »Yoga« symbolisiert die Einheit von Körper, Geist und Seele. Es ist aus dem Sanskrit abgeleitet von *Yui*, das heißt »zusammenfügen«, »einigen« oder »wiedervereinigen«. Und dies ist in der Tat der höhere Sinn des Yoga: eine Vereinigung zwischen der Begrenztheit des Menschen und der Unendlichkeit des Weltgeistes herzustellen.

Die verschiedenen Formen des Yoga

Im Lauf der Jahrhunderte entwickelten die Yogis verschiedene Formen und Stufen des Yoga, die der Verschiedenheit der menschlichen Veranlagungen und Neigungen Rechnung tragen. Die gebräuchlichsten heißen: *Raja-Yoga, Karma-Yoga, Jnana-Yoga, Hatha-Yoga* und *Bhakti-Yoga*.

Der Schüler des *Karma-Yoga* strebt durch tätiges Handeln nach geistiger Vereinigung mit der Allmacht. Mahatma Ghandi zum Beispiel war die vollkommene Verkörperung eines Karma-Yogi. *Jnana-Yoga* führt durch Studium und Wissen zum gleichen Ziel, *Bhakti-Yoga* dagegen durch selbstlose Liebe und grenzenlose Aufopferung.

Hatha-Yoga verwandelt den stofflichen Körper in eine vollkommene Hülle für den ihm innewohnenden Geist. Dieses Yoga-System baut sich auf sieben Stufen auf, wobei die letzten vier bereits mit dem *Raja-Yoga* verschmelzen, der die Krönung des Yoga darstellt und den Strom der Gedanken und Empfindungen zu beherrschen lehrt. In letzter Vollendung führt dieser Yoga zu geistiger Erleuchtung und einmaliger Glückseligkeit und wird deshalb mit gutem Grund als *Raja-Yoga* – »König des Yoga« – bezeichnet.

Hatha-Yoga

Die erste Stufe des *Hatha-Yoga* stellen körperliche Übungen dar – die *Asanas*, wörtlich: »Stellungen«. Dazu gehören eine Reihe bestimmter Stellungen, die auf den ganzen Organismus (also auf Drüsen, Organe und auch auf die geistigen Vorgänge) eine normalisierende Wirkung ausüben, aber auch Tiefatmungs- und Entspannungsübungen. Dazu kommen die Einhaltung einer bestimmten Diät und gewisse Reinigungsprozesse. All dies ist jedoch nur ein erster Schritt auf dem langen Ausbildungsweg des Yoga. Wer diese Übungen beherrscht, ist noch lange kein Yogi, wie es sich manche anmaßen.

Die zweite Stufe wird als *Pranayama* bezeichnet und zielt auf die Beherrschung von *Prana*, der »Lebenskraft«, ab. In seinem Buch *»Raja-Yoga«* definiert Swami Vivekananda *Pranayama* wie folgt:

> *»Pranayama* bedeutet die Erkenntnis des *Prana* und die Herrschaft über diese unendliche, allwaltende Kraft des Universums. Diese Lebenskraft wohnt in jedem Geschöpf und ist allgegenwärtig. Die höchste und sublimste Erscheinungsform von *Pranayama* ist das Denken. Die Wissenschaft des *Pranayama* gibt dem Menschen durch äußerliche und physische Mittel die Möglichkeit, unbegrenzte Macht zu erlangen, sobald er einmal das Wesen von *Prana* begriffen und diese Lebenskraft zu beherrschen gelernt hat.«

Die unbedachte und leichtsinnige Ausübung von Pranayama ist äußerst gefährlich! Sie kann sowohl körperlich als auch geistig zu einer Katastrophe führen, denn für diese Stufe des Yoga sind lange und äußerst sorgfältige Vorbereitungen und ganz bestimmte Umweltbedingungen erforderlich, die in unserer westlichen Welt nur unter großen Schwierigkeiten zu schaffen und aufrechtzuerhalten sind. Selbst wenn die Luft nicht durch Abgase verpestet und die Atmosphäre frei von störenden Schwingungen ist, darf man nur unter Leitung eines erfahrenen und vollkommen zuverlässigen Lehrers an *Pranayama* herangehen. Sogar in Indien findet man nur sehr schwer einen solchen Lehrer. Ich warne Sie daher dringend vor einer leichtfertigen Ausübung von *Pranayama*, da Sie sich sonst sehr ernsten Gefahren aussetzen würden! Der Yoga-Schüler hierzulande muß es eben als unabänderliche Tatsache hinnehmen, daß unter den Lebensbedingungen der westlichen Zivilisation diese Form des Yoga körperliche und geistige Schäden verursachen kann.

Die dritte Stufe wird als *Pratyahara* – »Herrschaft über das Nervensystem« – bezeichnet. *Pratyahara* bedeutet wörtlich »gezieltes Sammeln« und verleiht dem Menschen Macht über seine Gedankengänge.
Wem einmal gelungen ist, die Herrschaft über den Geist zu gewinnen,
der wird erst – jenseits eines bloßen Marionettendaseins – ein wahrhaft
freier Mensch.
Der erste Schritt in *Pratyahara* ist folgender: Setzen Sie sich bequem
hin und geben Sie Ihren Gedanken freien Lauf – lassen Sie sie völlig
zwanglos von Gegenstand zu Gegenstand wandern, so wie Schmetter-
linge, die von Blume zu Blume gaukeln. Ihre Tätigkeit muß sich darauf
beschränken, Ihre Gedanken zu beobachten – die schönen ebenso wie
die häßlichen –, und Sie dürfen dabei keinesfalls versuchen, den Strom
Ihrer Gedanken und Gefühle zu steuern oder zu unterbrechen. Sie begnügen sich damit, sie einfach zu beobachten und zu studieren. Es ist
durchaus möglich, daß Sie die Ungezähmtheit Ihrer Vorstellungen ungeheuer überrascht oder sogar zutiefst entsetzt. Das darf Sie aber nicht
weiter beschäftigen – bleiben Sie weiterhin nur stiller und untätiger
Beobachter!
Wiederholen Sie am darauffolgenden Abend diese Übung, und Sie
werden feststellen, daß sich das uferlose Durcheinander Ihrer Gedanken schon etwas beruhigt hat. Nach den ersten paar Monaten werden
die Stürme der wild wuchernden Gedanken wesentlich seltener geworden sein, denn inzwischen werden Sie auf dem Wege der Kontempla-
tion gelernt haben, Ihren Geist wenigstens einigermaßen zu beherrschen. Wer – nach vielen Jahren der Übung – *Pratyahara* vollkommen
beherrscht, kann jederzeit eine geistige Verbindung mit bestimmten
Gehirnzentren herstellen oder lösen, so daß er wahrer Herr über seinen
Geist und von der Sklaverei der Sinne befreit ist.
Pratyahara stellt den letzten Schritt von *Hatha-Yoga* dar, da der nächste – nämlich *Dharana* oder »Geisteskontrolle« – bereits in den Bereich
von *Raja-Yoga* gehört; an diesem Punkt geht *Hatha-Yoga* in *Raja-
Yoga* über.

Die vierte Stufe wird als *Dharana* – »Geisteskontrolle« – bezeichnet
und besteht in der ausschließlichen Hinwendung der Gedanken auf
einen einzigen Körperteil, bis man ihn »fühlt«. Versuchen Sie einmal,
sich zum Beispiel vollkommen auf einen Fuß oder sogar auf einen einzigen Fußnagel zu konzentrieren, bis Sie tatsächlich das Wachsen des

Nagels spüren. Dem Anfänger fällt es schwer, seinen Geist und seine Beobachtungsgabe so völlig nur einem einzigen Gegenstand zuzuwenden. Es ist deshalb ratsam, bei der *Dharana*-Übung mit der Konzentration auf das Herz zu beginnen. Erscheint Ihnen dies als zu schwierig, so stellen Sie sich zuerst einmal eine Lotos-Blüte vor, in deren Mitte ein helles Licht brennt. Diesen Lichtschein lassen Sie dann vor Ihrem geistigen Auge mitten in Ihrem Herzen erstrahlen. Genauso können Sie bei der geistigen Vorstellung des Gehirns, der Kehle oder irgendeines anderen Nervenzentrums verfahren, das zu den sieben *Chaktras* gehört (siehe Seite 164). Für diese Konzentrationsübung können Sie aber auch jedes andere Thema wählen, gleichgültig, ob konkret oder abstrakt – wenn es nur schön, begeisternd und edel ist.

Die fünfte Stufe ist *Dhyana* oder »Meditation«. Sobald es Ihnen gelingt, den Geist einige Minuten lang völlig und uneingeschränkt auf einen einzigen Gegenstand zu vereinen, müssen Sie sich als nächstes darin üben, den Strom Ihrer Gedanken *ohne jede Unterbrechung* auf den gewählten Gegenstand zu lenken. *Die Konzentration wird zur Meditation, wenn statt eines stofflichen ein geistiger Gegenstand der Betrachtung gewählt wird.*

Die sechste Stufe ist die letzte und höchste Stufe des Yoga und heißt *Samadhi*, was den Zustand geistiger Erleuchtung und vollkommener Glückseligkeit bezeichnet. Ein höherer Grad geistiger Vollendung ist für den Menschen auf dieser Welt nicht erreichbar. In diesem Stadium hat sich der Geist von allen irdischen Wünschen befreit und geht in der Betrachtung auf. Die vorgenannten drei Stufen von *Raja-Yoga* – also *Dharana*, *Dhyana* und *Samadhi* – werden unter dem Begriff *Samyama* zusammengefaßt.

Im *Samyama* werden zunächst alle Gedanken auf einen einzigen Gegenstand konzentriert – dieses Stadium heißt, wie gesagt, *Dharana*. Als nächstes wird die Dauer dieser geistigen Betrachtung ein und desselben Gegenstandes unter gleichzeitigem Ausschluß jeder anderen geistigen Tätigkeit allmählich verlängert – dieses Stadium heißt *Dhyana*. Ist der Geist schließlich hinreichend geübt und hat die Konzentrationsfähigkeit den Grad erreicht, daß der Betrachtende sich allen äußeren Eindrücken und Wahrnehmungen verschließen und einzig und allein über das Wesen des Betrachtungsgegenstandes meditieren kann – dann ist *Samadhi*, der Zustand vollkommener Glückseligkeit, erreicht. Die

Tiere finden ihr Glück in der Befriedigung ihrer Triebe, die meisten
Menschen dagegen im Bereich und im Gebrauch ihres Verstandes; die
Yogis und alle anderen seelisch voll entwickelten Menschen aber suchen
und finden ihre Erfüllung in der Meditation.

Den eben besprochenen sechs Stufen des Yoga – nämlich den »Stellungen« *(Asanas)*, der »Atemkontrolle« *(Pranayama)*, der »Nervenkon-
trolle *(Pratyahara)*, der »Geisteskontrolle« *(Dharana)*, der »Meditation« *(Dhyana)* und letztlich der »seelischen Verzückung« *(Samadhi)* –
geht im allgemeinen *Yama-Niyama* voraus. Es sind dies die zehn
Grundregeln sittlicher Lebensführung, die der Yoga-Schüler anerken-
nen und befolgen muß, noch ehe seine eigentliche Ausbildung beginnt.
Mit *Yama-Niyama* gibt es also sieben Stufen des *Hatha-Yoga* (manche rechnen allerdings auch acht Stufen, weil sie *Yamas* und *Niyamas*
getrennt zählen).

Die fünf *Yamas* oder »Entsagungen« sind:

> *Ahimsa* – Nicht verletzen!
> *Asteya* – nicht stehlen!
> *Satya* – Nicht lügen!
> *Brahmacharya* – Nicht verschwenden!
> *Aparigraha* – Nicht begehren!

Die fünf *Niyamas* oder Erfüllungen sind:

> *Saucha* – Reinheit
> *Santosha* – Zufriedenheit
> *Tapas* – Selbstzucht
> *Svadhyaya* – Weisheit
> *Isvara Pranidhana* – Die Erkenntnis der Allmacht

Die fünf Verbote *(Yamas)* nennen die Handlungen, deren wir uns enthalten müssen. Die fünf Gebote *(Niyamas)* bezeichnen die Eigenschaften, die wir uns aneignen und ausbilden müssen. Die Beachtung dieser
Regeln befreit den Menschen aus den Verwirrungen und Verwicklun-
gen des täglichen Lebens. Zweifellos ist Ihnen hierbei auch die Ähnlichkeit mit den Zehn Geboten bzw. den Seligkeiten der Bergpredigt auf-
gefallen.

»Nicht verletzen« geht sogar noch über das biblische Verbot zu töten hinaus, weil es jegliche Verletzung oder Schädigung in Worten, Taten oder auch nur in Gedanken untersagt. Zwei große Männer unseres Jahrhunderts haben der Welt ein Beispiel dafür gegeben: Der eine war Mahatma Ghandi, der jede Gewaltanwendung in seinen Reden schärfstens verurteilte und ablehnte, der andere ist Dr. Albert Schweizer, der dieses Gebot mit seinem Begriff der »Ehrfurcht vor dem Leben« verstand und hochhielt. Wir alle wissen, welch tiefgreifenden Einfluß diese beiden Männer auf die zivilisierte Welt ausübten, indem sie den Grundsatz »Nicht verletzen!« in ihrem Leben und Werk verwirklicht haben.

»Nicht stehlen« gebietet – wie jedermann versteht –, nichts an sich zu nehmen, was einem nicht gehört, und erstreckt sich sowohl auf materielles Eigentum (wie zum Beispiel Geld oder anderes Besitztum) als auch auf geistiges Eigentum (zum Beispiel Pläne oder Ideen).

»Nicht lügen« fordert Wahrhaftigkeit in *allen* Dingen – im Sprechen, Handeln und Denken – und macht zur Pflicht, nicht nur den anderen, sondern auch sich selbst gegenüber ehrlich zu sein. Wer in dieser Weise aufrichtig lebt, wird die kosmische Harmonie nicht stören.

»Nicht verschwenden« warnt vor jeder Art von Vergeudung und macht es den Menschen zudem zur Pflicht, alles nach besten Kräften zu nützen – Zeit, Gesundheit, Nahrung, die Energie (hierher gehört auch die Geschlechtskraft) und was es sonst noch wohlüberlegt zu verwalten und zu nutzen gilt.

»Nicht begehren« erzieht uns zu reifen Persönlichkeiten, die über jede Eigensucht erhaben sind und gelernt haben, sich am Glück der Mitmenschen zu erfreuen. Die Beachtung dieses Gebots befreit uns von Neid und Begierde und allen niedrigen materiellen Wünschen.

»Reinheit« ist ein Gebot, das sich auf Körper und Geist erstreckt: Wir sollen nicht niedrigen Gedanken nachhängen oder unreine Worte aussprechen. Der Körper soll innerlich und äußerlich rein und somit auch frei von allen Krankheiten gehalten werden.

»Zufriedenheit« gebietet uns, ohne Klage und Bitterkeit alles hinzunehmen, was das Schicksal uns bestimmt. Wir sind kaum je imstande, die Gründe und den Zweck dessen, was uns geschieht oder widerfährt, zu erkennen.

»Selbstzucht« bezieht sich nicht nur auf das Körperliche – wie zum Beispiel Mäßigkeit im Essen und Trinken, Einfachheit in Kleidung, Wohnung und Einrichtung und Bescheidenheit im Auftreten. Dieses Gebot

besagt auch, daß wir keinen überflüssigen Besitz anhäufen dürfen, und
erstreckt sich darüber hinaus auf unsere geistige Grundeinstellung, die
ja unsere Gedanken, Handlungen und Geschmacksrichtungen vom Essen bis zur Freizeitbeschäftigung bestimmt. Ein Yogi würde zum Beispiel kaum Freude an einem üppigen Bankett, einer luxuriösen Wohnung, an einem billigen Varieté oder einem schlechten Kriminalroman
finden; ganz im Gegenteil – er wird auf jede Unterhaltung und Zerstreuung verzichten können, weil er nämlich selbstgenügsam geworden
ist und seine Zeit lieber zur Betrachtung und Meditation verwendet
oder erbauliche Bücher und heilige Schriften liest.

»Weisheit« gebietet uns, nach emotioneller Reife zu streben und die
Fähigkeit zu entwickeln, zwischen dem zu unterscheiden, was für die
Erfüllung unseres Lebens wesentlich oder unwesentlich ist.

»Erkenntnis« setzt voraus, daß wir lernen, das Leben still zu beobachten, bis diese Beobachtung uns zu einer ebenso festen und unbewußten
Gewohnheit geworden ist wie das Atmen. In diesem Stadium von Be-
wußtheit und Erkenntnisbereitschaft erschließt sich jedes Problem und
wird uns verständlich.

Sobald ein Yogi den Zustand geistiger Erleuchtung erreicht hat, wird in
ihm *Kundalini* wachgerufen, eine Kraft, die in jedem Menschen ruht
und durch bestimmte Yoga-Übungen erweckt werden kann, die allerdings zum heiligsten Bestand der Yoga-Lehren gehören und schriftlich
nicht dargestellt werden können. Abgesehen davon kann jeder Versuch, die *Kundalini*-Kraft ohne sorgfältige Vorbereitung, ohne die Erfüllung einer ganzen Reihe von Vorbedingungen und ohne die Führung eines Guru, der mit den höchsten Bereichen des Yoga vertraut ist,
zu erwecken, schwerwiegende Folgen haben, ja sogar die geistige und
körperliche Gesundheit zerstören.

Betrachten Sie die Abbildung der *Chakras* auf Seite 164; sie zeigt Ihnen
die sieben Zentren der seelischen Energie, die ausnahmslos entlang des
Rückgrats angeordnet sind. Diese Nervenzentren heißen *Chakras* (Räder) oder *Padmas* (Lotosblumen). Die *Chakras* erzeugen die Lebenskraft
im menschlichen Körper durch Umwandlung der kosmischen Lebenskraft *Prana*. Wie wir heute wissen, stellt *Prana* die Quelle aller Energie
und Vitalität dar und wohnt sämtlichen Geschöpfen und Dingen dieser
Welt – vom Menschen bis zu den Mineralien – inne. *Prana* ist auch im
Sonnenlicht, im Wasser und in der Luft enthalten.

Nach Ansicht der Yogis kreist *Prana* im menschlichen Körper durch leuchtende Kanäle, die sogenannten *Nadis*. Wie die Arterien und Venen unseren Körper durchziehen, genauso sind die *Nadis* in unserem Astralleib verzweigt. Da sie von viel feinerem Stoff sind, können sie nur von jenen Menschen wahrgenommen werden, die gewissermaßen die Gabe des Hellsehens besitzen. Ein bestimmter Säuberungsprozeß – genannt *Shodana* – sorgt für die stoffliche und geistige Reinheit der *Nadis*.

Der wichtigste dieser Kanäle trägt den Namen *Shushumna*. Dieses Zentrum soll innerhalb des Rückgrats liegen, links und rechts umgeben von zwei weiteren wichtigen *Nadis*, nämlich *Pingala* und *Ida*, die wie die Schlangen am Stab des Hermes ineinander verflochten sind, der ja selbst ein altes griechisches Symbol der siegreichen Macht der Schlange darstellt. *Shushumna* wird durch den geraden Stab in der Mitte verkörpert; *Pingala* und *Ida* sind durch die zwei Schlangen, *Ajna-Chakra* durch ein Flügelpaar und die Zirbeldrüse durch die kleine Kugel am oberen Ende des Stabes dargestellt.

Pingala ist der wärmende Strom, der durch das rechte Nasenloch fließt; sein Planet ist die Sonne, sein Geschlecht männlich und seine Farbe rot. *Ida* ist der kühlende Strom und fließt durch das linke Nasenloch; sein Planet ist der Mond, sein Geschlecht weiblich und seine Farbe blau. Beide wurzeln im niedrigsten Zentrum der *Prana*-Energie, nämlich dem *Muladhara-Chakra*. Dieses Nervenzentrum enthält die geheimnisvolle, schlummernde Kraft der Schlange – das *Kundalini*-Feuer. Die sieben *Chakras* entsprechen trotz ihrer astralen Natur den verschiedenen Plexus unseres stofflichen Körpers.

So ist *Muladhara-Chakra*, das im untersten Ende des Rückgrats gelegen ist, das Gegenstück zum Kreuzbein (Sakral-Plexus). Dieses Nervenzentrum kontrolliert die Ausscheidungsprozesse. Es ist das eigentliche okkulte Zentrum des Körpers, eben weil es der Sitz der schlummernden *Kundalini*-Kraft ist, die durch eine zusammengerollte Schlange dargestellt wird, die ihren Schwanz im Maul hält. Sie verschließt den Eingang zum Haupt-*Nadi*, dem *Shushumna*, das ebenfalls im *Muladhara-Chakra* seinen Ausgang nimmt.

Als nächstes ist das *Svadishthana-Chakra* zu nennen, das gegenüber den Zeugungsorganen liegt. Es steuert den Geschlechtstrieb.

Das dritte *Chakra*, nämlich *Manipura*, liegt auf der Höhe des Nabels. Es entspricht dem Sonnengeflecht (Solar-Plexus) und kontrolliert die Verdauungsvorgänge.

Das vierte Zentrum, *Anahat-Chakra*, liegt hinter dem Herzen; es entspricht dem Herznervengeflecht (Kardial-Plexus) und kontrolliert die Atmung.

Visuddha, das fünfte Zentrum, liegt im Nacken, und zwar auf der Höhe der Kehle. Es entspricht dem Schlundgeflecht (Pharyngeal-Plexus) und steuert die sprachlichen Vorgänge.

Das sechste ist *Ajna-Chakra* und liegt zwischen den Augenbrauen. Es entspricht der Zirbeldrüse und kontrolliert das autonome Nervensystem. Es ist der berühmte Sitz des mystischen »dritten Auges« von Shiwa und symbolisiert die Gabe des Hellsehens. Auch hier formen die drei hauptsächlichen *Nadis* – *Shushumna,* *Pingala* und *Ida* – einen heiligen Knoten, den die Yogis *Triveni* nennen.

Das siebte und letzte Nervenzentrum heißt *Sahastrara,* »die tausendblättrige Lotosblume«. Dieses *Chakra* liegt direkt unter der Schädeldecke und enspricht der Gehirnrinde.

Steigt die *Kundalini*-Kraft durch den Haupt-*Nadi* empor, so werden vom niedrigsten bis zum höchsten *Chakra* alle Nervenzentren in kreisende Bewegungen versetzt und öffnen sich wie eine Lotosblüte; besondere Yoga-Übungen erwecken sie aus ihrem Schlummerzustand. Sobald das höchste *Chakra* erreicht ist, tritt die göttliche Vereinigung von Geist und Stoff ein. Hier erreicht der Yogi sein letztes Ziel – *Samadhi,* die vollkommene Erleuchtung.

Viele Heilige und Mystiker aller Zeiten und Religionen haben diesen Zustand geistiger Erleuchtung an sich selbst erfahren. Es ist ihnen aber nie gelungen, ihren Schülern oder Anhängern den Weg zu diesem Stadium kosmischen Bewußtseins zu zeigen. Die Yogis dagegen weihen jeden in ihre Techniken und Methoden ein, der willens ist, viele Jahre seines Lebens einer strengen Schulung zu unterwerfen. Der Lohn für den Yogi ist die völlige Befreiung von jeglicher Form der Abhängigkeit, ein klares und unerschütterliches Urteilsvermögen und überirdische Glückseligkeit.

In unserem irdischen Leben mit all seinen Wechselfällen sind weder Glück noch Seelenfrieden von Bestand. Reichtum, berufliches und gesellschaftliches Ansehen, Vertrauen und Zuversicht sind heute noch unser – morgen vielleicht schon verloren. Und sucht jemand sein Glück nur im Besitz irdischer Güter, so ist dieses Glück höchst unsicher und ständig gefährdet. Wer aus Gram über den Verlust eines geliebten Menschen, seiner Gesundheit, Zuversicht oder Stellung, seines Vermögens oder anderen Besitztums, an dem sein Herz hing, Selbstmord begeht, der ist ein tragisches Beispiel dafür, wohin die Abhängigkeit von materiellem Besitz und das trügerische Gefühl einer auf äußere Lebensumstände gegründeten Sicherheit führen kann.

Der Tempel des lebendigen Geistes

Die Yogis betrachten den Körper als den Tempel des lebendigen Geistes, als ein Werkzeug, mittels dessen sich das Göttliche (die kosmische Lebenskraft) kundtut. Deshalb erscheint ihnen der Körper weder als Gefängnis noch als Gefäß sündiger fleischlicher Gelüste. Auch jeder übersteigerte Körperkult ist den Yogis unbekannt – sie beschränken sich darauf, den Leib innerlich und äußerlich gesund, jugendfrisch und sauber zu halten. Selbst mit den modernsten wissenschaftlichen Mitteln ist es uns bis heute nicht gelungen, die indischen Methoden der Körperpflege zu übertreffen, und gar manches, was erst in letzter Zeit auf den Gebieten zum Beispiel der Psychologie, Ernährungswissenschaft und Körperkultur entdeckt wurde, war den Yogis schon lange bekannt. Viele Jahrhunderte hindurch hielten sie ihr Wissen jedoch streng geheim, und erst seit kurzer Zeit hat sich dies geändert, so daß auch Außenstehenden Einblick gewährt wird.

Vladimir Bischler* sagt in seinem Artikel »Yoga und die physiologischen und therapeutischen Wirkungen der bewußten Atmung«,** daß westliche Wissenschaftler und buddhistische und hinduistische Weise zu analogen, ja manchmal sogar zu identischen Schlüssen gekommen und auf verschiedenen Wegen zum gleichen Ergebnis gelangt sind. Er bezeichnet diese Tatsache als ermutigend, und zwar nicht nur für Wissenschaftler und behandelnde Ärzte, sondern auch für die Kranken und all jene Menschen, die Gesundheit und »dauernde Herrschaft über Körper und Geist« suchen.

Hatha-Yoga übt seinen heilsamen Einfluß auf den ganzen Körper und alle seine Funktionen aus – vom Atmen bis zum Meditieren. Diese Form des Yoga schafft Abhilfe bei allen Leiden und Krankheiten, die eine Folge mangelhafter Sauerstoffversorgung, falscher Ernährung, un-

---

* Dr. med. Vladimir Bischler, Professor am Genfer Psychologischen Institut und einer der Pioniere der systematischen Erforschung des kontrollierten Atmens.

** Der Artikel erschien in »*Forms and Techniques of Altruistic and Spiritual Growth*«, herausgegeben von Pitirim Sorokin, erschienen bei Beacon Press, Boston.

zureichender körperlicher Bewegung sowie verworrenen und falschen Denkens sind.

Durch Tiefatmung, Entspannung, gewisse Stellungen, Konzentration und Meditation wirkt Yoga nicht nur auf die gesamte Drüsentätigkeit, sondern vermehrt auch unsere geistigen Fähigkeiten, schärft unsere Sinne und erweitert unseren Gesichtskreis.

Und schließlich führt uns Yoga durch Meditation zur Erkenntnis unseres wahren geistigen Ichs. *Hatha-Yoga* macht es uns wesentlich leichter, unsere körperlichen, geistigen und seelischen Probleme zu lösen, indem der Mensch als Einheit von Körper, Geist und Seele betrachtet und behandelt wird.

Yoga kann also zu einer völlig neuen Lebensweise führen und dem Menschen die innere Sicherheit verleihen, so daß er den Anforderungen des Lebens gewachsen ist. Dieses Gefühl macht ihn zu einer reifen und glücklichen Persönlichkeit, befreit ihn von den Enttäuschungen, den Ängsten und dem Druck des modernen Lebens und macht ihn dagegen immun. Yoga ermöglicht die Entwicklung und Erfüllung höchsten Menschentums und ist der Weg zu einem neuen, glücklichen Leben: frei von Furcht, Angst und nervösen Spannungen.

KAPITEL 11

Ernährung und Diät

Der Mensch ist, was er ißt
G.B.Shaw

So überraschend dies auch klingen mag: Die Ernährung ist von grundlegender Bedeutung für die Entspannung. Man braucht nicht lange nachzudenken, um die unmittelbaren und mittelbaren Zusammenhänge selbst zu entdecken.

Der direkte Zusammenhang macht sich zum Beispiel anhand der Tatsache geltend, daß uns ein überfüllter Magen, Sodbrennen, Verdauungsstörungen oder Verstopfung jegliche Entspannung unmöglich machen. Diese Beschwerden sind nicht nur Quellen körperlichen Unbehagens, sondern darüber hinaus die tatsächlichen Brutstätten vieler, wenn nicht der allermeisten unserer Leiden, Schmerzen und Krankheiten. Ein Großteil aller Gesundheitsschädigungen sind unter anderem nämlich eine Folge falscher Ernährung.

Der indirekte Zusammenhang zwischen Entspannung und Ernährung zeigt sich, sobald wir den Gründen körperlichen und seelischen Unbehagens einmal nachgehen und dabei immer wieder auf schlechte Eßgewohnheiten stoßen. Die Frau, die in mittleren Jahren verzweifelt mit ansehen muß, wie sie ihre Figur verliert, das heranwachsende Mädchen, dessen Gesicht von Akne entstellt ist, die an Darmträgheit leidende Büroangestellte – das sind nur drei Beispielfälle der häufig auftretenden Beschwerden, die ausnahmslos auf eine falsche und überreichliche Ernährung zurückzuführen sind. Alle Bemühungen um einen besseren Gesundheitszustand, sämtliche Entspannungsmaßnahmen, Atemübungen und Yoga-Stellungen führen viel schneller und sicherer zum Ziel, wenn man den Körper zuerst von allen Schlacken reinigt und vernünftige Eßgewohnheiten annimmt.

Der Aufbau des Körpers

Der menschliche Körper ist ein Wunder der Schöpfung und verdient beste Behandlung. Um zu verstehen, welche Rolle die Ernährung bei der Gesunderhaltung des Körpers spielt, wollen wir uns zuerst einmal seinen Aufbau vergegenwärtigen.

Die Knochen

Das Knochengerüst trägt und hält die Muskelgewebe und die verschiedenen Organe, Drüsen und Nerven, die alle auf die eine oder andere Weise die Prozesse der Atmung, Verdauung, Ausscheidung, Zeugung und des Blutkreislaufs steuern. Das Skelett besteht aus 206 Knochen, die durch 230 Gelenke verbunden sind.
Auch die Knochen sind lebende Gebilde; sie bestehen aus Zellen und werden durch den Blutkreislauf aufgebaut und ernährt.

Die Muskeln

Der Mensch hat 500 Muskeln, die ungefähr $3/7$ des Körpergewichts ausmachen. Man unterscheidet dabei zwischen willkürlich und unwillkürlich arbeitenden Muskeln. Die letzteren werden vom vegetativen Nervensystem gesteuert und entziehen sich dem Einfluß des menschlichen Willens; sie durchziehen hauptsächlich die Wände der Speiseröhre und der Blutgefäße.
Die Muskeln beziehen ihre Kraft aus der Nahrung, die wir zu uns nehmen, aus »elektrischen Impulsen« (im Yoga als *Prana* bezeichnet) und aus dem Sauerstoff, den ihnen der Blutstrom zuführt.

Die wahre Heilkraft

Yoga lehrt die Existenz einer höchsten Macht – jenes geistigen Schöpferprinzips, das alles geschaffen hat. Diese Macht ist allwissend und allmächtig und nicht allein die Quelle aller Weisheit und Erkenntnis, sondern auch allen Lebens. Sie wirkt in jedem Atom, jedem Molekül, jeder Zelle und jeder Faser des menschlichen Körpers und tritt außerdem in einer unendlichen Vielfalt von Erscheinungsformen auf unserem Planeten und im ganzen Kosmos zutage. Sie ist auch die wahre Heilkraft. Ihrem Wirken verdankt der Mensch die allmähliche Annäherung seiner Gestalt an das vollkommene Ideal und der Kranke seine Genesung.

Wie viele Menschen, die krank darniederlagen, sind schon ohne jegliche ärztliche Hilfe wieder gesund geworden, indem nur einfach die Natur ihre heilsame Wirkung entfaltete und der Kranke sie willig annahm. Diese Tatsache erweist sich besonders deutlich dort, wo der Kranke fastet – und gesund wird!

In solchen Fällen wendet die Natur ihre eigenen geheimen Methoden an, um den Körper durch Fieber oder dank einer anderen »heilenden Krise« von allen Giftstoffen zu befreien und wieder gesundzumachen. Es ist immer ratsam, die Winke der Natur zu befolgen. Deshalb sollten wir uns auch bei jeder Gelegenheit entspannen und auflockern, rhythmische Tiefatmungsübungen machen, uns innerlich und äußerlich mit reichlichen Mengen klaren und frischen Wassers reinigen, alle Eingriffe in die natürlichen Vorgänge vermeiden und schließlich mit besonderer Sorgfalt darauf achten, daß wir unserem Körper nur völlig naturbelassene Stoffe zuführen. Erkrankungen sind häufig mit Appetitlosigkeit verbunden, was anzeigt, daß jede Nahrungszufuhr nur schädlich wäre; in diesem Fall ist Fasten eines der allerbesten »Heilmittel«. Es wäre aber völlig falsch, »Fasten« mit »Dürsten« zu verwechseln – ganz im Gegenteil: man sollte möglichst viel frisches, klares Wasser trinken!

Die Gesetze der Natur

Ein gesunder Körper ist in vollem Einklang mit dem schöpferischen Prinzip, das die ganze Natur durchdringt.

Jede Krankheit hat ihren Grund. Wenn wir den Gesetzen der Natur zuwiderhandeln, müssen wir dafür büßen. Dabei spielt es keine Rolle, ob unser Verstoß beabsichtigt oder unbeabsichtigt, bewußt oder unbewußt ist – die Auswirkung entspricht immer dem Grad unserer Verfehlung. Wollen wir lange und glücklich leben, so müssen wir auch den Gesetzen der Natur gehorchen. Es ist wirklich erstaunlich, wie sehr unser Wohlbefinden durch eine vernünftige Lebensführung beeinflußt werden kann, wozu selbstverständlich hinreichende körperliche Bewegung, Tiefatmung, vernünftige Eßgewohnheiten, gesunde und hygienische Lebens- und Arbeitsbedingungen, rechtzeitige Erholung und Entspannung gehören. Unser Gesundheitszustand hängt außerdem weitgehend von unserem moralischen, sexuellen und gesellschaftlichen Verhalten ab.

Denken Sie immer an das alte Sprichwort: »Der Mensch hofft, solange er lebt!« Gestalten Sie Ihr Leben nach den oben dargelegten Grundsätzen – nehmen Sie also nur natürliche und hinreichend mineralhaltige Nahrung zu sich und befolgen Sie eine wohlausgewogene Diät, lassen Sie die frische Luft und den Sonnenschein auf sich wirken, nutzen Sie jede Möglichkeit zur Entspannung und sorgen Sie durch entsprechende Übungen für die schnellstmögliche Ausscheidung aller Abfallprodukte. Jung und alt wird es so ein leichtes sein, die Widerstandskraft gegen Krankheiten zu vermehren, die Vitalität zu steigern und das Leben zu verlängern. *Vergessen Sie niemals: Sie haben ein natürliches Anrecht auf Gesundheit!*

Wie bereits an anderer Stelle erwähnt, ist die Luft einer unserer wichtigsten Nährstoffe. Der Mensch kann sechzig, ja sogar neunzig Tage lang leben, ohne Nahrung zu sich zu nehmen (das heißt, ohne sich Kohlehydrate, Fette, Proteine oder Minerale zuzuführen), indem er auf die im Körper angesammelten Vorräte zurückgreift. Selbst ohne Wasser kann man zwischen zwölf und fünfzehn Tagen auskommen, *ohne Luft jedoch tritt nach vier bis fünf Minuten der Tod ein.*

Unsere Nahrung besteht hauptsächlich aus Luft, Wasser, Kohlehydraten, Fetten, Proteinen, organischen Mineralen und Vitaminen. Echte Nährstoffe werden dem Körper auch von den Sonnenstrahlen zugeführt.

Natürlich wird unser Gesundheitszustand auch von anderen Umständen beeinflußt: etwa der Vererbung, der Art unserer Tätigkeit, unserer Umgebung und anderem mehr. Im Zusammenhang mit der Ernährung möchte ich nur nochmals darauf hinweisen, daß wir möglichst naturbelassene und wirklich *vollwertige* Nahrungsmittel zu uns nehmen sollten, bei deren Verarbeitung nicht bereits wichtige Nährstoffe zerstört wurden. Reine Naturprodukte wie zum Beispiel Obst, Salate, Nüsse, Gemüse und die verschiedensten Getreidesorten stellen die gesündeste Nahrung dar.

Ich persönlich bin übrigens der Ansicht, man sollte kein Fleisch zu sich nehmen. Der Mensch ist nicht auf das Töten und auf Schlachthäuser angewiesen, um sich zu ernähren – ganz abgesehen davon, daß Fleisch nur unvollkommen verdaut wird und Verwesungsstoffe hinterläßt.

Dies ist jedoch nur meine persönliche Ansicht und nicht notwendigerweise Teil einer vernünftigen Ernährung.

Und vergessen wir nicht: Wir sollten nur dann essen, wenn wir Hunger haben, und sobald wir sehr nervös, übermüdet, fiebrig oder von Furcht, Ärger, Eifersucht oder Haß erregt sind, *keinen Bissen* zu uns nehmen. Innere Ausgeglichenheit und eine frohe Gemütsverfassung sind in der Verdauung sehr förderlich.

Der Zweck der Nahrungsaufnahme besteht darin, die Körperzellen und Gewebe aufzubauen bzw. wiederherzustellen, unsere Energie zu vermehren, die nötige Körperwärme zu produzieren und die Rohstoffe zu liefern, aus denen die Enzyme gebildet werden. Das Vorhandensein der Enzyme wiederum bildet die nötige Voraussetzung für die Wirksamkeit der von außen den Körper durchflutenden elektromagnetischen Ströme.

Flüssigkeiten

Die inneren Körperfunktionen gehen in einem flüssigen Medium vor sich. Unser Körper besteht aus ungefähr siebzig Prozent Wasser. Wir müssen daher durch genügende Mengen klaren und frischen Wassers den Wasserhaushalt im Gleichgewicht halten. Das Wasser sollte dabei nicht etwa mit Alkohol, synthetischen Stoffen, Kohle- oder Teerprodukten, Alkaloiden, stimulierenden Stoffen (zum Beispiel Kaffee, Tee und Kakao) oder mit großen Mengen unorganischer Mineralstoffe vermischt sein. Die Natur selbst bietet uns die gesündesten und herrlichsten Getränke in der Form von frischen Frucht- und Gemüsesäften.

Natürlich enthält auch die Milch eine große Menge Wasser, aber Milch ist, wenngleich in flüssiger Form, in erster Linie ein Nahrungsmittel. Wegen ihrer leichteren Verdaulichkeit ist übrigens Ziegenmilch der Kuhmilch vorzuziehen. Am allerbesten ist Sojabohnenmilch (Rezept siehe Seite 245).

Die Ernährungswissenschaftler raten immer wieder nachdrücklich davon ab, Kartoffeln, Karotten, Rüben, Äpfel, Birnen, Pfirsiche und viele andere Gemüse- und Obstsorten zu schälen, da auf diese Weise unersetzliche organische Mineralstoffe verlorengehen. Dies trifft selbstverständlich nicht auf die Schalen von Kürbissen, Wassermelonen, Orangen und Grape Fruits zu. Die weiße Schicht und ein Teil der Schale, die alle Zitrusfrüchte umgeben, sind durchaus eßbar und sogar sehr zu empfehlen. Es ist jedoch Vorsicht insofern geboten, als manche Schalen mit schädlingsbekämpfenden Mitteln behandelt worden und deshalb zum Essen nicht mehr geeignet sind. Die dünne gelbe Schale der Zitrone (und ebenso der Orange) kann auch abgeschält, in heißes Wasser getaucht und dann mit dem Fruchtsaft und ein wenig Honig vermischt werden. Dieses wohlschmeckende Getränk ist sehr gesund und ein bewährtes Vorbeugungsmittel gegen Krankheiten.

Essen Sie natürliche Nahrung

Unglücklicherweise sind viele der heute angebotenen Nahrungsmittel denaturiert. Es ist deshalb ratsam, weißes Mehl, weißen Zucker, polierten Reis, gerollten Hafer (der bei dieser Verarbeitung die Keime verliert), Rollgerste und überreifen Käse, bei dem der Zersetzungsprozeß bereits weit fortgeschritten ist, zu vermeiden. Gewürze wie Pfeffer, Senf (Mostrich), Essig und sogar Salz üben eine Reizwirkung aus und stören in vielen Fällen die Funktion der Verdauungssäfte.

Wird Obst allein genossen, so löst es eine alkalische Reaktion aus; es wäre aber unklug, stark säurehaltige Früchte zu zuckern oder zusammen mit stärkehaltigen Lebensmitteln zu verzehren, da dies zu Blähungen führen kann. Honig kann dagegen gefahrlos zum Süßen verwendet werden.

Grüne Blattgemüse stellen die wertvollste alkalische Nahrung dar. Am besten werden sie in rohem Zustand genossen. Falls sie unbedingt gekocht werden müssen, dann besser gedämpft oder gebacken als gebraten oder gesotten. Auf jeden Fall sollten sie mit möglichst wenig Wasser zugesetzt und gut zugedeckt werden, damit sie möglichst rasch kochen. (Drei Eßlöffel Wasser genügen, um drei entkernte Äpfel bei sehr kleiner Hitze in weniger als fünfzehn Minuten garzukochen.) Gießen Sie auf keinen Fall das Wasser weg, in dem das Gemüse gekocht wurde, sondern lassen Sie die Flüssigkeit bei ganz kleiner Hitze eindicken; sie kann dann als Soße zum Gemüse gereicht, einer Suppe beigemengt oder als Gemüsesaft verwendet werden.

Empfehlenswert ist es auch, vor jeder Mahlzeit mindestens eine Tasse frisch ausgepreßten Frucht- oder Gemüsesaft zu trinken, weil dies den Körper entgiftet und einer Magenübersäuerung entgegenwirkt.

Essen Sie nie zuviel! Gerade Menschen mit geringer Energie oder Körperkraft »stopfen« sich oft mit Nahrung nur so voll, in der trügerischen Hoffnung, dadurch kräftiger zu werden. Genau das Gegenteil trifft aber zu: Gerade die mäßigen Esser, die wohlweislich nur vollwertige und natürliche Nahrungsmittel zu sich nehmen, besitzen die größten Körperkräfte. Es kommt ja bekanntlich nicht darauf an, *wieviel wir essen*, sondern darauf, *wieviel der Körper verarbeiten kann*. Essen wir mehr, als die Verdauungsorgane bewältigen können, so belastet die überschüssige Nahrung den ganzen Organismus, und der zunächst unverdaut bleibende Speisebrei beginnt zu gären. Diese Störung der Körperfunktionen führt zu schmerzhaften Blähungen und Selbstvergiftung. Unmäßigkeit im Essen überreizt außerdem den Körper, überhöht den Blutdruck und ist häufig Ursache der verschiedensten Krankheiten.

Die Ausscheidungsorgane

Der Körper scheidet Abfallprodukte auf vierfache Weise aus:

1. durch die Eingeweide, die nach jeder Mahlzeit entleert werden sollten;

2. durch die Nieren, die niemals durch die Endprodukte stark proteinhaltiger Nahrungsmittel verstopft oder durch den übermäßigen Genuß von Salz, Pfeffer, Senf (Mostrich), Essig, Mixed Pickles usw. überreizt werden dürfen;

3. durch die Lungen, die uns bei richtiger Tiefatmung vollkommen von Kohlendioxyd befreien;

4. durch die gesamte Körperhaut, deren Oberfläche unter anderem ebenfalls die Funktion hat, Abfallprodukte auszuscheiden. Regelmäßige körperliche Bewegung und schweißtreibende Tätigkeit sind sehr wichtige Voraussetzungen für Gesundheit und ein langes Leben.

Wir müssen lernen, unsere Kräfte zu schonen und unseren Körper niemals über das normale Maß hinaus zu beanspruchen und zu übermüden. Ruhen Sie sich aus, wenn Sie sich müde oder unpäßlich fühlen, und sorgen Sie vor allem für genügend Schlaf. Auch Lachen und Frohsinn sind hervorragende Kräftespender. Vermeiden Sie jede nervöse Überbelastung und entspannen Sie sich möglichst oft. Verbringen Sie den einen oder anderen Urlaubstag in der freien Natur; genießen Sie die frische Luft und den Sonnenschein und versuchen auch Sie es einmal mit dem Wandern, Laufen, Springen und Schwimmen – Sie werden bald frohen Mutes sein!

Hier sei noch einmal an einige einfache, aber wichtige Tatsachen erinnert:

1. Ein regelmäßiges Training der willkürlichen Muskulatur erhält auch die unwillkürlich arbeitenden Muskeln gesund.

2. Ohne genügende körperliche Betätigung werden die Muskeln schlaff, matt und anstatt fleischig nur fettig.

3. Würden jede Zelle, jedes Organ und jeder Teil unseres Körpers völlig normal funktionieren, so wären wir gegen jede Krankheit immun.

4. Die Muskeln sollten stark und das Muskelgewebe fest sein, damit sie sich ihrer Funktion entsprechend zusammenziehen und auf diese Weise körperliche Kraft liefern können. Je mehr man sie beansprucht desto stärker werden sie; gleichzeitig werden die Kraft und die Widerstandsfähigkeit des ganzen Körpers vermehrt.

5. Muskelpakete dagegen sind Zeichen einer überentwickelten Muskulatur und weder gesundheitsfördernd noch anziehend.

Alle unwillkürlich arbeitenden Muskeln befinden sich im tiefsten Inneren des Körpers und erfüllen unter anderem folgende Aufgaben:

1. Sie steuern die Schweißabsonderung.

2. Sie versorgen die Haarwurzeln mit Nähröl.

3. Sie regulieren die Speichelabsonderung im Mund und die Schluckbewegungen der Speiseröhre.

4. Sie regen die Absonderung der Magen- und Verdauungssäfte an.

5. Sie leiten den Urin durch die Nieren in die Blase.

6. Schließlich saugen sie die Luft in die Lungen, pumpen den Blutstrom durch das Herz, bewegen die Wände der Blutgefäße und halten somit den Blutkreislauf aufrecht.

Man hat die Funktion der willkürlichen Muskeln mit der Aufgabe eines Vaters und Ernährers und die Aufgabe der unwillkürlichen Muskeln mit der Fürsorge einer Mutter verglichen, die die Mahlzeiten kocht und uns am Leben erhält. Werden die willkürlichen Muskeln nicht regelmäßig und hinreichend beansprucht, so wird der Mensch träge, und seine unwillkürlichen Muskeln verkümmern.

Wir leisten heute wesentlich weniger körperliche Schwerarbeit als früher, essen jedoch genauso viel – wenn nicht sogar noch mehr, weil sich der Lebensstandard erhöht und die Auswahl an Lebensmitteln vergrößert hat. Man »heizt« also tüchtig ein, ohne für die infolgedessen überschüssige Körperenergie Verwendung zu haben.

Durch regelmäßiges und richtiges Training der unserem Willen gehorchenden Muskeln sorgen wir mittelbar auch für die Gesundheit der unwillkürlich arbeitenden Muskulatur. Bei jeder körperlichen Betätigung verbrauchen die Gewebe im ganzen Körper Sauerstoff, um abgestorbene Zellen aufzulösen und auszuscheiden. Bei der Tiefatmung haben die Bewegungen des Zwerchfells eine ungemein wohltuende Wirkung auf die unwillkürliche Muskulatur der Leber, des Magens und der Eingeweide. Ohne genügendes Training werden auch die Muskeln in den Wänden der Blutgefäße steif, und dies führt in vielen Fällen zu einer Verhärtung der Adern und allzu hohem Blutdruck.

Bedenkt man, daß jede körperliche Tätigkeit Energie freisetzt und alle Körperzellen elektrisiert, indem das sauerstoffgesättigte Blut die Drüsenabsonderung anregt und somit den ganzen Körper belebt, so ist leicht zu begreifen, warum systematische Leibesübungen und vernünftige Eßgewohnheiten viele Leiden und eine Reihe ernster Erkrankungen, die leicht chronisch werden können, von vornherein zu verhindern vermögen.

Das Streben der Griechen – und ihr Kunstsinn – entwarf für das Abendland das klassische Schönheitsideal des Menschen: edel von Angesicht und in der Haltung, ein durchgebildeter Körper mit sehnigen Gliedern und wohlgeformten Muskeln, federnd der Gang ... Wer bewundert diesen Körper nicht? Und dennoch behandeln heutzutage so manche ihren Körper kaum besser als einen »lebenden Abfalleimer«!

Das Verdauungssystem

Was geschieht mit der Nahrung, die wir zu uns nehmen? Sie wandert in den Magen, als nächstes in den Dünndarm, und nachdem alle verwertbaren Nährstoffe umgewandelt und vom Körper resorbiert sind, gelangen schließlich ihre Abfallprodukte in den Dickdarm, der sie dann ausscheidet.

Die Nahrung soll möglichst gut gekaut werden. Wir müssen daher unsere Zähne gründlich und regelmäßig pflegen und darauf achten, daß unserem Körper die zur Gesunderhaltung von Zahnschmelz und Zahnmark notwendigen Aufbaustoffe zugeführt werden. Denn alles Zähneputzen und Mundspülen ist vergeblich, wenn es dem Körper an wichtigen Nährstoffen mangelt und die Zähne *von innen heraus* verfallen.

Die Gesunderhaltung der Kauwerkzeuge ist äußerst wichtig, weil der Speisebrei um so leichter von den Magensäften durchsetzt werden kann, je feiner zerteilt die Nahrung in den Magen gelangt. Man sollte übrigens niemals *während* den Mahlzeiten Wasser trinken, da sonst die Verdauungssäfte zu stark verdünnt werden. Besonders ungesund ist eisgekühltes Wasser; es unterbindet die Absonderung der Säfte. Trinken Sie ruhig Wasser, wenn Sie durstig sind, aber niemals zum Essen, sondern zehn Minuten oder eine Viertelstunde vorher bzw. eine Stunde danach. Am besten nehmen Sie während der Mahlzeiten überhaupt keine Flüssigkeiten zu sich!

Die zu Speisebrei zerkaute Nahrung gelangt in den Magen. Stärkehaltige Speisen werden vom Magen meist längere Zeit zurückbehalten, und zwar an der Stelle, die am weitesten vom Magenausgang (Pylorus) entfernt ist. Der in der Mundhöhle zugemengte Speichel löst währenddessen die Nahrung in ihre Grundbestandteile auf. Auf diese Weise wird alles, was wir genießen, zur Umwandlung in körperliche Energie vorbereitet. Die energiehaltigen Bestandteile werden von den Darmzotten – das sind kleine Saugröhren in der Magenwand – absorbiert.

Es ist weithin unbekannt, daß der Mensch biologisch zur Familie der Pflanzenfresser gehört, also jenen höchstentwickelten Säugetieren, die von Pflanzen leben. Der menschliche Organismus ist nicht für die Verarbeitung großer Mengen von Protein eingerichtet. Führt man dem Körper mehr Eiweißstoffe zu, als er verwertet, kann der Überschuß nirgendwo abgelagert und muß als unverdaulicher Rest durch die Nieren ausgeschieden werden. Dies führt zu einer erheblichen Überlastung dieses empfindlichen Organs. Der übermäßige Genuß von schweren und besonders fetthaltigen Speisen – dazu gehört auch fettes Fleisch – führt oftmals zu Magenübersäuerung, denn der Verdauungsapparat kann nicht mehr genügend alkalische Stoffe liefern, um das Fett zu neutralisieren.

Die gründliche und schnelle Ausscheidung aller Abfallprodukte ist von größter Bedeutung für unsere Gesundheit, denn die Fermentierung jeglicher unverdauten Speise verursacht einen Säureüberschuß. Sobald die Nahrung so weit verdaut ist, daß sie vom Körper ausgeschieden werden kann, sind die Rückstände bereits sehr säurehaltig, und jede Verzögerung des Stuhlgangs verstärkt diesen Zustand nur noch mehr. Dasselbe gilt für die Schweißabsonderung und die Ausatmung des sich in den Lungen sammelnden Kohlendioxyds.

Eine vernünftige Ernährung, die dem Körper ausschließlich naturbelassene Lebensmittel zuführt, liefert dem Verdauungsapparat alle Stoffe, die zur Bildung gesunder Magensäfte erforderlich sind. Da eine solche Ernährungsweise auch die richtige Funktion der Enzyme sicherstellt, wird unser Bedarf an Energie befriedigt, und überdies erhält der Organismus genügend Aufbaustoffe, um den natürlichen Verschleiß wieder auszugleichen.

Nur beim völlig normalen Verlauf der körperlichen Funktionen kann sich auch der Geist völlig entspannen, denn *alle* körperlichen Störungen sind dem Unterbewußtsein bekannt, selbst wenn sie keinerlei spürbare oder sichtbare Symptome verursachen. In diesem Fall schlägt das Unterbewußtsein Alarm, und diese Warnsignale beunruhigen das Bewußtsein, obwohl es den eigentlichen Grund nicht kennt. Früher oder später beginnt man dann wahrzunehmen, daß irgend etwas nicht stimmt, ein Gefühl der Unsicherheit stellt sich ein und führt bald zu Nervosität und Spannungen.

Die Wahl unserer Nahrungsmittel

Sie haben nun Einblick gewonnen in die Zusammenhänge zwischen richtiger Ernährung und einem gut funktionierenden Verdauungssystem einerseits und geistiger und körperlicher Anspannung und Entspannung andererseits. Sicher verstehen Sie nun auch, daß Übersäuerung und eine gewisse Selbstvergiftung des Körpers die Ursachen vieler, wenn nicht der meisten Erkrankungen sind. Dieser Tatsache müssen wir bei der Wahl unserer Nahrungsmittel unbedingt Rechnung tragen!

Der Körper braucht zwar eine gewisse Menge Säure, jedoch ist jedes

Übermaß schädlich. Normalerweise enthält unser Organismus achtzig Prozent alkalische Stoffe und zwanzig Prozent Säure, und unsere Gesundheit erfordert die Erhaltung dieses Gleichgewichts. Deshalb sollte auch unsere Ernährung nach diesem Mengenverhältnis – vier Teile alkalischer auf ein Teil säurehaltiger Nährstoffe ausgerichtet sein. Eine ungenügende Zufuhr von alkalischen Stoffen führt ebenso zu Übersäuerung wie alle Gefühlserregungen, die den normalen Verlauf des Stoffwechsels stören.

Fleisch, Fisch, Geflügel, Kaffee und Tee, sehr feingemahlenes Weizenmehl, weißer Zucker und polierter Reis sind alle mehr oder weniger säurebildend. Auch der Genuß großer Mengen von Getreideprodukten hat diese Wirkung. Nüsse führen zwar ebenfalls zu leichter Säurebildung, gehören aber zu unseren wertvollsten Proteinspendern. Zwei gehäufte Eßlöffel davon decken den normalen Tagesbedarf an Eiweißstoffen. Am weitaus wertvollsten jedoch ist in dieser Hinsicht die Sojabohne, die auf viele Arten zubereitet werden kann.

Milch verursacht eine leicht alkalische Reaktion. Am gesündesten ist sie im frischen, ungekochten Zustand und beim Genuß nur mäßiger Mengen.

Zitronen, Orangen und Grape Fruits (Pampelmusen) bilden keine Säure, wenn sie für sich allein gegessen werden, also nicht zusammen mit stärkehaltigen Nahrungsmitteln. Ihre Säurebestandteile wirken sogar stärkend und antiseptisch (keimtötend). Sie oxydieren sehr schnell, wenn sie dem Organismus zugeführt werden, und da sie hauptsächlich aus alkalischen Stoffen bestehen, lösen sie auch eine eindeutig alkalische Reaktion aus. Diese Tatsache scheint jedoch so wenig bekannt zu sein, daß mich nach einem Vortrag einmal sogar ein Arzt fragte, wieso Zitronensaft alkalisch wirken könne, da es sich hier doch um eine eindeutig saure Frucht handle. Die Antwort darauf ist natürlich, daß Zitronen viermal so viel alkalische Elemente wie Säuren enthalten.

Blähungen – ein weitverbreitetes und unter Umständen recht schmerzhaftes Leiden – werden durch Gärungsprozesse hervorgerufen und treten meist dann auf, wenn man im Heißhunger mehr Nahrung hinunterschlingt, als der Körper verwerten kann. Auch der gleichzeitige Genuß unverträglicher Nährstoffe (zum Beispiel von Stärke zusammen mit Säuren oder Proteinen), der Genuß zu stark entmineralisierter Speisen oder solcher Nahrungsmittel, die keine zur Bildung von Verdauungssäften nötige Bestandteile enthalten, führen häufig zu Blähungen. Zu hastiges Hinunterschlingen löst vor allem deswegen Verdauungsstörungen aus, weil dabei die Speisen nicht genügend mit alkalischem Speichel vermengt werden.

Letztlich kann Übersäuerung auch die Folge zu geringer Muskelspannung sein. Selbst mit erstklassiger Kohle können Sie kein Feuer anschüren, wenn der Ofen verschlackt und voll Asche ist. Sehr ähnlich verhält es sich beim menschlichen Körper: Werden nicht alle Muskeln regelmäßig trainiert, so können die verschiedenen Ausscheidungsorgane nicht richtig funktionieren, und die Säurerückstände verlangsamen alle körperlichen Vorgänge.

Die alkalischen Stoffe halten den menschlichen Körper gesund. Kalium, Natrium, Kalzium, Magnesium und Eisen müssen die Überhand haben, wenn der Organismus störungsfrei arbeiten und die Wirkung von Phosphor, Schwefel, Silikon, Chlor und anderer Säurestoffe auf das richtige Maß beschränkt werden soll.

Sobald Körpersäuren mit Nerven in Berührung kommen, lösen sie einen heftigen Schmerz aus und bereiten den Nährboden für viele Krankheitskeime. Dauernde Übersäuerung kann ernste, manchmal sogar katastrophale Folgen haben. Rheumatismus, Gicht, Ischias und Hexenschuß sind sichere Anzeichen einer Ansammlung von Harnsäure, somit eines Rückstandes von stark proteinhaltigen Nahrungsmitteln wie Fleisch, Fisch und Geflügel. Einer bestehenden Übersäuerung begegnen wir am besten durch reichliche Zufuhr alkalischer Stoffe, also solcher Nahrungsmittel, die viel Kalium, Kalzium, Magnesium und Eisen enthalten (siehe Seiten 239–240). Haben wir Zweifel, ob der Magen tatsächlich übersäuert ist oder nicht, so kann ein Salat aus grünen, blättrigen Gemüsen niemals schaden. Eine solche Mahlzeit wirkt alkalisch und ist leicht verdaulich, weil die in den Blättern enthaltenen Säuren schnell abgebaut und neutralisiert werden. Wem rohe Gemüse oder Salate nicht zusagen, der kann sie auch mit einer Küchenmaschine zu Saft verarbeiten und diesen mit Kräutern würzen.

Gewöhnlich macht uns ein übersäuerter Magen »sauer«. Eine Überreizung der Nerven durch starke Säuren begünstigt die Anfälligkeit zu Zornesausbrüchen. Dauert ein solcher Erregungszustand einmal länger an und ist vielleicht sogar noch von Mineralmangel und Unterernährung begleitet, so kann dies ernste geistige Erkrankungen zur Folge haben.

Führt andererseits das Blut zuviel Säure mit sich und weist der Körper

zu wenig Kalk auf, ist rascher Zahnverfall die Folge. Auch Nervenentzündungen und eine Unzahl anderer Beschwerden sind auf dieselbe
Ursache zurückzuführen – überschüssige Säure ist eben ein Todfeind
unserer Gesundheit und unseres körperlichen und seelischen Wohlbefindens.
Steigt der Harn-Säurespiegel so weit, daß das Blut die Säure nicht
mehr in flüssigem Zustand halten kann, wird diese herauskristallisiert
und lagert sich in den Gelenken ab. Dies ist der Beginn der Gicht (Ar-
thritis).
Infolge ihrer lähmenden Wirkung auf die Nerven, welche die peristal-
tischen Bewegungen der Eingeweide steuern, führt Übersäuerung auch
zu Verstopfung. Dies ist einer der Hauptgründe, warum gerade faule
oder untätige Menschen so oft an trägem Stuhlgang leiden. Und damit
stehen wir wieder einmal am Beginn einer zwangsläufigen Kettenreak-
tion: Trägheit führt zu Übersäuerung, Übersäuerung zu Verstopfung
und diese wiederum zu Lustlosigkeit und Trägheit.

Fasten

Die Natur fordert häufiges Fasten. Der Körper verfügt über natürliche Widerstands- und Heilkräfte, die alle Krankheits- und Giftstoffe
aus dem Körper ausscheiden, wenn der Verdauungsprozeß nicht irgendwie gestört wird. Erkrankte Tiere zum Beispiel verweigern jede Nahrungsaufnahme; und erst nachdem sie völlig gesund sind, beginnen sie
wieder zu fressen. Wäre der menschliche Instinkt nicht bereits entartet
und unser Urteilsvermögen nicht schon getrübt, so würden wir wie in
Urzeiten dem Beispiel der Tiere folgen.
Vernünftig betriebenes Fasten ist völlig gefahrlos. Sind Menschen zu
einem Zeitpunkt, wo der Hungertod noch gar nicht eintreten konnte,
scheinbar Hungers gestorben, dann war die eigentliche Todesursache mit
großer Wahrscheinlichkeit entweder Furcht oder die Schädigung eines
lebenswichtigen Organs infolge einer chronischen Erkrankung. Im allgemeinen ist Fasten wirklich gefahrlos – unter der Voraussetzung allerdings, daß die Vitalität des Fastenden nicht schon vorher aus irgendeinem Grund unterhöhlt war.
Wer sich aber davor fürchtet, hat noch eine weitere Möglichkeit: Durch
den ausschließlichen Genuß von Fruchtsäften kann er das alkalische
Gleichgewicht wiederherstellen und den Ausscheidungsprozeß durch
tägliche Einläufe und Bäder unterstützen.

Bei einer Erkrankung ist Fasten – wie schon gesagt – sehr zu empfehlen, denn die natürlichen Abwehr- und Heilkräfte des Körpers kommen am besten bei völliger oder zumindest weitgehender Stillegung des
Verdauungsapparates zur Wirkung. Dies gilt doppelt bei Fieber, da er-
höhte Temperaturen ja selbst ein Bestandteil des Reinigungsprozesses
sind und ihre Aufgabe am besten erfüllen können, wenn der Magen
durch nichts belastet wird. Haben Sie also einmal Fieber, so nehmen
Sie nichts anderes als Wasser zu sich, und zwar in regelmäßigen Abständen, soviel Sie wollen, und höchstens unter Beifügung von etwas Zitronensaft und Honig, bis Ihre Körpertemperatur wieder normal ist. Das
Wasser muß aber frisch und klar wie Quellwasser sein. Sobald der Körper alle schädlichen Rückstände und Giftstoffe ausgeschieden hat, wird
sich auch der Appetit wieder einstellen.

Beim Fasten während einer Krankheit tritt meist starker Zungenbelag
und unangenehmer Mundgeruch auf. Dies ist jedoch kein Grund zur
Beunruhigung. Hat man einige Tage lang keine Nahrung mehr zu sich
genommen, so stellt sich der gesamte Verdauungsapparat auf den Ausscheidungsprozeß um. Das Verschwinden dieser beiden Symptome ist
ein sicheres Anzeichen dafür, daß der Körper alle Giftstoffe abgestoßen
hat und wieder bereit ist, neue und gesunde Gewebe aufzubauen. Gleichzeitig erwacht auch wieder die Eßlust.

Die Gewichtszunahme in den mittleren Jahren

Setzt man in den »besten Jahren« Gewicht an, so ist dies ein klares Anzeichen dafür, daß dem Körper mehr Nahrung zugeführt wird, als er
braucht. Wer eine solche Entwicklung an sich beobachtet, der sollte
pro Woche einen Fasttag einschalten bzw. sich drei Tage hintereinander
nur von frisch ausgepreßten Fruchtsäften (insbesondere Orangensaft)
ernähren. Nach Abschluß dieser Fastenkur beschränke man sich auf
3/4 der früheren Nahrungsmenge und nehme diese möglichst ausschließlich in Form von hochwertigen Nahrungsmitteln wie Früchten, Nüssen
und Gemüsen zu sich.

Wer maßhält, lebt lang! Im Laufe der Zeit braucht der Körper immer
weniger Nahrung, und die Schlanken sind es, die das Rennen machen.
Oder haben Sie schon einmal einen fetten Windhund gesehen? Ein ver-
wöhntes Schoßtier andererseits ist oft krank, hat schlechte Zähne und
leidet an triefenden Augen und Überfettung. *Und zu fettes Gewebe ist
krankes Gewebe!*

Vergleichen Sie nur einmal den Pulsschlag eines dicken mit dem eines schlanken Menschen. Das Herz des Fettleibigen führt zehn Schläge pro Minute mehr aus als das eines Normalgewichtigen: Innerhalb von vierundzwanzig Stunden bedeutet das eine Mehrleistung von 14 000 Pulsschlägen! Diese Zahlen führen deutlich vor Augen, wie stark das Herz durch jedes Übergewicht belastet wird.

Überschüssige Pfunde verkürzen das Leben! Im Alter von fünfzig Jahren bedeutet ein Übergewicht von fünfzig Pfund eine Verminderung der Lebenserwartung schlechthin auf die Hälfte. Ein Mensch mit normalem Gewicht wird also doppelt so lange leben!

Nahezu alle Menschen, die zuviel Gewicht mit sich herumschleppen, waren oder sind große Esser und verschaffen sich außerdem zu wenig körperliche Bewegung. Zwar sind die meisten Dicken lebenslustige und liebenswerte Menschen, aber in all ihren Unternehmungen tragen sie – wörtlich und bildlich gesprochen – schwer an der Last ihres Körpers. Die geringste Anstrengung macht sie müde, und größere Kraftanstrengungen führen rasch zu völliger Erschöpfung. Insbesondere Herzverfettung kann lebensbedrohend sein, sobald dem Körper plötzlich eine ungewohnte Leistung – zum Beispiel nur einmal die Hetzjagd zur Straßenbahn oder zum Zug – zugemutet wird.

Übergewicht

Selbstverständlich braucht der menschliche Körper die für seine Gestalt und eine gesunde Polsterung der Knochen richtige Menge festes Fleisch. Allzuviele Menschen haben jedoch infolge unmäßigen Essens weit über das gesunde Maß hinaus Fett angesetzt und dadurch ihre Figur eingebüßt. Ihre körperliche Schwerfälligkeit ruft dann den Wunsch wach, abzunehmen. Und man macht Schlankheitskuren!

Dies ist sicher ein vernünftiges Bestreben. Eine Abmagerungskur stellt jedoch in neunzig Prozent aller Fälle leider nur eine vorübergehende Lösung des Problems dar. Es handelt sich nämlich nicht nur darum, die überflüssigen Pfunde abzubauen, sondern es ist genauso wichtig, das wiedererlangte Normalgewicht halten zu können. Dies ist aber nur möglich, wenn wir unsere unvernünftigen Eßgewohnheiten ablegen und uns mehr körperlich betätigen.

Gewaltanstrengungen sind bei großem Übergewicht selbstverständlich völlig fehl am Platz. Andererseits bedürfen gerade jene, die ihren Beruf sitzend ausüben und daher besonders zur Fettleibigkeit neigen, unbedingt körperlicher Bewegung. Die verschiedenen Yoga-Stellungen und -Übungen bieten hier die ideale Lösung. Auch Spazierengehen in Verbindung mit rhythmischen Tiefatmungsübungen ist sehr zu empfehlen. Sollten auch Sie zuviel wiegen und noch dazu jeden Morgen zu Ihrer Arbeit fahren, so können Sie Ihrer Gesundheit einen großen Dienst erweisen, indem Sie ab sofort wenigstens einen Teil Ihres Weges zur Arbeitsstätte zu Fuß zurücklegen. Vermeiden Sie aber jede Übertreibung!

Tiefatmungsübungen fördern die Oxydation und damit die Verwertung der Nahrung. Bei körperlicher Bewegung werden die Abfallstoffe infolge der Muskeltätigkeit buchstäblich aus dem Körper herausgepreßt und somit ausgeschieden. Durch das rhythmische Anspannen und Erschlaffen der Muskeln wird Lymphe eingepumpt, die der Neubildung des Blutes und dem Aufbau neuer Körpergewebe dient.

Ein täglicher Spaziergang – verbunden mit der in Übung 6 beschriebenen Tiefatmung – sei also jedem, der zuviel wiegt, nochmals ans Herz gelegt!

Übergewicht und Erschlaffung der Gewebe können auch noch auf andere Ursachen zurückgeführt werden. Die Nahrungsmenge, die man zu sich nimmt, ist für sich allein noch keine Garantie für ausreichende Ernährung und echte Sättigung. Sind die verzehrten Nahrungsmittel nämlich denaturiert, entmineralisiert und vitaminarm, so verlangen die Geschmacksorgane in der Mundhöhle auch weiterhin nach mehr und andersartiger Nahrung – gleichgültig, wieviel Sie essen. Auf diese Weise nämlich befriedigen Sie nicht die wirklichen Bedürfnisse Ihres Körpers und sind selbst dann noch unterernährt, wenn sich bereits Ihr Gürtel spannt. Außerdem fühlen Sie sich nach einer solchen Mahlzeit völlig ermüdet, weil der Körper alle seine Kräfte darauf verwenden muß, den Überschuß zu verarbeiten, der nicht in Energie verwandelt werden kann. Die überflüssigen Nährstoffe werden teils in Form von Fett abgelagert und teils durch einen Gärungsprozeß in Kohlendioxyd und Alkohol verwandelt.

Zu den Nahrungsmitteln, die für den Körper nahezu nur eine Belastung darstellen, gehören vor allem: Cremeschnitten, Brot und Gebäck aus Weizenmehl, Kartoffelbrei mit viel Butter, gebundene Soßen, Gerichte aus poliertem Reis, denaturierte und entmineralisierte Getreidesorten, pasteurisierte Vollmilch, entmineralisierter Zucker (pro Kopf

werden in den Vereinigten Staaten im Jahr 170 Pfund Zucker konsu-
miert!) und all jene Pralinen und anderen Süßigkeiten, die aus weißem
Zucker und Glukose (Traubenzucker) hergestellt werden. Überall kann
man heutzutage eine außergewöhnlich große Nachfrage nach allen Arten von Süßspeisen feststellen.

Nach derartigen Mahlzeiten wacht man am nächsten Morgen meist mit
Kopfschmerzen auf und greift schnell zu irgendeiner schmerzstillenden
Tablette. Es dauert nicht lange, und der ebenso unbedachte wie unmä-
ßige Esser ist ein nervöses Wrack und verliert alle Lebensfreude! Dabei
wäre sein Problem doch so leicht zu lösen: er bräuchte nämlich nur zu
lernen, *wie man sich richtig ernährt.* Unglücklicherweise haben die
allermeisten Menschen jegliches Gefühl für das Natürliche und Gesunde verloren und schaufeln sich mit den Zähnen ihr Grab. Vorher werden allerdings auch die Zähne infolge Kalkmangels und einer durch
falsche Ernährung hervorgerufenen Übersäuerung schon von innen heraus zerstört. Und die Leidtragenden werden während des stark ver-
kürzten Restes ihres Lebens von allerlei Beschwerden heimgesucht und
müssen sich dazu noch mit falschen Zähnen abfinden.

Leiden Sie selbst an Übergewicht, so hat Ihnen vermutlich irgend jemand schon einmal gesagt, daß dies auf eine Drüsenstörung zurückzuführen sei. Dies klingt zwar überaus sachkundig und beruhigt vielleicht
Ihr Gewissen, doch kann dieser Hinweis für Sie nur dann von Nutzen
sein, wenn Sie die Ursachen einer etwaigen Drüsenstörung zu ergrün-
den und zu beseitigen suchen. An und für sich wären die oben besprochenen Ernährungsfehler für sich allein schwerwiegend genug, um *jede*
Drüse im Körper zu stören.

Die für unser Wohlbefinden so entscheidenden Drüsenabsonderungen
bestehen meistens aus organischen Mineralien. Haben Sie also Nahrungsmittel zu sich genommen, denen ein Großteil ihrer mineralischen
Bestandteile entzogen wurden, so sind Störungen der Drüsenfunktionen nur eine natürliche Folge. Sie brauchen dabei Ihren Organismus
gar nicht durch übermäßiges Essen belastet zu haben; der entscheidende
Faktor ist der Mangel an wichtigen Mineralien, der oft auch dafür verantwortlich ist, daß man trotz strengen Fastens nicht abnimmt.

Der Körper besteht in der Hauptsache aus sechzehn Elementen: Kohle,
Sauerstoff, Wasserstoff, Stickstoff und zwölf weiteren mineralischen
Stoffen. Auch gewisse Spurenelemente befinden sich in unserem Orga-
nismus. Um gesund zu bleiben und das normale Gewicht zu halten,

müssen alle diese Stoffe regelmäßig ergänzt werden. Darum betone ich noch einmal: *Sie brauchen naturbelassene und vollwertige Nahrungsmittel und können auf Produkte, die ihrer lebenswichtigen Bestandteile beraubt wurden, verzichten!*
Natürlich interessiert in diesem Zusammenhang die Frage, welcher Nahrungsmittel Ihr Körper bedarf, um den natürlichen Verschleiß wieder auszugleichen, giftige Abfallprodukte möglichst rasch auszuscheiden und überflüssiges Fett abzubauen. Mit der am Schluß dieses Kapitels beschriebenen Ausscheidungsdiät sind diese drei Ziele leicht zu verwirklichen. Essen Sie schon am Morgen Obst! Reife, frische Früchte und dazu ein gehäufter Eßlöffel Nußkerne (zum Beispiel Walnüsse, Haselnüsse, Mandeln) – das ist alles, was Sie zum Frühstück brauchen. Sie müssen sich dabei durchaus nicht streng an eine bestimmte Obstsorte oder -menge halten; Sie können also zum Beispiel vier Orangen, zwei Grape Fruits, ein Pfund Trauben oder irgendwelches anderes frisches Obst essen. Wichtig ist nur, daß das Obst nicht zubereitet wird; auch die Beimengung von Milch und Zucker ist zu vermeiden!
Alle frischen Fruchtsäfte wirken stark gewebereinigend und schwemmen wie alles Obst, das für sich allein genossen wird, etwaige Säureablagerungen aus dem Körper.
Bekanntlich wird Fett vom Körper nur zusammen mit Kohlehydraten verbrannt. Das überflüssige Fett wird also mit Hilfe der in dieser Nahrung reichlich vorhandenen Kohlehydrate, des natürlichen Fruchtzuckers und gewisser stärkehaltiger Elemente (von denen später noch die Rede sein wird) abgebaut. Um den Verbrennungsprozeß zu beschleunigen, sollten Sie also möglichst viel frisches Obst essen.
Die Galle – jenes Organ, das alle Fette in Seife verwandelt – besteht hauptsächlich aus Kalzium, Natrium und Kalium. Es sind dies alles alkalische Elemente; falls Sie Ihr Übergewicht loswerden wollen, sollten Sie daher Nahrung zu sich nehmen, die reich an diesen Mineralen ist.
Diese kurze Einführung in einige wichtige biochemische Vorgänge wird es Ihnen erleichtern, die Ausscheidungsdiät zu verstehen und Ihre Mittags- und Abendmahlzeiten entsprechend zu gestalten.

Diät für werdende Mütter

Obwohl jede normalfühlende Frau ein Kind ersehnt oder hat, sind nur die wenigsten unserer Frauen mit den grundlegendsten Tatsachen und

Vorgängen der Schwangerschaft vertraut – oder zumindest wenden sie ihr Wissen nicht an.

Jede Frau, die vom Mutterglück träumt und ein gesundes Eheleben führen möchte, die Fehlgeburten, Menstruationsschmerzen und Geschwüre im Unterleib vermeiden will, tut gut daran, sich vor Ansteckungen zu schützen, sich möglichst viel in der frischen Luft aufzuhalten, sich gesund und natürlich zu ernähren und ihren Körper schmiegsam zu erhalten. Selbstverständlich gehört dazu auch die Wahl des richtigen Ehepartners, der ebenfalls frei von ansteckenden Krankheiten ist. Die Grundsätze der wissenschaftlichen Erbpflege (Eugenik) verdienen viel mehr Beachtung, als die meisten glauben. Der heiratsfähige Mann und die heiratsfähige Frau, die das schönste Geschenk des Lebens genießen und in glücklichen, kerngesunden Kindern weiterleben wollen, werden, falls sie in einer Großstadt leben, lange nach einem passenden Partner suchen müssen. Denn die langen Nächte, die dauernden Aufregungen des Stadtlebens, die ungeheure Verbreitung von Rauchen und Trinken (wir meinen hier durchaus nicht nur den übermäßigen Genuß von Alkohol), die nervenzerrüttende Atmosphäre in den meisten Vergnügungsstätten, die künstlichen Reize, die erschreckend schlechte Qualität der in den Läden angebotenen Nahrungsmittel, die wichtigster Nährstoffe beraubten Speisen in den Restaurants und die falsch zubereiteten Mahlzeiten zu Hause – dies alles untergräbt die Gesundheit und die Vitalität der meisten Stadtbewohner. Diese Gefahren bedrohen sogar schon die gesamte zivilisierte Menschheit!

Es ist schockierend, daran zu denken, was werdende Mütter essen, um sich auf ihre Mutterschaft vorzubereiten. Auf der Einkaufsliste einer Durchschnitts-Hausfrau finden sich regelmäßig nur äußerst wenige Nahrungsmittel, die in natürlichem und unverfälschtem Zustand verzehrt werden können. Und werfen Sie nun einmal einen Blick in Ihre eigene Speisekammer: Wieviele Konserven und Fertiggerichte entdecken Sie da? Wieviele Ihrer Vorräte sind wirklich vollwertig und frisch?

Um ihrem Kind einen hervorragenden Start ins Leben zu geben, bräuchte die werdende Mutter nur genügend frisches Obst und grünes Gemüse zu essen und frische Kuh-, Ziegen- oder Sojabohnenmilch zu trinken. Der so bewirkten reichen Kalzium-Zufuhr wird später das Kind gute Zähne und feste Knochen verdanken.

Viel Bewegung in der frischen Luft beugt der während der Schwangerschaft so häufigen Verstopfung vor. Alle in diesem Buch beschriebenen

Yoga-Übungen können während der ersten drei Monate gefahrlos ausgeführt werden – aber grundsätzlich nur mit Zustimmung des Arztes. Nachher sollte man sich auf die Tiefatmungsübungen und die leichteren Stellungen beschränken und vor allem den Kopfstand unterlassen. Die werdende Mutter kann sich auf diese Weise körperlich und geistig entspannen und sich durch reichlichen Genuß von Gemüsen, Obst und Milch die lebenswichtigen Minerale in organischer Form zuführen. Außerdem wird die Nierenfunktion angeregt, und die Glieder behalten ihre Geschmeidigkeit. Bei der Geburt wird diese Mutter dann ohne Schwierigkeiten entbinden, weil das Kind nicht zu schwer ist.

Und nachher wird sie ihm genug Milch spenden und somit die Grundlage für ein gesundes und glückliches Leben schaffen können. Der Hauptgrund für die Unfähigkeit vieler Mütter, den Säugling zu stillen, und die Mangelkrankheiten ihrer Babies ist darin zu suchen, daß unsere moderne Ernährungsweise all jener Bestandteile entbehrt, die für das Wachstum und die Gesunderhaltung des Organismus von so ausschlaggebender Bedeutung sind.

Werdende und stillende Mütter sollten unbedingt die folgenden Ratschläge befolgen: Nehmen Sie einen möglichst großen Teil Ihrer Nahrung im Naturzustand zu sich (frische Salate, rohes Obst und Gemüse, Obst- und Gemüsesäfte) und wählen Sie insbesondere Nahrungsmittel, die reich an Kalzium sind, wie zum Beispiel Brunnenkresse, Kohl, Kopfsalat, Spinat, Mangold, Lauch, Rettiche, Rüben, Karotten, rohe Milch (wenn möglich: Ziegen- oder Sojabohnenmilch), Zwiebeln, Spargel, Erdbeeren, Zitronen, Orangen usw.; Quark (Topfen), Molken und saure Milch sind ebenfalls zu empfehlen. Wenn Sie sich an diese Diät halten und während der Schwangerschaft jeglichen Alkohol- und Nikotingenuß vermeiden, haben Sie alles getan, damit Ihr Baby zu einem körperlich und geistig gesunden Menschen heranwachsen kann.

Akne, die Geißel der Heranwachsenden

Wer kennt nicht die Nöte eines Heranwachsenden, dessen Gesicht immer wieder von Pickeln verunziert ist? Zumindest mir ist dieser jammervolle Zustand unvergeßlich, zumal mich ein Vetter, den ich insgeheim sehr verehrte, wegen der Pusteln auf meiner Nase unbarmherzig verspottete. Ich hätte alles getan, um mich von dieser Verunstaltung zu befreien. Aber weder meine Eltern noch Verwandten noch ich selbst

kamen je auf den Gedanken, daß nicht die Haut, sondern der Stoffwechsel an diesem Unglück schuld war. Mein Magen konnte all die
Schokolade, Bonbons und anderen Schleckereien, die ich zum Frühstück, Mittagessen, Nachmittagstee und Abendessen zu mir nahm, einfach nicht verdauen. Die Haut mußte also eine blutreinigende Funktion übernehmen, welche die anderen Ausscheidungsorgane wegen Überlastung nicht mehr erfüllen konnten.

Heranwachsende Jungen und Mädchen essen meist viel mehr, als der
Körper braucht und verdauen kann. Die Folge davon sind Hautent-
zündungen und Hautausschläge. Um diesen Zustand von vornherein
zu vermeiden oder eine bereits bestehende Akne zu heilen, sollte man
den Organismus einige Tage lang durch gelegentliche Einläufe und Ma-
genspülungen reinigen und sich im übrigen ausschließlich von frischen
Obst- und Gemüsesäften ernähren. Tiefatmungsübungen und die Ausführung einiger Yoga-Stellungen – wie zum Beispiel der Beuge nach
vorn, des Kopfstands und der Zusammenziehung des Bauches – unterstützen und vermehren die heilsame Wirkung dieser Diät. An Akne leidende junge Menschen tun außerdem gut daran, weniger zu essen und
die Speisen sorgfältig zu kauen.

Auch die Spannung der Haut ist von großer Bedeutung. Reines Blut,
frische Luft und Sonne schaffen einen makellosen Teint. Führen Sie die
verschiedenen Yoga-Übungen möglichst nackt oder nur leicht bekleidet
aus. Sonnenbäder sollten niemals länger als zwanzig Minuten dauern –
und vergessen Sie nicht, sich anschließend mit den Handflächen oder
einem Frottiertuch abzureiben und zu massieren.

Gesunde und gut funktionierende Schweißdrüsen sind ebenso wichtig
für Ihr körperliches Wohlbefinden wie die ordentliche Versorgung der
gesamten Körperhaut durch die Fettdrüsen. Körpergeruch ist immer ein
Anzeichen für teilweise verstopfte Poren und eine starke Verunreini-
gung des Verdauungssystems. Art und Stärke des Körpergeruchs hängen von der Ernährungsweise ab. Der übermäßige Genuß von stark
proteinhaltige Nahrungsmitteln führt zur Bildung übelriechender Ga-
se, die – insbesondere bei Darmträgheit – den ganzen Körper verpesten.
Die Haut hat viele wichtige Aufgaben zu erfüllen. Der Körper atmet
durch die Poren und sondert auf demselben Weg durch Schweißbil-
dung auch Unreinheiten aus, so daß die Haut dadurch zu einem zusätzlichen Ausscheidungsorgan wird. Sie reguliert außerdem die Kör-

pertemperatur und schützt innere Körpervorgänge vor den Auswirkungen starken atmosphärischen Drucks.

Eine Störung der Hautfunktion führt zu einer unnötigen Überlastung von Niere, Herz, Lunge, Magen, Leber und Eingeweide. Zwei Drittel aller körperlichen Abfallprodukte werden durch die Haut abgesondert, und Stauungen in den übrigen Ausscheidungsorganen bürden der Haut zusätzliche Arbeit auf.

Am besten vermeidet man es, im Magen zu verdauende Nahrungsmittel mit solchen zu mischen, die hauptsächlich vom Eingeweide verarbeitet werden. Im Idealfall besteht eine Mahlzeit nur aus Nahrungsmitteln, deren Verdauungsprozeß annähernd die gleiche Zeit in Anspruch nimmt. Der gleichzeitige Genuß verschiedenartiger Nahrungsmittel verursacht meistens irgendwelche Beschwerden. Halten Sie sich deshalb an die folgenden einfachen Grundregeln: Milch verträgt sich gut mit allen naturbelassenen Getreidekörnern, Nüssen, Gemüsen und den meisten Obstarten. Naturbelassenes Getreide und Nüsse passen gut zu Gemüsen. Abzuraten ist jedoch vom gleichzeitigen Verzehr proteinhaltiger Nahrungsmittel wie Fleisch, Fisch, Geflügel und Eiern einerseits und stärkehaltigen Speisen andererseits. Obst und Nüsse wiederum vertragen sich recht gut. Obst darf keinesfalls gezuckert werden; verwenden Sie deshalb zum Süßen nur Honig. Obst und schwerere Gemüsesorten mische man lieber nicht. Stärkehaltige Nahrungsmittel dürfen nicht im schwimmenden Fett zubereitet werden.

Als durchschnittliche Nahrungsmenge genügen pro Tag ungefähr 450 g Trockenmasse. Man versteht darunter die festen Bestandteile der Nahrungsmittel, die nach völligem Wasserentzug übrig bleiben. Eine gesunde und durchaus hinreichende Ernährung ist also gewährleistet, wenn man täglich ungefähr 380 g Kohlehydrate und etwa 70 g Proteine zu sich nimmt und seinen Durst mit beliebigen Mengen guten klaren Wassers stillt. Das beste und gesündeste Getränk sind aber, wie bereits erwähnt, aus rohem Obst und Gemüse zubereitete Säfte.

Vermeiden Sie jedoch alle Extreme! Manche Menschen essen zwar nur einmal am Tag, dann aber solche Mengen, daß der Magen völlig überlastet wird und Verdauungsstörungen eintreten. Andere wieder machen den Fehler, ihre Nahrung in zu konzentrierter Form zu sich zu nehmen. Gelegentliches Fasten ist auf jeden Fall gesünder als übermäßiges Essen!

Die eben beschriebene Behandlungsmethode gegen Akne ist sehr einfach und verlangt nur etwas Selbstbeherrschung. Für die meisten jungen Menschen ist jedoch eine vorteilhafte körperliche Erscheinung schon Anreiz genug, sich gewisse Einschränkungen aufzuerlegen. Eine glatte Haut und ein klarer Teint sind es doch wert, daß man ihnen die Süßigkeiten und Näschereien opfert, die bei den meisten Heranwachsenden so hoch im Kurs stehen. Der Verzicht auf ungesunde Speisen, Verminderung der Nahrungsmenge und vernünftige Eßgewohnheiten werden schon nach wenigen Wochen eine überraschende Besserung herbeiführen.

Die Nährwerte

Stärke- und zuckerarme Nahrungsmittel

Zu den Gemüsen mit dem geringsten Stärkegehalt gehören: Spargel, fadenlose grüne und gelbe Bohnen, Kohl, Auberginen (Eierpflanzen), Endivien- und Kopfsalat, Schwarzwurzeln, Rettiche, Spinat, Mangold, alle anderen grünen Gemüse, Tomaten und Sellerie. Bei Zuckerkrankheit (Diabetes), Katarrh und anderen Leiden, die strengste Enthaltsamkeit von Zucker und stärkehaltigen Nahrungsmitteln erfordern, sind diese Gemüse sehr verträglich und zu empfehlen.

Zum besseren Verständnis der Eigenschaften und Nährwerte der verschiedenen Nahrungsmittel werden diese im folgenden nach Hauptbestandteilen geordnet aufgeführt.

Kohlehydrate

Stärke und Zucker werden unter dem Begriff »Kohlehydrate« zusammengefaßt. Durch den Verdauungsprozeß wird Stärke in Dextrin verwandelt, ein Mittelding zwischen Stärke und Zucker. Die folgenden Nahrungsmittel sind sehr *stärkehaltig*: Getreide, Reis, Makkaroni, Brot, Edelkastanien, Sago, Maisstärke, Pfeilwurzel, Tapioka, Kartoffeln, Erdnüsse, Bananen und einige Wurzelgemüse. Erbsen, Bohnen, Linsen, Nüsse und Saubohnen enthalten ebenfalls Stärke, wenn auch in geringeren Mengen. Die Sojabohne ist völlig stärkefrei. Selbst in geringen Mengen genossen, sind Kohlehydrate wirksame Energiespender. Zu den *Zuckerarten* zählen auch Honig (der einen außergewöhnlich hohen Nährwert besitzt), der Fruchtzucker in Datteln, Feigen und anderen süßen Obstarten, Rohrzucker (der sich insbesondere als Kandiszucker hervorragend zum Süßen eignet), Rübenzucker, Syrup, Ahornzukker (ebenfalls sehr gesund), Malzzucker und Milchzucker. Fruchtzukker und Honig werden schneller vom Körper assimiliert als Rohrzukker.

Unglücklicherweise werden heute in den zivilisierten Ländern Getreideprodukte vorwiegend in der Form von demineralisiertem Weizenmehl verzehrt. Der ungeheure Konsum feinst ausgemahlenen Mehls und weißen Raffinadezuckers – pro Jahr in den Vereinigten Staaten mehr als 5½ Milliarden Pfund – ist vorwiegend für die katarrhalischen Leiden vieler Millionen Menschen verantwortlich, da diese Nahrungsmittel stark säurebildend sind. Naturbelassene Getreideprodukte andererseits können zwar nicht als alkalische Nahrungsmittel bezeichnet werden, stellen aber bei körperlicher Schwerarbeit einen wertvollen Bestandteil der Ernährung dar.

Proteine

Den Proteinen (Eiweißstoffen) wird im allgemeinen eine muskelbildende Wirkung zugeschrieben. Es trifft jedoch nicht zu, daß tierisches Muskelgewebe das hauptsächliche Baumaterial für menschliche Muskeln sind. Wir können unseren Bedarf auch auf andere und weit einwandfreiere Weise decken, indem wir nämlich auf jene Proteinspender zurückgreifen, die sich der Elefant, der Stier und andere starke pflanzenfressende Tiere zunutze machen.

Wie bereits gesagt, gehört auch der Mensch zur Klasse der Pflanzenfresser. Unser Körper kann überflüssige Proteine nicht ablagern und muß deshalb den unverwertbaren Rest ausscheiden, wobei insbesondere die Nieren beansprucht werden.

Obwohl es sich in der Hauptsache immer um dieselbe chemische Verbindung handelt, werden die Proteine je nach Vorkommen verschieden bezeichnet. Das in Eiern enthaltene Protein heißt Albumin, bei Fleisch Myosin oder Fibrin, bei Linsen Legumin, bei Käse und Milch Kasein und bei Weizen, Roggen und Gerste Gluten.

Protein setzt sich zusammen aus Stickstoff und den als Aminosäuren bekannten chemischen Verbindungen, das sind jene niederen Eiweißbausteine, in die der Verdauungsprozeß die Proteinmoleküle aufspaltet. Im Gegensatz zu Dextrosemolekülen, die eine immer gleichbleibende Menge von Stärke liefern, kann ein Proteinmolekül zwischen zwölf und zwanzig verschiedene Aminosäuren enthalten. Eier, Fleisch, Fisch, Bohnen, Erbsen, Linsen, Getreide und Erdnüsse sind sehr proteinhaltig. Im Obst und in allen Gemüsesorten sind ebenfalls kleine Mengen dieses Stoffes enthalten. Die hochwertigen Proteine liefern uns Sojabohnen, Nüsse, Milch und Quark (Topfen).

Bei zu hohen Kochtemperaturen gerinnt das Protein; der leichteren Verdaulichkeit wegen sollte man deshalb eine Erhitzung über ungefähr 65⁰ Celsius vermeiden. Diese Regel gilt für alle proteinhaltigen Lebensmittel. Wie schon weiter oben erwähnt, wird der durchschnittliche Tagesbedarf durch etwa 42 bis 58 g Protein völlig gedeckt. Der Organismus von Kindern und Jugendlichen kann größere Mengen Eiweiß verwerten.

Fette

Fette bestehen wie Kohlehydrate aus Kohlenstoff, Wasserstoff und Sauerstoff, enthalten jedoch mehr Kohlenstoff und weniger Sauerstoff als der Zucker. Sie liefern deshalb höhere Verbrennungstemperaturen als Kohlehydrate. Fette stellen den Wärme- und Energievorrat des Körpers dar und werden je nach Bedarf abgebaut.

Es gibt sowohl tierische als auch pflanzliche Fette. Erstere sind enthalten im Fleisch von Schlachttieren, Schlachtgeflügel und Fischen, aber auch in Milch, Rahm und Butter. Nüsse, Getreide und gewisse Früchte – insbesondere die äußerst wertvolle und leichtverdauliche Avocatobirne* – liefern uns pflanzliches Fett.

Alle Fette werden mit Hilfe der Galle verdaut. Um Verdauungsstörungen zu vermeiden, sollten deshalb Nahrungsmittel, die lange im Magen liegen bleiben, nicht zusammen mit Fetten genossen werden. Hohe Temperaturen verändern die chemische Zusammensetzung der Fette und machen sie schwer verdaulich. Da dies zu einer Reizung der sehr empfindlichen Magenschleimhäute führen kann, sollte man es vermeiden, Nahrungsmittel mit Fett zu braten oder zu backen.

Vitamine

Man könnte die Vitamine als die Lebensfunken oder aktivierenden Bestandteile der in unserer Nahrung enthaltenen Minerale bezeichnen. Der menschliche Körper kann nicht auf sie verzichten, da die normale

* Die Avocatobirne (auch Avocado- oder Avogatobirne) ist hierzulande kaum bekannt, jedoch in südlichen, besonders in tropischen Gegenden weit verbreitet. Die birnenähnlichen Früchte werden in verschiedenster Weise als Obst, Gemüse oder Salat genossen.

Funktion unserer Körperzellen von der richtigen Versorgung mit Vitaminen und Mineralen abhängt.

Vitamin A ist wachstumsfördernd und verhindert Augenentzündungen. Es ist hauptsächlich in Bananen, roher Milch, Orangen, Grape Fruits, Tomaten, Karotten, Rüben, Butter, Eigelb, Spinat, Brunnenkresse, Sellerieblättern und Rettichen enthalten.

Vitamin B verhindert u. a. Nervenentzündungen und Beriberi. Es findet sich vor allem in Bananen, ungekochter Milch, Orangen, Grape Fruits, Tomaten, Karotten, Rüben, den Abfallprodukten von poliertem Reis, grünen Gemüsen, roten Rüben, Rettichen, Brunnenkresse und Kopfsalat.

Vitamin C verhindert Skorbut und säubert den Teint. Wir finden es in Bananen, ungekochter Milch, Orangen, Grape Fruits, Tomaten, Karotten, Rüben, Sellerie, Zitronen, Kopfsalat, Ananas, Erdbeeren, Gurken, Brunnenkresse und Kohl. Da es sehr hitzeempfindlich ist, darf man Vitamin C enthaltende Nahrungsmittel keinen hohen Temperaturen aussetzen und sie auch nicht bei heißem Wetter zu lange im Freien stehen lassen. Nahrungsmittel dieser Art werden am besten in rohem Zustand verzehrt. Müssen sie unbedingt gekocht werden, so darf man sie nur kurze Zeit in wenig Wasser und zugedeckt dämpfen lassen.

Vitamin D verhindert die englische Krankheit (Rachitis). Um die heilsamen Wirkungen dieses Vitamins zur vollen Wirkung kommen zu lassen, soll man den Körper möglichst viel der Sonne aussetzen und für genügend Zufuhr von Kalzium und Phosphor sorgen. Wertvolle Quellen für Vitamin D sind Süßrahmbutter, Eigelb, ungekochte Milch, Bananen, Orangen, Grape Fruits, Tomaten, Karotten und Rüben.

Wenn wir vor dem Zubettgehen ein aus einem Teil Lebertran und zwei Teilen Orangensaft gemischtes Getränk zu uns nehmen, versorgen wir den Körper mit hinreichenden Mengen von Vitaminen A und D. Der Tran muß völlig naturrein sein und darf keine Zusätze enthalten. Der Orangensaft macht die Fettstoffe verdaulicher.

Vitamin E ist besonders wichtig für werdende Mütter, weil es den Geburtsvorgang erleichtert. Man findet es in Weizenkeimen, Kopfsalat und Erbsen.

In toten, denaturierten und entmineralisierten Nahrungsmitteln – wie zum Beispiel in weißem Zucker, Stärke, Sago, Pfeilwurzel, Tapioka, poliertem Reis, Rollgerste, Weizenmehl und anderen Produkten aus entkeimtem Getreide – sind selbstverständlich keine aktiven Vitamine enthalten.

Am gesündesten, weil am vitaminreichsten, sind folgende Nahrungsmittel: frisch geerntetes Gemüse, ausgereifte Nüsse und Obst, dessen natürlicher Zuckergehalt und Geschmack voll entwickelt sind, und Getreidekörner frisch vom Halm.

Unglücklicherweise können sich nur die wenigsten solche Nahrungsmittel beschaffen. Um mein Bedauern zu verstehen, muß man einmal selbst den Unterschied zwischen frisch geernteten Salaten, Gemüsen und Früchten und dem, was uns in den Läden geboten wird, kennengelernt haben.

Bedauerlicherweise ist das Geschmacksempfinden vieler Menschen bereits so sehr verdorben, daß sie nur an stark gewürzten, mit Fett gebackenen, gebratenen oder sonstwie verfälschten Speisen Gefallen finden. Nach einer gewissen Zeit der Umstellung und Gewöhnung werden aber auch Sie den Wohlgeschmack roher Früchte und frischer Gemüsesäfte entdecken. Wählen Sie insbesondere solches Obst und Gemüse, das den Körper reinigt und reich an Natrium ist, also Sellerie, Spinat, Tomaten, Rettiche, Erdbeeren, Kürbisse, Spargel, Karotten, Lauch, Kopfsalat, Kohl und Löwenzahn.

Besonders wohlschmeckend und gesund ist eine Mischung von Karotten-, Sellerie- und Spinatsaft. Diese drei Gemüse sind hervorragend zur Blutreinigung geeignet. Sollten Sie daher aus dem einen oder anderen Grund nicht fasten dürfen, so machen Sie statt dessen einige Tage lang eine Kur mit diesen Gemüsesäften.

Zu Ihrer besseren Übersicht folgt hier eine Zusammenstellung einiger besonderer, allerdings nur der wichtigsten Wirkstoffe, die in gewissen Nahrungsmitteln enthalten sind.

Natriumhaltige Nahrungsmittel

Natrium hat die Eigenschaft, störende Ablagerungen zu verflüssigen und auszuschwemmen. Der Gehalt an Natrium bestimmt die Reihenfolge der hier erwähnten Nahrungsmittel: Sellerie, Spinat, Tomaten, Rettiche, Erdbeeren, Kürbisse, Spargel, Karotten, Lauch, Löwenzahn, Kopfsalat und Kohl.

Kalziumhaltige Nahrungsmittel

Kalzium – bzw. dessen Oxyd (Kalk) – ist wichtig für den Aufbau der Knochensubstanz und die Festigung sowohl des Skeletts als auch der Skelettmuskulatur. Es verhütet Zahnverfall und Tuberkulose und ist darüber hinaus – verbunden mit organischem Eisen – eine wesentliche Voraussetzung für die Entwicklung gesunder roter Blutkörperchen. Kalzium bildet einen wesentlichen Bestandteil der folgenden Nahrungsmittel: Nesseln, Brunnenkresse, Kohl, Kopfsalat, Löwenzahn, Spinat, Ziegenmilch, saure Milch, Zitrone, Kuhmilch und Lauch.

Eisenhaltige Nahrungsmittel

Das Eisen trägt in unserem Körper den Sauerstoff überall dorthin, wo er gebraucht wird, und ist Voraussetzung für die Bildung des roten Blutfarbstoffs (Hämoglobin). Mit Hilfe desselben Stoffes wird in den Pflanzen das Blattgrün (Chlorophyll) hergestellt. Ohne Eisen wären die Pflanzen nicht imstande, der Luft Kohlendioxyd und Stickstoff zu entziehen und daraus neue Pflanzenzellen zu bilden. Auch bei der Atmung spielt das Eisen eine große Rolle. Außerdem produziert es die elektromagnetischen Ströme des menschlichen Körpers. Unser Organismus enthält ungefähr 5 Gramm organisches Eisen. Besonders eisenhaltig sind Kopfsalat, Lauch, Spinat, Mangold, Reisklee, Erdbeeren, Rettiche und Spargel.

Kaliumhaltige Nahrungsmittel

Dieser Stoff verleiht den Muskelgeweben Geschmeidigkeit und Elastizität. Daneben spielt Kalium eine bedeutende Rolle beim Verdauungsprozeß. Kalium enthalten vor allem Tomaten, Kraußkohl, Kopfsalat, Sellerie, Kohl, Brunnenkresse, Kohlrüben, Lauch, Spinat, getrocknete Oliven, Limabohnen und Sojabohnen. Die Reihenfolge der hier genannten Nahrungsmittel entspricht ihrem Kaliumgehalt.

Phosphorhaltige Nahrungsmittel

Phosphor in Verbindung mit Kalk bildet unsere Knochenstruktur und erhält Zähne, Muskeln und Nerven gesund. Das in ihm enthaltene Lecithin ist von großer Bedeutung für die Funktion der Gehirnzellen. Besonders phosphorhaltig sind Kleie, Rettiche, Kraußkohl, Brunnenkres-

se, Ziegenmilch, ungeschälte Gurken, Sojabohnen, Rosenkohl, Lauch
und Quark (Topfen).

Magnesiumhaltige Nahrungsmittel

Zusammen mit phosphorsaurem Kalk stärkt dieser Stoff die Knochen
und härtet den Zahnschmelz. Magnesium ist in Verbindung mit Kalzium in den Muskelgeweben, im Gehirn und in den Nerven enthalten
und sorgt für den richtigen Flüssigkeitsgrad des Blutes. Die wertvollsten Magnesiumspender sind Kichererbsen, Tomaten und Spinat. Lauch
enthält ebenfalls geringere Mengen dieses Stoffes.

Schwefelhaltige Nahrungsmittel

Schwefel ist ein Bestandteil des Hämoglobins und auch in den Proteinen enthalten. Er schützt den Körper vor Ansteckungen und reinigt
insbesondere das Verdauungssystem. Der in manchen Mineralwassern
enthaltene Schwefel ist für den Körper von keinerlei Nutzen, da er an-
organisch ist und vom Organismus nicht verarbeitet werden kann.
Einen hohen Schwefelgehalt besitzen Kraußkohl, Brunnenkresse, Rosenkohl und Weißkohl. Auch Spinat, grüner Salat, Rüben und Lauch
enthalten kleinere Mengen dieses Stoffes.

Silikonhaltige Nahrungsmittel

Das Haar sowie die Finger- und Zehennägel enthalten Silikon. Zusammen mit Fluor findet es sich im Zahnschmelz. Geeignete Silikonspender
sind die Schalen von Obst, Gemüse und Getreidekörner. Noch größere
Mengen dieses Stoffes bieten uns Kopfsalat, Spargel, Löwenzahn, Pastinaken, Reiskleie, Spinat, ungeschälte Gurken, Rüben, Erdbeeren und
Lauch.

Chlorhaltige Nahrungsmittel

Der menschliche Körper enthält ungefähr 120 Gramm dieses äußerst
notwendigen Stoffes. Er bildet einen wesentlichen Bestandteil der Verdauungssäfte und ist wichtig bei der Bildung von Salzsäure und der
Ausscheidung überschüssiger Proteine. Wir finden Chlor in Tomaten,
den meisten Käsesorten, Ziegenmilch, Sellerie, Kopfsalat, Spinat, Kraußkohl, Rettichen, Weißkohl und Pastinaken.

Die blutreinigende Wirkung von Obst- und Gemüsesäften

Bedarf der Organismus einer besonders gründlichen Reinigung, so ist insbesondere zu all den Nahrungsmitteln zu raten, die reich an Natrium, Eisen, Phosphor, Schwefel und Magnesium sind. Besonders gesundheitsfördernd und wirkungsvoll ist ein Getränk aus zehn Teilen Karottensaft, je zwei Teilen Saft aus Brunnenkresse, Sellerie und Kraußkohl und schließlich je einem Teil Saft aus Rotkohl, Petersilie, Rettichen und ungeschälter Gurke. Die Tagesmenge beträgt einen halben Liter oder mehr und wird in drei Portionen aufgeteilt.

Aufbaudiät (zur Gewichtszunahme)

Mischen Sie:

24 Teile gemahlene Mandeln oder Mandelflocken
3 Teile Bananenmehl
1 Teil Weizenkeime
1 Teil Reisschalen und Reiskeime

2 Teile Malzpulver
2 Teile Sojabohnenmehl
2 Teile gemahlenes Johannisbrot

Vermengen Sie die obige Mischung mit einem Glas Kuh-, Ziegen- oder Sojabohnenmilch oder heißem Wasser. Nehmen Sie dieses Getränk dreimal am Tag zu sich, und zwar zusammen mit einem Fruchtsalat aus Rosinen und Avokatobirnen.

Schlankheitsdiät

Beim Aufstehen: 1 Glas frisches klares Wasser (nicht eisgekühlt)

Frühstück: Frisches Obst je nach Jahreszeit
1 Tasse ungezuckerten schwarzen Kaffee, Kaffee-Ersatz, schwarzen Tee oder Kräutertee

Mittagessen: 1 große Portion grünen Salat, nur mit Zitronensaft angemacht
1 Teller klare Fleischbrühe oder irgendeine

andere, ohne Butter, Milch oder Mehl zubereitete Suppe

1 weiches Ei oder Sojabohnenkuchen oder 100 g Fisch oder dieselbe Menge mageres Fleisch, und zwar gekocht, gegrillt, gebacken oder gedämpft

Kein Nachtisch

Nachmittags: Frisches Obst nach Jahreszeit oder frischen Obst- oder Gemüsesaft

Abendessen: Fleischbrühe oder Suppe wie oben (außer Sie hatten dies schon zu Mittag), Karotten oder irgendeinen grünen Salat

Quark oder 1 Ei (jedoch kein Spiegelei)

$1/2$ Tasse gedämpftes Gemüse ohne Butter oder Fett, mit Kräutern gewürzt

1 kleine Schüssel Joghurt mit ein wenig Honig

ungezuckerter Ersatzkaffee mit Magermilch oder Sojabohnenmilch

Vor dem Schlafengehen: Frischer Obst- oder Gemüsesaft, schwarzer Tee oder Kräutertee

Würzen Sie Suppen, Gemüse, Salate und Gemüsesäfte ausschließlich mit Kräutern! Unmittelbar vor dem Zubettgehen trinken Sie ein Glas Wasser mit oder ohne Zitronensaft, und zwar heiß oder in Zimmertemperatur.

Reinigungsdiät

In gewissen Abständen müssen wir unseren Organismus von den angesammelten giftigen Abfallprodukten reinigen. Dies erreichen wir entweder durch völliges Fasten oder durch Einhaltung einer Reinigungsdiät. Am wirkungsvollsten ist eine sogenannte Monodiät: Sie essen mehrere Tage lang eine beliebige Menge einer der im folgenden aufgeführten Fruchtsorten. Sie können aber auch jeden Tag eine andere Obstsorte wählen. Geeignet sind:

Sorgfältig gewaschene frische Trauben, die besonders heilsam auf die Leber wirken.

Rohe geriebene Äpfel und Kräutertee mit Zitronensaft, die sehr blutreinigend und gesund für das Verdauungssystem und besonders bei Dickdarmentzündung (Kolitis), Durchfall und Ruhr zu empfehlen sind. (Benützen Sie für die Äpfel eine Reibe aus Glas oder rostfreiem Stahl.)

Wassermelonen und deren Saft reinigen die Nieren. Trinken Sie lieber den Saft, so müssen Sie ihn vorher sorgfältig durchseihen. Wer die Frucht vorzieht, sollte diese gründlich kauen und darf keinesfalls die schwer verdaulichen Fasern mitverzehren.

Orangen, Zitronen und Grape Fruits sorgen für eine hinreichende Zufuhr alkalischer Stoffe.

Nach einigen Tagen kann diese strikte Diät etwas gelockert werden. Eine meiner Schülerinnen sandte mir folgenden Diätplan und teilte mir gleichzeitig mit, sie habe sich dadurch – verbunden mit Atem- und Entspannungsübungen – von einem schweren Asthmaleiden geheilt.

Ausscheidungsdiät

Beim Aufstehen: 1 Glas Wasser mit frischem Zitronensaft

Frühstück:
1. Frisches Obst nach Jahreszeit oder im eigenen Saft gedämpftes Obst, gesüßt mit rohem Naturhonig

   oder:

2. Brei aus naturbelassenen Getreidekörnern, mit Honig, Dattel- oder Kandiszucker gesüßt

oder:

3. 1 Scheibe Vollkornbrot mit etwas Dattel- oder Mandelbutter – die beiden letzteren jedoch nur, wenn die Diät kein säurebildendes Obst enthält

oder:

4. Irgendein Kräutertee oder Ersatzkaffee, Sojabohnenmilch oder rohe, garantiert Tbc-freie Kuh- oder noch besser Ziegenmilch

Am wirksamsten ist die Verbindung von Vorschlag 1 und 4.

Vormittags: Rohes Obst oder Saft von Obst oder Gemüse

Mittagessen: Salat aus ungekochten Grünpflanzen, insbesondere Brunnenkresse und Petersilie, angemacht mit dem Saft einer Zitrone und Sonnenblumen-, Sesam- oder Sojabohnenöl, organischem Mineral- oder Gemüsesalz oder Sojasoße

1 Scheibe Vollkornbrot oder 1 kleine Pellkartoffel

Joghurt, Quark oder saurer Rahm mit irgendeinem Obst

Buttermilch, Kräutertee oder Kaffee-Ersatz

(Ich persönlich würde das Brot und die Kartoffel streichen, wenn ich Zitrone, Joghurt oder Obst zu mir nehme.)

Nachmittags: Rohes Obst oder Saft von Obst oder Gemüsen

Abendessen: Gemüsebrühe

Stangensellerie, Karotten oder in Würfel geschnittene Gurken

1 Portion Käse oder Nüsse oder Eier oder Fisch oder Geflügel oder Fleisch

1 Portion Wurzelgemüse

1 Portion Blattgemüse

Frisches oder gedämpftes Obst oder Rosinen und Nüsse

Kräutertee oder Ersatzkaffee

Nehmen Sie vier Stunden nach Ihrer letzten Mahlzeit einen Löffel Sesam- oder Sojabohnenöl oder mit Orangensaft gemischten Lebertran ein.

Zubereitung von Sojabohnenmilch

Waschen Sie eine Tasse trockener Sojabohnen gründlich und weichen Sie diese dann in vier Tassen Wasser ein. Am nächsten Morgen werden sie im selben Wasser 20–30 Minuten gekocht. Die gekochten Bohnen geben Sie in den Mixer und fügen ein wenig Honig, eine Prise Salz und – falls gewünscht – einige Tropfen Mandel- oder Vanille-Extrakt zu. Diese Mischung wird sorgfältig gesiebt und gekühlt. Sie kann als Getränk oder an Stelle von Kuhmilch beim Kochen verwendet werden, da sie die gleichen Bestandteile enthält, jedoch nicht säurebildend ist.

Frikadellen aus Sojabohnen

Die bei der Zubereitung von Sojabohnen übriggebliebenen Rückstände können bei Beachtung der folgenden Mengenangaben zu vier oder fünf »Frikadellen« verarbeitet werden.

Fügen Sie einer Tasse Sojabohnenmark folgendes hinzu:

1 rohes Ei
3 feingehackte kleine grüne Zwiebeln
1 zerdrückte Knoblauchzehe
und – falls gewünscht – Thymian, Basilikum, gehackte Petersilie, etwas Salz und naturbelassenes Weizenmehl zum Wenden

Die obengenannten Bestandteile werden sorgfältig vermengt, zu Frikadellen geformt und in Mehl gewendet. Fetten Sie die Pfanne mit möglichst wenig Öl aus und lassen Sie die Frikadellen auf beiden Seiten bräunen. Als Beilage werden Pilze gereicht.

Übersicht über die hauptsächliche Wirkung der wichtigsten Übungen

Asthma und Atemwege:
Balancieren auf dem
Knie 145 ff.
Kopfstand 188 ff.
Seitliche Drehung 154 f.
Stauungen 145

**Bauchfett
und -muskulatur:**
Beuge nach vorn 142
Holzhacken 162
Streck-Stellung 177 f.
Zusammenziehung des
Bauches 185 f.

Bauch-Organe:
Begrüßung der Sonne
167 ff.
Beuge zur Seite 142 f.
Dreieck 159
Seitlicher Winkel 161
Winkel 160

Brust:
Ellbogenschwung 133
Seitlicher Armschwung
131 f.
Seitliches Pendeln 149
Weitung 131 ff.
Windmühle 135

Entspannung:
der Augen 47, 115
der Finger 48, 116
der Füße 48, 117, 142,
144 f.
der Hände 116
des Nackens 114 f.
einfache Methoden 46 ff.
Entspannungspausen 96 ff.

Hüfte:
Geschmeidigkeit 138 ff.
Völlige Streckung 147

Knie:
Geschmeidigkeit 138 f.
Völlige Streckung 147

Leberfunktion:
Begrüßung der Sonne
167 ff.
Kopfstand 188 ff.
Seitliche Drehung 154 f.
Seitliches Pendeln 149

Lunge:
Reinigender Atem 135 f.
Rhythmische Atmung
124 ff.
Tiefatmung 120 ff.
Völlige Streckung 147

Milzfunktion:
Kopfstand 188 ff.
Seitliche Drehung 154 f.
Seitliches Pendeln 149

Nacken:
Begrüßung der Sonne
167 ff.
Entspannung 114
Stauungen 155 f.

Oberschenkel:
Balancieren auf dem Knie
145 ff.
Seitlicher Winkel 161
Völlige Streckung 147

Rücken:
Beuge nach rückwärts
147 f.
Beuge-Stellung 177 f.
Haltungsfehler 152 f.
Kobra-Stellung 174 ff.
Rückenschmerzen
151 f., 175 f.
Seitliche Drehung 154 f.

Rückgrat:
Begrüßung der Sonne
167 ff.
Beuge nach rückwärts
147 f.
Beuge nach vorn 142
Beuge zur Seite 142 f.
Dreieck 159

Holzhacken 162
Lockerung 156 f.
Schwung nach vorn 141
Seitliche Drehung 154 f.
Seitlicher Winkel 161
Winkel 160

Rumpf:
Blasender Atem 135
Entspannung 117 f.

Schultern:
Begrüßung der Sonne
167 ff.
Ellbogenschwung 133
Entspannung 118
Hängeschultern 152 f.
Schulterblätter 133
Windmühle 135

Taille:
Seitliches Pendeln 149

Teint:
Begrüßung der Sonne
167 ff.
Umgekehrte Stellung
178 f.

Verstopfung:
Beuge nach vorn 142
Beuge zur Seite 142
Dreieck 159
Hocke 138 f.
Seitlicher Winkel 161
statt Verneigung 150
Streck-Stellung 177 f.
Verneigung 182 ff.
Winkel 160
Zusammenziehung des
Bauches 185 f.

Waden:
Balancieren auf dem
Knie 145 ff.

Zwerchfell:
Der blasende Atem 135
Seitlicher Armschwung
131 f.